[美]
弗莱德·史塔曼
Fred A. Stutman

PHILLY'S FIT–STEP
WALKING DIET
Lose 15 Lbs. Get Fit. Look Younger... In 21 Days!

全球最时尚
的 生活方式
健走

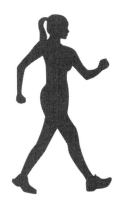

中国青年出版社
CHINA YOUTH PRESS
中青文传媒

图书在版编目（CIP）数据

全球最时尚的生活方式健走 /（美）史塔曼著；彭相珍译 .

—北京：中国青年出版社， 2015.3

书名原文：Philly's fit-step walking diet: lose 15 lbs. get fit. look younger. in 21 days!

ISBN 978-7-5153-3087-7

Ⅰ . ①全… Ⅱ . ①史… ②彭… Ⅲ . ①步行—健身运动—基本知识 Ⅳ . ① R161.1

中国版本图书馆 CIP 数据核字（2014）第 304693 号

PHILLY'S FIT-STEP WALKING DIET: LOSE 15 LBS. GET FIT. LOOK YOUNGER... IN 21 DAYS! By
FRED A. STUTMAN, M.D.
Copyright: © 2014 BY FRED A. STUTMAN, M.D.
This edition arranged with Books Crossing Borders, Inc.
Through BIG APPLE AGENCY, INC., LABUAN, MALAYSIA.
Simplified Chinese edition copyright © 2015 by China Youth Press
All rights reserved.

全球最时尚的生活方式健走

作　　者：[美] 弗莱德·史塔曼
译　　者：彭相珍
策划编辑：丁晓晓
责任编辑：孙雪蕾
美术编辑：张燕楠
出　　版：中国青年出版社
发　　行：北京中青文文化传媒有限公司
电　　话：010-65518035/65516873
公司网址：www.cyb.com.cn
购书网址：zqwts.tmall.com　www.diyijie.com
制　　作：中青文制作中心
印　　刷：三河市文通印刷包装有限公司
版　　次：2015年3月第1版
印　　次：2016年4月第2次印刷
开　　本：787×1092　　1/16
字　　数：200千字
印　　张：18
京权图字：01-2014-8279
书　　号：ISBN 978-7-5153-3087-7
定　　价：39.90元

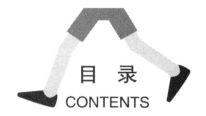

PHILLY'S FIT-STEP WALKING DIET

目　录
CONTENTS

第 9 章　看起来更年轻的秘密　　　　　　　　　　207

PHILLY'S FIT-STEP WALKING DIET

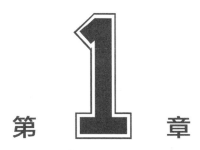

第 **1** 章

40/40健走瘦身法

PHILLY'S 40/40 FIT-STEP® DIET

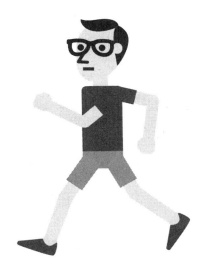

作为一名在费城执业的家庭医生，我曾撰写过大量关于饮食、营养和运动的书籍和医学文章。在费城多年的行医生涯中，我基于医学原理，为自己的费城患者研发和制订了一个独特的节食和运动方案。我觉得，现在是时候写一本书来与大家分享这个方法了，这个被称为"费城健步瘦身饮食法"的节食和健身方案已经让我的许多病人受益匪浅。这个健身方案包括一个简单且容易实践的健康节食方案，以及一个结合了简单易行的力量训练的有氧健步运动方案。

我想要与来自美国其他城市和地区的超重者或是运动量不足的人一起分享费城患者们的成功故事，因为我相信你们一定也可以从这个健康的节食和运动方案中获得巨大的好处。"费城健步瘦身饮食法"让每一个人都有机会来进行一个成功的且持久有效的减肥和健身计划，对于那些由于过度忙碌而没有许多时间或精力来遵循复杂的节食方案或进行高强度运动的人来说，这个计划就是为他们量身定制的。最后，这个简单易行的减肥、健身和塑身方案还能适用于所有人。不管你的身材怎么样，身体素质处于什么水平，它都适合你。

"健步瘦身饮食法"包含了一个独特的减肥方案，这个基于医学原理制订的方案，能够限制饱和脂肪的总摄入量，并同时增加高纤维和精益蛋白质食物的摄入量。

同时增加的还有健康的单不饱和脂肪酸的摄入量，这种饮食结构能够在为你的身体提供所有必需的营养物质的同时限制你的脂肪摄入量以保证身体的良好健康状况。这样一个包含了低饱和脂肪、适量精益蛋白质和高纤维食物摄入的节食计划与一个有氧步行方案的结合，能让你迅速地减重并持久保持减重的效果，此外还能提高你的心血管健康状况。进行"费城健步瘦身饮食法"还能为你带来其他额外的益处：它能让你变得更长寿、更健康，因为它也提供了应对多种衰老导致的疾病的解决方案，例如心脏病、高血压、中风以及其他多种不同形式的癌症。"健步瘦身饮食法"就是这样一个独特的能够帮助你在减肥的同时变得更加年轻，并能活得更长寿的节食和运动方案。

不健康的时尚瘦身节食法

夏洛克·福尔摩斯&费城阴谋案件

19世纪末的伦敦，设计了邪恶的节食骗局的流氓无赖和小偷隐藏在伦敦乱象深处，直到著名的侦探福尔摩斯出动，才披露了他们的老窝，并将他们惩处。这些节食骗局的组织者，正是臭名昭著且阴险狡猾的詹姆斯·莫里亚蒂教授。他不仅是一个杰出的数学家，还被称为"战无不胜的犯罪之王拿破仑"。福尔摩斯发现，莫里亚蒂将造假的低碳水化合物作为节食圣品提供给那些住在伦敦豪华街区的无知的、肥胖的上层阶级。莫里亚蒂的节食骗局铺天盖地地笼罩了整个伦敦，通过舌灿莲花的虚假销售，这些骗子们成功地向富有的伦敦上层人士兜售了这些危险的低碳水化合物，并成功将他们洗脑，让他们相信这些低碳水化合物具有绝佳的减肥效果。就这样，这些骗子们诈取了这些富有的伦敦上层人士大量的钱财。中招的肥胖人士们在抛却后顾之忧后，怀着无比欢欣雀跃的心情大吃牛羊肉、野味和奶酪，并豪饮啤酒和葡萄酒。

此时的福尔摩斯却费尽九牛二虎之力，用尽了所有的演绎和推理方法，最终成功地让这些不幸肥胖者相信他们的健康，甚至是生命，正在陷入一个巨大的危险之中。福尔摩斯严肃地告知这些人，在依赖这些低碳水化合物节食圣品减肥时，他们一开始减掉的体重只是身体水分流失导致的。福尔摩斯还进一步向这些人证实了一个事实，即一旦他们停止服用这些低碳水化合物，他们减掉的体重将十倍地反弹回来，前提是他们还没有死于这些低碳水化合物。但在福尔摩斯有效制止这一邪恶计划之前，大量的伦敦的有钱人已经英年早逝了。正如福尔摩斯曾对华生博士说过的那样，"我的一个亘古不变的格言是，在你排除所有不可能的情况后，剩下的无论是什么，无论多么的令人难以置信，它都一定是真相"。福尔摩斯的这次历险，时至今日仍未向公众公布。但约翰·H. 华生把这个鲜为人知的故事记录在了名为《邪恶的节食流氓案件》的专著中。

在福尔摩斯的力证之下，这种危险的低碳水化合物节食方案终于真相大白。东窗事发之后，这些狡猾的节食骗子们随着莫里亚蒂教授飞速地逃离了伦敦。有人认为，他们中的大部分人通过海路抵达了美国，且他们的后代至今仍定居于此。而这些节食骗局鼻祖的后人，又在美国开始了行骗，并试图说服美国的公众来相信这些危险的低碳水化合物具有所谓的神奇减肥效果。不幸的是，正如毫不知情的伦敦民众那样，许多的美国人也进行了这种不健康的节食，并不知情的情况下将自己的健康，甚至是生命，置于了极大的危险之中。幸运的是，美国的第一本女性杂志，于1833年在费城发行的《妇女家庭杂志》上通过一篇文章，向美国民众披露了这些饮食骗子的真实面目。这篇文章之所以能发表，某种程度上还应归功于本杰明·富兰克林的努力，因为他向费城公众传达的健康饮食理念是"我们吃饭是为了活着，但我们活着不是为了吃饭"。为了保持健康，费城政府也鼓励民众进行更多的步行，例证之一便是宾夕法尼亚州的创始人威廉·佩恩把费城所有的街道都设计成了十分便于步行的网格状。这些简便易行的街道设计，让费城所有不同街区和地域的步行体验变得更舒适和愉悦。

《妇女家庭杂志》发表的这篇文章，结合本杰明·富兰克林的努力，这些邪恶的节食骗子很快就淡出了公众的视线。但到了20世纪90年代中期，他们又卷土重来，这一次他们带来更多各种类型的书籍和小册子，并一再鼓吹这些低碳水化合物的神奇节食减肥效果。最近的发现表明，福尔摩斯精神的一个直系传承者，也就是来自费城的健步博士，帮助揭穿了这些减肥恶棍的真实面目，并向公众证明这些人有多不可信。

现代的节食江湖骗子

人们通过这些低碳水化合物和高脂肪的节食方案减掉体重背后的真正原因是什么？例如，这些饮食骗子声称减肥者可以早餐吃熏肉和鸡蛋，午餐吃一个汉堡，晚上还能吃多汁的牛排。这样的节食方案听起来特别诱人，不是吗？他们还禁止减肥者不能摄入任何碳水化合物，如果一定要吃，那么每餐能摄入的碳水化合物也要控制在十分有限的范围内。比如说，节食者不可以吃蔬菜、水果、麦片、面包、土豆、面食，或者任何全麦营养食品。这听起来既倒胃口，又不健康，不是吗？当然如此！然而，超过75%的市面畅销的减肥食谱和节食方案都将这种极不正常的代谢过程作为工作原理进行了推荐。

一个简单的事实是，执行了这种极少量的低碳水化合物、高脂肪和高蛋白质的节食方案的人，开始时确实能够减轻体重，然而，大部分的初始体重下降实际上是身体水分流失造成的，而身体水分流失是由一种被称为酮症的代谢过程造成的。酮症是一种仅出现在不健康的患者中的症状（例如患有糖尿病和肾脏疾病的患者）。身体在代谢完水分之后会开始燃烧多余的脂肪，这本身是一件好事；但是，这里的问题是酮症的这种非常态的代谢过程也会燃烧身体内的蛋白质（肌肉组织），这就是一件极其糟糕的事情了。这种试图通过燃烧蛋白质来为身体机能的正常运转提供能量的过程，实际上导致蛋白质这种人体最重要的元素之一遭到破坏——人体内的蛋白质是用来维持生命的（主要用于人体组织、细胞和器官的构成和修复）。作为这种非常态代谢过程的结果，一种被称为乙烯酮的物质会出现在尿液中（乙烯酮是酮症这种非常态代谢过程的副产物）。作为一种证据，这种物质会向你清晰传达身体正在分解肌肉组织这一信号。肌肉组织的分解会造成疲劳和全身虚弱无力，而这两者现在也已经被认定为这种完全不健康的饮食方案的早期副作用。如果进行了这些不健康的，所谓的低碳水化合物、高蛋白质和高脂肪的节食方案，可能导致的后果是体内的蛋白质被过多地分解，从而造成肾脏和肝脏的损害。更糟糕的是，这些节食方案还无法充分地提供人体所必须的维生素、矿物质和其他营养物质。

这些所谓的快速减肥方案（低碳水化合物、高脂肪、高蛋白质的节食方案）还有另外一个缺点，即会导致"反弹式体重增加"。这种情况通常出现在节食初期因身体失水而体重下降之后，因为水分的失去其实会伴随着体内用于产生能量（维持身体机能运转的燃料）的脂肪和蛋白质的分解。由于这些节食方案本身就极少摄入碳水化合物，存储在人体内的碳水化合物很快就会被消耗殆尽，因此，可供燃烧作为人体能量来源的碳水化合物的存储量就变得十分有限。而现实是，造物者将碳水化合物设计成了人体正常的代谢过程所必须的第一类型能量，以供燃烧来维持身体的正常运转。

一旦人体意识到碳水化合物的存储量将消耗殆尽，那么它就会呈现出疲怠乏力、倦怠、肌肉痉挛，以及排尿量减少（通常在初期身体水分流失后发生）等症状，然后大脑的中央控制中心会从身体的各个细胞处接收到碳水化合物存储消耗殆尽的压力信号（SOS）。大脑的中央控制中心接收到这类如潮水般涌来的压力和求救的信息后，大脑就会立即意识到它需要一个更易获得的能量来源（精炼的碳水化合物和糖分）来防止因运转所需的葡萄糖供应不足而造成脑部损伤。一旦这种低碳水化合物的节食方案让你感觉疲惫和虚弱，大脑控制饥饿感觉的神经中枢为了抵消或抗衡几个星期或几个月以来一直困扰你的这种虚弱和嗜睡感，会驱使你去疯狂补充碳水化合物。但在疯狂摄入碳水化合物的同时，你的身体已经开始自发地存储和堆积脂肪了，而这就会直接导致"反弹式体重增加"的出现。最终，你会放纵自己对于甜食的狂热嗜好，并试图恢复你之前脂肪和低碳水化合物摄入过量的不健康饮食习惯。无论如何，这都不会成为一种理想的健康状况。

告别不健康的饮食习惯

大多数人都已经意识到，健康杂志所鼓吹的所谓"理想体重"根本是不可能实现的。节食的一个主要问题是，那些正在进行节食的人，胡吃海喝的次数会比那些没有进行节食的人要多。事实上，节食者是否进食不是取决于他们是否感到饥饿，而取决于"进食这件事是好还是坏"这一错误的观念。如果他们吃了一块甜点，并实际上认为这"对于他们来说是一件坏事"，那么他们就会因为进食一块甜点而产生挫败感和焦虑感，并会再次发誓要在下一次更好得控制自己的欲望。

当你开始限制自己的食物摄入量，大脑中的神经化学物质做出的反应就会是认为"你的身体正在挨饿"。这是因为在节食情况下，为了生存，大脑会降低新陈代谢的速度，让身体燃烧食物的速度不那么快，而身体会错误地将这些过程理解为挨饿。这种对于身体热量的剥夺，会导致人产生对食物的渴望，而这种渴望与你想要达成的减肥效果是背道而驰的，因此，节食所导致的心理和生理影响可能是毁灭性的。我们文化里的审美观会让我们轻易不满自己的身材，镜子变成了我们的敌人，而我们也很容易就受制于自己在镜中的形象，并陷入镜中不完美的形象给我们塑造的囚笼。因此，人类想要摆脱镜子中不完美的形象并释放自己，是一件再自然不过的事情。

行为心理学家的研究表明，在没有他人干涉的情况下，孩子在进餐时会选择多种食物，并在感觉自己吃饱时自然地停止进食。而成人会习惯性地将食物划分为好（健康的）或坏（不健康的）食物，并试图以此为依据进行选择。要踏上正常节食的道路，你就要停止听从那些关于规定你应该吃什么、不应该吃什么的节食建议，并开始听从自己的自然生理和心理机能，以确保摄取足够必要的营养物质。偶尔吃吃零食和垃圾食品也并非总是坏事，只要你不会因为吃了垃圾食品而自责不已，你就能在吃完之后仍好好地生活。如果你将零食认定为永远不可触碰的食物，那么一旦你吃了零食，大脑中的神经化学物质会给你发送信号，并导致你陷入疯狂摄入零食的境地。偶尔吃一点能满足口腹之欲的零食（如一块水果）能满足你的大脑，并让其中控制食欲的机制（食欲平衡中枢）能够在较长的一段时间内控制你的饥饿感，从而让你能够专注地进行真正有益健康的节食方案。

愉快地迎接"最棒的健步节食方案"

记住，你的身体是灵魂和思想的载体，你无须通过对身体做出剧烈的变化来让自己对身材感到满意。费城健步节食方案能让你减掉尽可能多的体重，直到你对自己的身体觉得满意为止。与此同时，你还能达到最佳的心血管健康状态，让自己的身体变得强壮和健美，还能通过这个神奇的新方案获得无尽的能量。这个方案最初是为我的病人而设计，他们跟你们大多数人一样，早就厌倦了那些无止境的、转瞬即逝的时尚减肥食谱，也厌烦了无数的、完全不现实的剧烈运动方案。

大多数节食和运动方案的问题就在于它们太过太复杂。这指的是，它们有太多的表格要参考，太多的节食减肥餐要准备，还有太多的剧烈运动要进行。大多数节食减肥方案都没有考虑到，每个人都需要过自己的生活，每个星期的日程表上都排满了大大小小的上百件事情需要完成，人们其实没有太多的时间来进行复杂或费事的节食和运动计划。费城健步节食方案的妙处就在于，它是专门为那些能用于进行节食和运动的时间有限的人准备的。这些人也特别想要一个简单、容易操作且有效的减肥和健身方案，而且要求这些方案不会干扰到他们生活的其他计划和安排。健步节食方案就是这么简单！它并不需要占用你大量的宝贵时间，却能确保极佳的效果！

这个健步瘦身方案最初是为我的费城病人而设计的。我的费城病人，跟你们大多数人一样，需要一个不会干扰到自己每天日常生活的节食和运动计划。你将会发现，我们的方案不仅极易遵循，还能实现特别好的瘦身效果。费城健步瘦身饮食方案不仅简便易操作，还能切实有效地帮助你减轻体重，保持身材和维持健康。在我们这个方案里，你无须遵循复杂的节食计划，也无须走入任何减肥医疗方案。此外，你也无须加入健身房或从事任何的剧烈运动。这是一个易于遵循、行之有效的减肥方案和健身计划，并只会占用你极小一部分的时间和精力。此外，这个减肥计划会根据你个人的体格和代谢率进行运作。这个整合了健康节食和有氧步行计划的减肥方案将提高你的能量水平，并通过燃烧多余的脂肪和热量来实现身材的健美。

最有效的健走瘦身饮食方案

第1步：40/40瘦身饮食方案

费城健步瘦身节食方案的第一步包含了一个脂肪总摄入量不超过40克和纤维总摄入量不低于40克的日常饮食计划，这一快速减肥瘦身配方包含了那些饱和脂肪含量低、有益心脏健康的单不饱和脂肪含量高的食物。此外，这一节食方案限制了不健康的精制碳水化合物的摄入并补充了健康的、高纤维、复合碳水化合物等作为营养替代品，包括水果、蔬菜、坚果、种子、豆类，以及全麦制品。这一快速减肥食谱还增加了健康的精益蛋白质以提供能量，保持身材并实现食欲的控制。40/40瘦身健步方案让你能够在无须遵循复杂的节食计划、无须计算卡路里、无须遵循时尚减肥食谱或进行饥饿战术的情况下按照自己的步调来减肥。费城健步节食方案的操作相对简便易行，并且能十分有效地实现快速减肥，同时还能保证已经减掉的体重不再反弹。

40/40瘦身健步方案是第一个基于医学原理建立的快速减肥的配方，并且能够适用于各个年龄阶段、各种身材和体格。无论你是轻微超重或是重度肥胖，身材无论是矮小或是高大，体格健壮或是未经过任何专业训练，年轻或年老，肌肉发达或是身材松弛，费城健步瘦身饮食方案都是适合你的一个完美的瘦身计划。你仅仅需要做的是：**将自己每日的脂肪摄入量控制在40克以内**（而且要专门摄入那些有益于心脏健康的单不饱和脂肪），**且保证每天摄入不低于40克的高纤维食物。**

这一独特的节食方案是一个健康的、终生的饮食计划，有助于减肥、控制体重和保持身体健康。在接下来的章节中，你将会了解到，这个计划不仅简单易操作、价格低廉、安全有效，还能行之有效地帮助你在短时间内快速实现体重减轻，达到最佳的身体素质状态，并能让身材更加有型，它还能让你在未来的生活中保持身体的健康。

1. 每日脂肪总摄入量不超过40克（专注于有益心脏健康的单不饱和脂肪和 ω-3脂肪酸的摄入）。例如，橄榄油、菜籽油和花生油；坚果和植物种子、鳄梨、橄榄、鱼类和亚麻籽。同时，严格限制饱和脂肪的摄入量，尤其是红肉，确保其每日的摄入总量最高不超过20克。

2. 每日摄入不低于40克的高纤维复合碳水化合物食物，包括水果、蔬菜、坚果、豆类、小扁豆、鹰嘴豆、植物种子和全麦食品。

3. 移除食谱中的不良精制碳水化合物食物（糖、白面粉、白米饭、白面条），加工食品和带包装食品，烘焙食品（用反式脂肪氢化或部分氢化油制成的糕点、饼干、曲奇、饼干等）。

4. 适量摄入精益蛋白质食物，包括鱼、家禽白肉、瘦羊肉和小牛肉，低脂肪奶制品（牛奶、蛋清、奶酪、酸奶、豆腐和大豆）和植物蛋白产品（鳄梨、大豆、坚果、豆类和小扁豆）和全谷物食品。

5. 可不限量地摄入水果和蔬菜。

6. 限制饮食中的盐、咖啡因和酒精的摄入量。

7. 每天至少喝6杯8盎司的水。

第2步：40分钟健走方案

第二个步骤包括一个每周进行六天的每天40分钟有氧健步走运动，来实现并提升额外的卡路里的燃烧功率。健步走能保证身体所有的组织和细胞都能通过血管得到足够的新鲜氧气。通过每周进行六天的40分钟有氧健步走运动，费城健步方案燃烧更多和额外的卡路里有效促进和提升费城瘦身计划的减肥效果。你也可以将每天40分钟的健步运动拆分成为两个20分钟的小节来进行。

第3步：持重健走计划

第三步是塑身计划，其中包括了健步瘦身计划和健步步行计划。塑身计划还为你的健步瘦身计划增加了负重训练和力量训练，将40分钟的有氧健步运动与力量训练运动相结合能实际上实现双重引爆卡路里燃烧的效果。力量训练也能构建并强化你的肌肉和骨骼，同时提高代谢率，让你的身体能在完成运动锻炼很久之后仍继续燃烧卡路里。在每周的40分钟健步走运动中，只要你能保证完成三天的轻重量手持重物的力量训练，或将每天40分钟的健步运动拆分成两个20分钟的小节进行，就能很容易达成塑身效果。这个塑身计划，除了能帮助减肥之外，还能雕琢和塑造你全身所有的肌肉群，并让你拥有一个更加有型的身材。

最佳瘦身&健身秘诀

1. **减少饮食中的饱和脂肪摄入量。**肥肉，富含饱和脂肪的家禽，如鸭肉，来自鸡和火鸡的黑肉；全奶制品：黄油、人造黄油和氢化或部分氢化油（玉米、棕榈、红花，及其他植物油）。这些油类以反式脂肪的形式出现，并存在于方便食品、包装食品和加工食品中，如薯片、饼干、薄脆饼干、蛋糕粉、冷冻食品、人造奶油、蔬菜混合包，以及任何或所有含有反式脂肪的产品。为了实现减肥效果并保持身体健康，你需要将每日的脂肪摄入总量控制在40克以内。通过限制脂肪的摄入总量，你会自然而然地限制不健康的饱和脂肪的摄入量，记得专注于有益于心脏健康的单不饱和脂肪的摄入。

2. **在你的健走瘦身饮食方案中增加有益于心脏健康的单不饱和脂肪的摄入量。**专注于橄榄油、芥花籽油和花生油，坚果和种子，各种豆类及蔬菜、鳄梨和蛋清的摄入。食用脱脂牛奶、酸奶、奶酪和大豆蛋白产品，还包括新的有益心脏健康的不含反式脂肪的蔬菜混合物。这些混合物含有健康的单不饱和脂肪和有益心脏健康的 ω-3 脂肪酸。

3. **专注于具有较低血糖指数的高纤维、复合碳水化合物的食品的摄入**，以防止胰岛素水平的激增，因为这会导致血糖的突然下降并导致脂肪在你的脂肪细胞中沉积。专注于健康的全麦面包、麦片、意式面食和其他五谷杂粮，如麦麸、小麦胚芽、焦干碎麦、藜麦和全麦面条和大米的摄入。增加你的水果和蔬菜，鳄梨、红薯、坚果、种子、豆类和蔬菜的摄入量。为了保证身体健康和实现减肥效果，你每天需要摄入至少 40 克或更多的纤维食物。水果和蔬菜的摄入量几乎可以是不限量的。

4. **将精加工的，也就是所谓的坏的碳水化合物从你的饮食中移除**。这包括所有经过精细加工的白色谷物，意大利面食、面包、米饭、玉米和白土豆。将所有精制糖和白面粉制品从食谱中移除，远离包装食品和精加工产品（蛋糕、馅饼、糖果、饼干、曲奇和大部分的甜品），水果除外，因为水果本身含有大量的精制糖。精制糖会让你的血糖和胰岛素水平达到峰值，这反过来又增加了你的食欲，并导致身体存储和堆积多余的脂肪。

5. **摄入健康的精益蛋白脂肪**。在饮食中添加健康的植物蛋白,如脱脂牛奶、低脂干酪,包括酸奶、大豆蛋白,如豆腐和蛋清等,还包括豆类、坚果、黄豆、豆科植物和全麦制品。在膳食结构中添加一些动物性蛋白质也同样重要,尤其是鱼,无皮的家禽白肉和十分有限的精细羊肉瘦肉、猪肉和牛肉瘦肉的摄入量（仅能摄入极少一部分,并且需要将所有的脂肪都移除）。当你采用了一个低热量的饮食结构,你的身体就需要更多的蛋白质来保证能力的供应和身体细胞的正常维持和运转。蛋白质是负责所有的器官、组织、肌肉、骨骼和脑细胞的保养和维护的重要营养素，所有的食物都是能量的来源；然而，蛋白质更有力地促进了能量水平的提高，因为身体对蛋白质的吸收相对缓慢，这使得它能为身体提供一个更加持续和稳定的能量来源。

6. **远离有害的蛋白质。** 大多数推崇高蛋白质的饮食方案会要求你摄入建议摄取量3~4倍的蛋白质，而且在大多数情况下，你所摄入的高蛋白质实际上是有害的、高饱和的脂肪。这些饮食会加重你肾脏的负担并剥离出你骨骼中的钙质，此外还会加快血液中胆固醇的浓度提高，增加心脏疾病和中风的风险。因此，你需要尽可能减少膳食中有害蛋白质的摄入，如肥肉、未经剥皮的家禽肥肉以及各类乳制品，如全脂牛奶及奶制品、黄油、植物油（橄榄油、菜籽油和花生油除外），和蛋黄等有害的蛋白质食物。虽然蛋黄在过去几年经历了无数的负面报道，但近年来的研究已经表明每周摄入4~5个蛋黄，其实是有益于身体健康的，因为蛋黄富含蛋白质、营养物质和抗氧化成分。即使蛋黄中的胆固醇含量很高，但它们的饱和脂肪含量非常低。

7. **限制膳食结构中的盐、咖啡因和酒精的摄入量。** 膳食中盐分和咖啡因的过量会导致血压的升高，并且多余的咖啡因可能会导致心律异常，而且盐和咖啡因会增加你的食欲。过量饮酒可能增加饮食结构中热量（每克会额外增加7个卡路里的热量），随着时间的推移还可能损坏你的肝脏。然而，每天喝4盎司的红酒反而是有益心脏健康的，因为红酒包含了一种强大的抗氧化物质，被称为白藜芦醇。

8. **每天至少喝6杯8盎司的水。** 饮水能让你有饱腹感，因此使你的食欲下降，尤其是如果你喝的8盎司水都是在饭前饮用的话。为了保证身体所有的代谢功能能够正常的进行工作，水的摄入是必须的，包括将血液中的电解质维持在一个适当的平衡点，在饮食中补充适当分量的水分也有助于肾功能的运作。如果没有适当饮水，就很可能出现心悸、头痛、头晕、乏力、热衰竭等症状，并最终导致身体的脱水。严重脱水会导致血细胞的浓度提高，并可能导致抽搐、心脏病发作和中风。

9. **为了保证身材健美和身体健康，每周六天进行时长40分钟的健步走。**你也可以将每天40分钟的健步走分成时长20分钟的两个阶段进行。健步走是最好的，也是最安全的有氧运动。经常进行健步走可以帮助你的身体为所有的身体细胞、组织和器官稳定地供应和输送氧气。血液供氧量的增加让你的身体细胞能够实现身体新陈代谢的完美平衡，并帮助你燃烧多余的脂肪，消耗多余的热量，这让你能够更快速、更安全的减肥。而通用的剧烈运动，给你带来的害处可能大于它可能带来的好处。

10. 此外，在时长40分钟的健步走（或两个单个时长为20分钟的健步走）过程中，使用轻重量手持的举重物来进行力量训练，每周进行三天。负重运动能将热量燃烧，使减肥、健身和塑形的效果最大化。在进行健步走运动锻炼的过程中增加额外的负重练习，不仅强化了力量的训练，还进行了肌肉的锻炼并燃烧了额外的卡路里。这些力量训练能塑造你的身体肌肉，而这会让你拥有一个更加苗条和有型的身材。

简单几步骤，快速有效的减肥方案

1. **每天要少食多餐。**在进行节食的头几天感觉有点饿是很正常的，但是，一个一直让你觉得饥饿的节食计划最终会导致暴饮暴食。饥饿只是一种身体的感觉，而且你很容易就能克服它。大多数人发现，每天吃四到六餐能够最有效地缓解饥饿感。

2. 不要剥夺自己偶尔接受食物款待的权利。 当你进行节食时，如果你剥夺了自己偶尔享用食物款待的权利。或早或晚，你迟早会在节食过程中的某个时间点爆发，然后疯狂地吃喝。在节食的过程中，时不时地奖励一下自己，比如一小块黑巧克力，或低脂和低热量的水果蛋白棒，或一块水果，这是控制食欲的好办法。而且，新鲜的水果沙冰加上低脂酸奶，用搅拌机进行搅拌，也是给自己的一种极好奖励。至少每隔一天，就要给自己来一次这样的款待，这些新增加的热量完全不会影响到你的节食大计。

3. 清空你的橱柜和碗柜。 扔掉所有那些高脂肪、含糖量高的美味食品和零食（薯片、饼干、蛋糕等），因为它们已经被证明在你感到饥饿或疲倦时极具诱惑力，同时也要将大袋零食（坚果、葡萄干、米糕、全谷类等）拆分成单个塑料小包装进行保存。或者，作为替代，买100个低卡路里、低脂肪的预封装的零食。

4. 记录自己的每日饮食。 在前四周，记录自己摄入的所有食物，这让你能够估算自己每天饮食摄入的卡路里总量和脂肪的总数。如果你发现自己摄入的卡路里和脂肪总量已经超过了你认为有利于自己节食的水平，你就应该从第二天起调整自己的饮食。不要每天都称体重，因为每周称一次体重就足够了。如果你每天都称体重，很容易就会感到沮丧，从而丧失信心并吃得更多。

5. 让每一个人都知道你正在节食。 告诉你的家人和朋友，你将十分感谢他们对你节食行动的支持，因为减肥对你很重要。跟你一起吃饭的人应该意识到一个事实，即他们不应该试图影响你对食物的选择，也不应该主动提出让你品尝他们的食物。明智的选择食物同样重要，尤其是当你在餐厅就餐时，要确定就餐的同伴所选择的食物不会影响到自己对食物的选择。

6. **开始进行每天时长40分钟的健步走运动。**健步走不仅能够燃烧卡路里，还能同时加快你的新陈代谢，尤其是当你把健步走运动与力量训练结合到一起时还能塑造肌肉。关于如何在健步走的过程中结合手持重量力量训练，更多信息详见第10章。购买计步器是跟踪记录自己健步走计划完成情况的一种有趣方式。

7. **改变你的生活方式，而不仅仅是你的饮食结构。**稍纵即逝的时尚减肥饮食方案处处可见，但是，如果你想真正地实现健康并成功减肥，就必须养成良好的饮食和运动习惯。你也需要记住，减肥和塑形是一个循序渐进的过程，立竿见影的减肥效果是不太可能出现的。罗马不是一天建成的，你的减肥和塑形效果也不可能一蹴而就。如果你能够改变自己的生活方式，进行健康的饮食，并定期进行运动，那么随之而来的减肥效果和健身效果将很容易实现，并能永久持续。

8. **保持减肥塑身的积极性。**专注于你作为一个个体，在保持身材苗条、感觉强壮和健康的前提下，能够做成多少大事能让你更倾向于保持减肥和塑形的动力和积极性。你可能在执行运动方案和节食计划的过程中，一不小心就偶尔漏掉那么一天或两天的锻炼。偶尔出现这样的情况是可以接受的，而且你不应该为此而自责不已。只要你能够快速回归正轨，并保持自己持续下去的动力和积极性就可以了。需要专注于你想要实现的目标，即实现身体健康，成功减肥和塑造有型的身材。只要你坚持付出，所有这些回报都会在对的时间来临，并伴随你终生。

9. **仅在感到饥饿的情况下进食。**很多人会因为各种情绪原因而吃东西，比如当他们感到压力或焦虑时。强迫性进食是一种疾病，而且很难治愈。但是，我们一旦打破这种不良习惯，就很容易防止再犯。而打破这一积习的关键就在于，如果没有感到饥饿，就不要进食。

10. **每天吃一到两个苹果。**每天在正餐之间吃一些苹果能够防止你感到饥饿，但又不会让你吃撑。事实上，在正餐之间拿苹果作为零食来补充能量的人在吃正餐时会摄入更少的热量，因此也不会容易长胖，而且，苹果中富含多种有益健康的营养物质。

11. **为自己的午后零食做个规划。**在前一天的晚上事先规划第二天要吃的零食。准备一小盒葡萄干或四分之一杯的混合坚果，或者是一小碗加了肉桂的燕麦片，或一块水果。

12. **严格把控自己的低脂和精益蛋白质的摄入。**一罐腌渍在水中的金枪鱼就是一份美味的零食，在全麦松饼或全麦吐司面包切片上刷上低脂或脱脂的蛋黄酱同样也是个好选择。

- 一片涂了低脂奶酪切片或脱脂蛋黄酱或芥末的全麦吐司切片。
- 可提前煮熟去皮的鸡胸肉并储存在冷冻柜里，然后，可在需要时用微波炉解冻或可与蔬菜同炒，并添加低脂或无脂肪的蛋黄酱，再铺一片生菜，然后快速做出一道鸡肉沙拉（加上芹菜或黄瓜）。

13. **移除饮食中所有的精制的白色食物。**精白面粉、白米饭或白糖都只会增加热量，因为它们没有任何营养价值。而全谷物食品则饱含营养物质、维生素、矿物质和纤维，并且能够迅速满足食欲控制机制的需求，哪怕你只摄入了极少的分量。然而，当你摄入的是精白面粉、白糖、白米和其他加工食品时，你的血糖会迅速升高，这会让你觉得更饿。大多数的加工食品中也含有过量的钠，从而会导致血压升高，并导致身体为了保留体液而引起体重的上涨。

14. **无须害怕所有的脂肪。**有益心脏健康的 ω-3脂肪酸存在于富含脂肪的鱼类（鲑鱼、鲔鱼、大比目鱼和鳕鱼）、亚麻籽、大豆、鳄梨、橄榄和种子、坚果中，这些是单不饱和脂肪的健康来源。

15. 不要不吃早餐。 不吃早餐的人通常会在接下来的一天中明显消耗更多的热量，尤其是在早午间。一份富含高纤维和适量蛋白质的健康低脂肪的早餐，例如鸡蛋白煎蛋卷与蔬菜，或者是一小碗整粒谷物早餐配水果和脱脂牛奶，能够让你一整个早上都不会感到饥饿。

作为一个健康的、营养均衡的节食和健步方案，费城健步瘦身饮食方案主要包括：

● 40％的健康的复合碳水化合物，由水果、蔬菜和全粒产品，包括蔬菜、豆类、大豆和亚麻籽构成。

● 30％的有益心脏健康的脂肪，来自橄榄油和菜籽油、坚果（杏仁和胡桃），富含脂肪的鱼类、鳄梨等。

● 30％的蛋白质——鱼、无皮的鸡胸脯白肉、精瘦肉、蛋清和无脂奶制品（牛奶、酸奶、豆腐及其他豆制品）、坚果、种子、豆类、全谷物食品。

每周六天进行时长40分钟的健步走或将其拆分为每天两次时长为20分钟的健步走。在健步走的过程中使用轻重量的手持力量训练器械进行力量练习，每次时长40分钟或是拆分成时长20分钟的两个小节进行，每周至少进行3天。

健步瘦身饮食方案结合了一个健康的、低脂肪的，高纤维的，富含精益蛋白质的节食方案，还包含了一个结合简便易操作的力量训练运动的有氧的健步走运动计划。坚持费城健步瘦身饮食方案能够提高你的能量水平，并保证心血管的长期健康。你的肌肉和骨骼会变得更强壮，你的身材会变得更苗条和有形。实际上，在短短21天内，你可能减掉多达14斤的体重。

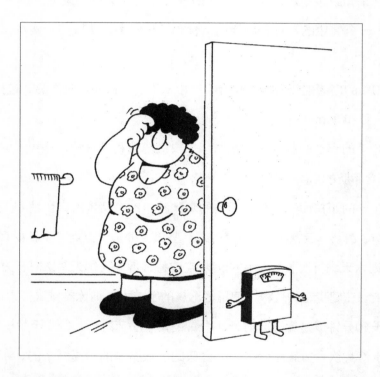

■ "或许这次能躲开她吧！我的弹簧可再也经不起新一轮的节食减肥了！"

PHILLY'S FIT-STEP WALKING DIET

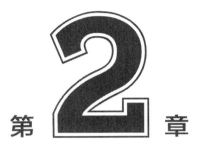

第 **2** 章

21天，轻松甩掉14斤

LOSE 15 LBS. IN ONLY 21 DAYS

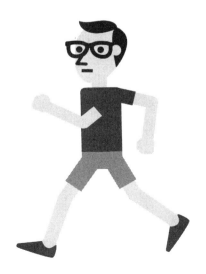

健步节食方案：每日脂肪摄入不高于40克，纤维摄入量不低于40克的节食方案是一个能让你快速又轻松实现减肥效果的方案。这是毫无疑问的，这是唯一基于医学原理创建、真正行之有效且效果持久的方案。采用这个方案，减肥不仅会变得快速和容易，更重要的是减肥实现的效果可以永久持续。在这个方案里，不会出现体重的反弹，没有对食物的渴望，也不包含任何会让你感到饥饿的减肥技巧，不会出现液体的蛋白饮料和减肥药丸，这个方案也不会提供不健康的低碳水化合物节食计划并要求你去遵循。低碳水化合物节食方案之所以不健康，是因为它们只会要求你埋头苦吃肉、蛋、奶酪、黄油、奶油、培根、脂肪，让你不停地摄入更多的脂肪，直到你和你的动脉随时都可能爆炸为止。

通过将每日的脂肪总摄入量控制在40克以内，我们就能将高脂肪的卡路里从你的膳食中移除，因为它可能额外增加你的体重，并产生饱和脂肪和胆固醇，从而堵塞你的动脉。请记住，每克脂肪含有9卡路里热量，而与之对应的是，每克蛋白质和碳水化合物只含有4卡路里的热量。我们很容易就能计算出来，每摄入一克脂肪所增加的体重一定会多于每摄入一克蛋白质或碳水化合物所增加的体重。通过调节和控制被称为食欲平衡中枢的食欲控制机制，本方案中包含的高纤维部分（每天至少 40 克）还提供了一个抗衡体重增长的内在运作机制。高纤维的摄入会让你产生饱腹感而又会让你吃撑，这是因为除了热量低这一优点之外，纤维还含有较高的水分和大量能够迅速满足你的食欲的物质。

健步瘦身饮食法作为一个可量身定制的节食方案，可适用于各个年龄阶段、各种体型、各种身材和各种体重阶段的人。这一瘦身饮食计划限制了饮食中饱和脂肪、胆固醇、精制碳水化合物、糖、盐、咖啡因和酒精的摄入量。坚持健步瘦身饮食法，在短短 21 天内，你可以减掉多达 14 斤的体重，让你的身形苗条至少 2.3 寸。

快速减肥的要领

1. 每日脂肪总摄入量不超过 40 克（且需主要摄入有益心脏健康的脂肪并减少饱和脂肪的摄入）。

2. 每日高纤维的摄入量不低于 40 克。

3. 不摄入任何精制或加工食品（白糖、白面粉、白米饭）。不要吃任何带包装或购买任何外卖的烘烤产品，因为它们常常是由氢化油或部分由氢化油制成的。

4. 限制盐、咖啡因和酒精的摄入量。

5. 每天至少喝 6 杯 8 盎司的水（8 盎司约 226.8 克）。

6. 每天进行 40 分钟的健步走或两个单次 20 分钟的健步走，每周进行 6 天。

一周的 40/40 饮食计划

基础的饮食方案被拆分成了容易遵循和执行的节食计划。这些瘦身饮食计划已经被拆分成每日 40 克的脂肪总摄入量/40 克的纤维摄入量的控制计划，且无须你自己动手来计算每日膳食中的脂肪和纤维克数。一旦你能够坚持完成最初几周的节食计划，健步瘦身饮食法中的基础节食方案就会自然而然地成为你日常生活的一部分。这个瘦身饮食方案极易遵守，因为无论在家吃饭，还是外出就餐，你都无须记住每餐需要吃什么特定的食物。一旦你适应了基础的节食方案，你就可以开始制订适合于自己的每日节食计划，只要你能够保证每日的脂肪总摄入量不高于40克，且每日的纤维总摄入量不低于40克即可。在制订自己的节食计划时，可以参照附录中提供的各类食物的脂肪含量和纤维含量的数据。根据这些提供的数据，你可以按照自己的心意混合搭配，随心所欲地混搭任何你想吃的东西。

一旦你通过这个简单易行的节食计划达到了你的理想体重，将永远不用担心体重会反弹或增加。你仅需要在进行节食的初期参照本章提供的节食计划模板或选择每周节食计划安排后补充的备选节食方案的任意一个方案来遵循，任意一个40/40健步瘦身饮食方案组合都能让你迅速减重并持久保持减肥效果。此外，你还可以选择任意一个节食组合方案（早餐、午餐和晚餐）。只要你的创意无限，节食计划的组合就是无限的。

—— 健走瘦身饮食的备选方案 ——

下面列出的是40克脂肪/40克纤维瘦身饮食计划可供备选的其他节食计划。每一餐（早餐、午餐或晚餐）摄入的脂肪和纤维总量已经预先经过了计算，并保证每餐的脂肪和纤维摄入的总量不超过每天额定的脂肪和纤维摄入总量的三分之一。你可以从下列选项中任意选取一项来组合搭配你的一日三餐，还能保证每天摄入的总量都符合40克脂肪/40克纤维的规定。

	星期一
早餐	1个中等大小的橙子或是1/2个柚子 3/4杯全麦谷物或麦麸谷物冷饮，配1/2杯任何新鲜水果和1/2杯无脂牛奶 1~2杯咖啡或茶（加无脂牛奶或1%牛奶） 一杯8盎司清水（8盎司约226.8克）
午餐	一杯汤（除了奶油汤外的任何汤类均可）——蔬菜和豆类越多，效果越好（如通心粉汤） 用全麦面包做一个全素三明治，加入生菜、西红柿、豆芽、黄瓜、胡萝卜或绿叶蔬菜，添加少量低脂蛋黄酱 一杯8盎司清水
小食	新鲜的水果配低脂酸奶冰沙，或一块水果 一杯8盎司清水
晚餐	4盎司烤或煮的鱼（干贝、虾、鱼或任何一种鱼的鱼片），加入一茶匙特级初榨橄榄油，以粗粒盐调味，撒上洋葱粉、柠檬和胡椒，根据需要添加柠檬。 一杯蒸熟的蔬菜（甘蓝、花椰菜等），以及一小个烤山药 一个全麦晚餐卷 4盎司红酒或12盎司淡啤酒 一杯8盎司清水
小食	1/2杯葡萄干或6个杏子干,加入两汤匙坚果(杏仁、美洲山核桃或胡桃)或一杯混合新鲜水果（草莓、蓝莓、黑莓紫色的葡萄、香蕉等） 一杯8盎司清水

脂肪总量：39.8 克；纤维总量：40.2

每天健步走 40 分钟

	🍴 星期二 🍴
早餐	炒鸡蛋，覆于全麦英式松饼上，并均匀地刷上脱脂搅打奶油。 加入切片番茄和1/2片低脂乳酪 一个中等大小的橙子或1/2杯草莓或1/2杯红宝石葡萄柚 1~2杯咖啡或茶（加无脂牛奶或1%牛奶） 一杯8盎司清水
午餐	一片比萨（只配番茄或小块乳酪），可根据个人口味选择青椒、蘑菇、洋葱、大蒜等放于比萨之上。用餐巾纸来回按压比萨饼几次以吸干多余的脂肪，配上无肉浇头。 一大份拌沙拉，配脱脂沙拉酱 根据个人口味选择饮料（不含咖啡因和无糖即可） 一杯8盎司清水
小食	一个中等大小的苹果或一块任意水果 一杯8盎司清水
晚餐	4盎司烤茄子或砂锅西葫芦配大蒜酱和马苏里拉奶酪，用不粘锅进行烘培。 撒上少量的裹了蛋清的全麦面包屑 一杯蒸熟的蔬菜（花椰菜、西兰花、菠菜等） 一个全麦面包片或面包卷 4盎司番茄或低盐蔬菜汁 一杯8盎司清水
小食	1/2个哈密瓜或甜瓜与1/2杯蓝莓、草莓或覆盆子或一块新鲜水果（香蕉、梨、苹果、桃、李子、橘子或油桃），或1/2杯混合坚果 一杯8盎司清水
	脂肪总量：39.5 克；纤维总量：39.0 **每日健步走 40 分钟**

	星期三
早餐	一个中等大小的橙子橙（或 1/2小甜瓜，或 1/2杯新鲜水果） 四分之三杯冷泡全麦（或麸麦片配1/2杯任意新鲜水果&1/2杯无脂牛奶） 1~2杯咖啡或茶（1%脂肪牛奶或无脂牛奶） 一杯8盎司的清水
午餐	一碗汤（蔬菜、番茄、扁豆、菜豆、豌豆、芹菜、意大利蔬菜汤、清炖肉汤、鸡汤面/饭、曼哈顿的蛤蜊浓汤——不加奶油或浓浆的汤） 1/2个三明治（鱼），用全麦面包打底，配上低脂蛋黄酱、莴苣和番茄 一杯不加糖的冰茶 一杯8盎司的清水
小食	一个中等大小的苹果或1/2杯混合葡萄干和坚果 一杯8盎司的清水
晚餐	芝士、番茄、罗勒和沙拉，浇上半茶匙橄榄油 4盎司蔬菜意大利全麦面食（新鲜蔬菜和1/2杯大蒜酱，加或不加蘑菇皆可，加大蒜和少量的帕玛森干酪） 一个全麦晚餐卷 4盎司番茄或低脂的果汁 一杯8盎司的清水
小食	两杯无黄油的、无盐的爆米花（热空气爆米花机进行无油制作） 或一杯混合水果（草莓、紫色的葡萄、香蕉） 一杯8盎司清水
	脂肪总量：39.2 克；纤维总量：39.2 **每日健步走 40 分钟**

	🍴🍴 星期四 🍴🍴
早餐	6中等大小的梅干或腌渍梅干（或1/2个哈密瓜或蜂蜜白兰瓜，或一杯的任意种类的新鲜水果） 一片全麦或小麦面包（加半茶匙生鲜或无油或人造黄油或一茶匙果冻） 1~2杯咖啡或茶（配1%乳或无脂牛奶） 一杯8盎司的清水
午餐	一杯新鲜的水果沙拉以生菜垫底，配1/2杯低脂奶酪和两个全麦饼干或一小份厨师沙拉配火鸡（两片），仅配低脂奶酪（一片）；用一茶匙柠檬，醋或无脂肪混合沙拉酱料 随意选择低糖饮料（不含咖啡因和糖即可） 一杯8盎司的清水
小食	新鲜的水果配低脂酸奶的冰沙，或一块水果 一杯8盎司的清水
晚餐	一大份拌沙拉（生菜、西红柿、芹菜、胡萝卜、黄瓜），配脱脂沙拉酱 4盎司或煮或烤的去皮鸡胸肉；加入调味料（辣椒、大蒜、辣椒等），撒上无脂蔬菜末或蔬菜沫在不粘锅中翻炒 1/2杯棕色长全谷粒大米 一杯蒸蔬菜（西兰花、菠菜或球芽甘蓝） 4盎司番茄或蔬菜汁 一杯8盎司的清水
小食	1/8块天使蛋糕（用面粉、糖和蛋白制成）加上脱脂鲜奶油和切片水果或浆果，或一中等大小的新鲜水果切片（苹果、梨、桃、李子、香蕉、杏和油桃），或 1/2个哈密瓜或甜瓜与1/2杯覆盆子、草莓或蓝莓或 1/2杯葡萄干和混合坚果，一杯8盎司的清水
	脂肪总量：39.4；纤维总量：40.3 **每日健步走 40 分钟**

	🍴 星期五 🍴
早餐 ♨️	1/2个中型大小的柚子 4盎司（1/2杯）新鲜或不加糖的葡萄柚汁 3/4杯煮熟的或冷拌的全麦（麸型）不加糖的麦片，配1/2杯无脂牛奶， 1/2个中等大小的香蕉，或两打葡萄干（1/2盎司），或6个去核西梅 1~2杯咖啡或茶（加脂牛奶或1%牛奶） 一杯8盎司的清水
午餐 🍽️	3盎司（1/2杯）金枪鱼或鸡肉沙拉，将其塞入全麦面包皮塔饼中（加一茶匙无脂的蛋黄酱），配上生菜、西红柿和黄瓜。使用水包装的金枪鱼（而非油包装）。 随个人喜好选择低糖饮料（不含咖啡因和无糖） 一杯8盎司的清水
小食 🍎	一个中等大小的桃子，或 1/2杯混合葡萄干和坚果 一杯8盎司的清水
晚餐 🍽️	一大份拌沙拉配脱脂沙拉酱（有生菜、西红柿、芹菜、胡萝卜、黄瓜） 4盎司或烤或煮的鱼（比目鱼、鲑鱼、鳕鱼、大比目鱼、鳕鱼、鲷鱼、鲈鱼、青鱼、鲈鱼、鳟鱼），加柠檬汁和一茶匙的特级初榨橄榄油 一个中等大小的烤地瓜或烤山药，带皮（不加黄油、人造黄油或酸奶） 一杯蒸熟的蔬菜（随个人喜好选择） 4盎司红酒或12盎司淡啤酒 一杯8盎司的清水
小食 🍎	两小块无盐的全麦椒盐脆饼干或者一个中等椒盐脆饼可加或可不加芥末 或3/4杯无脂酸奶或低脂的水果奶酪加两茶匙的小麦胚芽 一杯8盎司的清水
🚶	**脂肪总量：41.0 克；纤维总量：39.6** **每日健步走 40 分钟**

	🍴 星期六 🍴
早餐	鸡蛋两个（一个蛋清），与番茄、青椒、洋葱同炒，并加入任何一种脱脂干酪或一个荷包蛋或水煮蛋（加入无脂肪和无油人造的软式黄油） 一个橙子或橘子或1/2个小甜瓜或1/2个红宝石葡萄柚 一片全麦，黑麦和裸麦粗面包，配上任意一种果酱（1罐） 1~2杯咖啡（加无脂牛奶或1％牛奶） 一杯8盎司的清水
午餐	一杯汤，除了奶油汤之外的任何类型汤（蔬菜豆类越多，效果越好） 一大份拌沙拉，加1/2茶匙橄榄油和醋或脱脂沙拉酱 两块全麦饼干 随个人口味选择低糖饮料（不含咖啡因和无糖） 一杯8盎司的清水
小食	用家里的搅拌机制做新鲜水果配低脂酸奶冰沙
晚餐	3盎司香煎小牛肉（精瘦）或在橄榄油中炸好的雏鸡鸡肉（白肉去皮），加西红柿、洋葱、辣椒、蘑菇、大蒜等烘烤（随个人口味进行选择）。 一个小的烤地瓜或烤红薯，连皮（不加奶油或酸奶） 一个全麦面包片或面包卷 4盎司番茄或蔬菜汁 一杯8盎司的清水
小食	一杯混合水果（草莓、香蕉、桃子、葡萄、猕猴桃等） 或一个烤苹果（添加人工甜味剂）和肉桂和葡萄干，或 1/2杯冻酸奶冰淇淋 一杯8盎司的清水
	脂肪总量：40.7 克；纤维总量：39.7 **每天健步走 40 分钟**

	🍴 **星期日** 🍴
早餐	两个小的全麦煎饼（如用荞麦和鸡蛋替代品或蛋清制成）淋上新鲜水果或无糖糖浆 一个橙子，或橘子，或1/2个小甜瓜，或1/2个柚子 1-2杯咖啡或茶（脱脂牛奶或含脂1%的牛奶） 一杯8盎司的清水
午餐	法国尼斯风味沙拉：金枪鱼(干)、番茄、1/2个硬煮鸡蛋、（3个）黑橄榄、（一片）鳀鱼、洋葱、青椒、萝卜、芹菜（边上浇淋香醋汁，两满勺即可） 一杯不加糖的冰茶或者柠檬水 一杯8盎司的清水
小食	一小盒葡萄干，或1/2杯葡萄（紫色或绿色，或6个杏干） 一杯8盎司的清水
晚餐	3盎司西冷牛排（精瘦），配烤洋葱、蘑菇、大蒜、辣椒，随个人口味进行选择 一个中等大小的烤土豆，或红薯，带皮（不加奶油或酸奶） 一杯蒸熟的蔬菜，随个人口味选择 4盎司红酒或12盎司淡啤酒 一杯8盎司的清水
小食	3/4杯无糖和无脂的冰淇淋，或无糖果冻布丁或与脱脂鲜奶油 或1/4杯混合坚果（核桃，杏仁，腰果） 一杯8盎司的清水
	脂肪总量：38.1克；纤维总量：41.2 **无须运动，可以休息！**

节食计划之早餐备选方案

- 一个煎鸡蛋，撒上脱脂蔬菜沫，配上两个小的无脂或低脂全素豆腐蔬菜卷。

- 蛋清蔬菜煎蛋卷配上全麦英式松饼。

- 一个煎鸡蛋，撒上脱脂蔬菜末和一片全麦面包和一茶匙纯果酱。

- 一个脱脂或低脂华夫饼，以新鲜水果点缀。

- 两个小的全麦或荞麦煎饼，用蛋清或鸡蛋替代品制成，配上新鲜水果无糖糖浆。

- 一个荷包蛋和一片全麦面包，配上一茶匙纯果酱。

- 1/2杯低脂燕麦、1/2杯蓝莓和草莓、1/2杯脱脂或含脂1%的牛奶

- 一勺全麦百吉饼，配上一片无盐熏鲑鱼，加上脱脂鲜奶油干酪、西红柿、洋葱、生菜和刺山柑

- 一杯冷泡的麦麸型或全麦谷物，1/2杯任一品种的新鲜水果和1/2杯脱脂或含脂1%的牛奶

- 两个蛋清或鸡蛋代替品制成的煎蛋卷与一片低脂（脱脂牛奶）制成的奶酪，番茄、洋葱、青椒、蘑菇（前述蔬菜的任何一种）

- 一杯煮熟的燕麦片或麦片加上肉桂和1/4杯葡萄干

- 一杯无脂酸奶加新鲜水果和一汤匙小麦胚芽

- 一个炒蛋与脱脂蔬菜末和燕麦麸或全麦英式松饼配一茶匙纯果冻

- 一个小的烤全麦百吉饼配1茶匙脱脂鲜奶油奶酪

- 一片肉桂法式烤面包配鸡蛋替代品，加上全麦面包

节食计划之午餐备选方案

- 一个全麦面包配两片低脂火鸡胸肉，加上生菜、西红柿、芥末或一茶匙无脂的蛋黄酱。

- 一杯来自中国的小白菜配上6只中等大小的烤虾，大蒜、生姜、大葱和与一杯糙米。

- 一汤匙无脂或低脂奶油乳酪（两汤匙）和果冻（两汤匙），浇于夹心的全麦面包上。

- 一勺舀出的全麦面包圈配上两片低脂奶酪，与番茄和法国第戎芥末或一茶匙无脂的蛋黄酱一同烤制。

- 一个全麦三明治，两片脱脂牛奶奶酪（高山花边牌）或其他品牌的低脂乳酪，配上生菜、西红柿、胡萝卜丝、豆芽、芥末或一茶匙的无脂蛋黄酱。

- 一小罐素烤豆，一个无脂的牛肉热狗或无脂的火鸡热狗，夹在全麦面包中再配上酸菜，调味料和芥末和一个加了一茶匙脱脂沙拉酱的小沙拉。

- 两汤匙无脂或低脂肪奶油，抹于全麦面包奶酪三明治或全麦面包圈上，配上豆芽、西红柿、黄瓜、生菜、洋葱。

- 一个中等大小的全麦皮塔，内塞烤鸡胸肉（3盎司）和一茶匙脱脂蛋黄酱，生菜、西红柿、芹菜和黄瓜。

- 约15只清蒸贻贝或蛤蜊与1/2杯大蒜酱，或一汤匙白酒，一汤匙特级初榨橄榄油，配上大蒜、青葱、香菜，加上小沙拉和全麦卷。

- 一汤匙低脂花生酱和全麦面包和一汤匙果冻三明治。

- 一个软玉米饼与1/2杯无脂炸豆泥，配上低脂乳酪丝、生菜、西红柿、鳄梨酱。

- 1/2个素菜特大号三明治（加西红柿、生菜、橄榄、辣椒、洋葱、黄瓜、胡萝卜、豆芽——随个人口味选择），加上内馅舀出只留下外壳的意大利卷，加上一茶匙低脂蛋黄酱或橄榄油和牛至叶。

- 一个中等大小的全麦皮塔饼，内馅为水包装的金枪鱼（非油包装），配上生菜、西红柿、黄瓜、豆芽和一茶匙法国第戎市芥末（3盎司）或一茶匙无脂蛋黄酱。

- 一个由全麦面包或馒头加上生菜、西红柿、洋葱和番茄酱制成的素食汉堡。

- 一杯汤（通心粉、扁豆、豌豆或任何蔬菜或豆类制成的汤），配上一个小的全麦卷。

- 一罐（3盎司）去骨去皮沙丁鱼（沥干油），配上全麦面包或全麦皮塔饼，加上番茄、生菜、洋葱和芥末。

- 菠菜沙拉配上一盎司低脂蓝纹奶酪，1/2盎司切碎的核桃，苹果切片、樱桃番茄、黄瓜，一汤匙用芥末、柠檬汁和1茶匙橄榄油制成的沙拉酱。

- 帕尼尼三明治与舀出内馅的意大利，配上番茄、低脂芝士、罗勒和生菜。

- 法国尼斯沙拉、混合蔬菜、金枪鱼、四季豆、番茄、鳀鱼、切成半片的煮鸡蛋、橄榄、萝卜、芹菜、洋葱、柿子椒、侧边浇淋芥末辣酱敷料（可供偶尔用叉子蘸一些沙拉酱）以及一个舀出内馅的法式卷。

- 山羊奶酪沙拉配上减脂山羊奶酪、混合蔬菜、番茄、橄榄、甜椒、黄瓜、芹菜，侧边浇淋芥末辣酱敷料（可供偶尔用叉子蘸一些沙拉酱）和一个舀出内馅的法式卷。

- 开口的金枪鱼，溶于内夹低脂瑞士或波萝伏洛干酪和低脂蛋黄酱的全麦面包中。

- 水果和/或在低脂或无脂的酸奶放入搅拌机中，与准备好的含脂1％的牛奶和大豆蛋白粉进行搅拌制成蔬菜冰沙。

节食计划之晚餐备选方案

- 两个软炸玉米饼与脱脂炸豆泥、生菜、西红柿、洋葱、脱脂干酪碎加上 3 盎司切片烤鸡肉、番茄酱和鳄梨。

- 3 盎司或煮或烤的鳕鱼、大比目鱼、鲭鱼或纯烤洋葱、辣椒、蘑菇和西红柿、配上柠檬、酒和调味料，加上一小个全麦晚餐卷和用一茶匙脱脂沙拉酱拌好的沙拉。

- 一杯菠菜宽面配新鲜的蔬菜和 1/2 杯番茄或大蒜酱，加上用一茶匙脱脂沙拉酱拌成的大份沙拉酱。

- 鸡肉凯撒沙拉配生菜、番茄、切碎的芹菜、黄瓜，加上 3 盎司的烤鸡胸肉和脱脂干酪和一汤匙无脂凯撒沙拉酱。

- 一杯全麦意大利面与 12 只蛤或贻贝或 6 只烤虾、大蒜、1/3 杯白葡萄酒、一茶匙橄榄油和调味料和用一茶匙脱脂沙拉酱拌成的大份沙拉。

- 一个 3 盎司的瘦肉烤汉堡，配上全麦卷、生菜、西红柿、洋葱和番茄酱和一个小的白土豆用烤箱制成的烤薯条（切成薯片，用无脂喷剂润滑不粘锅之后，将烤箱调至 400 度，直至将其烤成酥脆的薯片）。

- 一小罐沙丁鱼（沥干油）或水装的鲔鱼，撒在由莴苣或生菜、西红柿、黄瓜、辣椒、洋葱、豆芽、胡萝卜、橄榄和一茶匙无脂肪酱或芥末辣酱拌成的大份沙拉上。

- 一片比萨（馅料为番茄，或小块乳酪和西红柿），配上你按照自己口味选择的蔬菜做馅，边上配上用一茶匙脱脂沙拉酱制成的沙拉。

- 3 盎司的烤精瘦牛肉配山葵和小个的烤土豆或山药，带皮，一杯蒸熟的蔬菜和一小个全麦卷。

- 一杯低脂通心粉和奶酪，一杯西葫芦，西红柿切块，洋葱和大蒜，加上一个玉米或一个小红薯和清蒸新鲜胡萝卜（1/2杯）。

- 6只烹调至半熟的去皮虾，配上鸡尾酒酱和一小穗玉米和一杯蒸芦笋、椰菜、菠菜。

- 4盎司烤鲑鱼牛排或鲑鱼片，配上番茄、洋葱、辣椒、大蒜和小只的烤土豆或山药和一杯蒸熟的蔬菜（随个人口味自由选择）。

- 两列小羊排（剥离了脂肪的），配上两茶匙的薄荷果冻，整个的烤番茄和一小个的烤地瓜和用一茶匙脱脂沙拉酱拌成的小份沙拉。

注意事项

1. 以上的瘦身饮食计划备选项（早餐、午餐和晚餐）都已经过预先的计算，以确保组合之后每日膳食摄入的脂肪总量不超过40克且纤维的摄入总量不低于40克。如需制定自己专属的节食组合，你只需要查看附录中的脂肪和纤维计量表中的数值，即可开始按照自己的口味和喜好来任意组合和搭配自己的每餐饮食。请记住，在混搭组合时，请确保自己每日摄入的脂肪总量不高于40克，摄入的纤维总量不低于40克。

2. 费城健步计划：减肥方案的最重要部分就是要确保从每日膳食中吸收的脂肪总量不超过40克，不仅一定要确保主要吸收的是有益于心脏健康的脂肪，同时还要限制饱和脂肪的摄入量。这不仅会加快你的减肥速度，还能够通过降低你血液中的胆固醇含量，从而降低心脏病发作和中风的风险。通过将每天膳食中脂肪的摄入总量限制在40克以内，以及确保主要吸收的是有益心脏健康的脂肪，你实际上限制了膳食中饱和脂肪、胆固醇和反式脂肪酸的摄入量——所有这些会让你血液中的胆固醇含量显著提高到一个危险水平。据美国心脏协会研究表明，血液中胆固醇的含量每下降1％，心脏病的危险就会降低2％。下降的效果特别明显！

3. 在这个节食方案中，同样重要的是你需要每天都摄入40克的膳食纤维。由于纤维主要来源于植物，为了保证纤维的摄入量，你需要摄入大量的可溶性和不可溶性纤维（至少40克），这将有助于在降低你的胆固醇的同时，降低你的食欲。这些富含纤维的植物同时也含有大量的有益化合物，包括植物营养素、抗氧化成分、类黄酮、B&C的维生素、矿物质、β和其他类胡萝卜素和叶酸，等等。所有这些化合物都有助于预防心脏疾病、癌症和衰老带来的其他许多退化性疾病。

4. 你会发现，计算和记录每餐摄入的胆固醇总量是没有必要的。脂肪和纤维计量表中列出的胆固醇含量仅供作为信息参考。美国心脏协会建议，每天摄入的膳食胆固醇的量通常不应超过300毫克。但是，鉴于我们已经将每日脂肪的摄入总量限制在不超过40克/天，膳食中胆固醇的摄入总量自然而然的就被限制了。但是，也有少数的例外情况存在，我们会在稍后章节中就这一点进行探讨，例如，水生贝壳类动物（虾、龙虾和螃蟹）的胆固醇含量非常高，但其脂肪的总含量不高。其他多脂肪鱼类，如鲑鱼、金枪鱼、鲭鱼、鲱鱼、沙丁鱼和鲳鱼等，含有大量的 ω-3脂肪酸，这可以显著地降低心脏疾病的风险，这些 ω-3脂肪酸也被称为有益心脏健康的脂肪。

5. 其他有益心脏健康的脂肪包括植物种子、坚果、鳄梨、橄榄和特定的油类（如橄榄油、花生油和菜籽油等）。虽然这些食物具有较高的脂肪总含量，但它们的饱和脂肪含量很低。它们中单不饱和脂肪的含量非常高，而单不饱和脂肪已被证明是可以保护心脏的。这些食物实际上可以帮助降低血液中的胆固醇含量，从而降低心脏发作的风险。坚果和植物种子中还含有多种重要的维生素和矿物质，如硒这一已经被证明能有效抗癌的物质。然而，即便这些脂肪有益身体健康，在瘦身饮食方案中，它们的摄入量也必须进行控制，因为每日脂肪的摄入总量不能超过40克。但是，到了体重维持阶段，你从膳食中吸收的此类有益心脏健康的脂肪的总量可以有所提升。

6. 你需要致力于将饱和脂肪从自己的膳食中移除，让你有更大的空间来摄取更多有益心脏健康的单不饱和脂肪。在附录的脂肪和纤维计量表中，你会看到"饱和脂肪"含量这一栏。这些饱和脂肪都是来自动物肉类的膳食脂肪，这些饱和脂肪都十分危险，因为它们很可能阻塞你心脏、大脑和腿部的动脉，这种阻塞可能导致心脏病发作、中风和其他血管疾病。美国心脏协会建议你将每日饱和脂肪的摄入量限制在不超过15~20克。然而，当你践行健步瘦身饮食方案时，你无须计算饱和脂肪的摄入克数，因为你已经将每日摄入的脂肪总含量限制在了40克以内，因此你的饱和脂肪的摄入量将远远低于建议值。你需要限制肉类（牛肉、猪肉、小牛肉）的摄入，并将其控制在每周不超过两个小份（2盎司）的频次，因为肉类中饱和脂肪的含量非常高。

7. 确保你的饮食中含有足够的精益蛋白。这是一种必需的营养素，能愈合、修复和维护你身体的所有细胞，并调节你的基础代谢率，从而帮助你减肥。正如我们在下面的章节中将看到的那样，精益蛋白是费城健步瘦身饮食法的一个重要组成部分。精益蛋白的一些优质来源是：蛋清，低脂或无脂的奶制品，包括奶酪、牛奶、酸奶和豆制品，坚果、植物种子和豆类，鱼、去皮的家禽肉，以及瘦肉和全麦谷类食品，面包、意大利面和面条等。

8. 当你在采用费城健步瘦身饮食法并成功地减去那些你想要甩掉的体重之后，你就进入了可以进行体重维持饮食法的阶段。在这个阶段，你可以在体重不增加的前提下，每天逐渐地增加脂肪摄入的总量。你需要着重从食物中摄取那些有益心脏健康的单不饱和脂肪，如坚果和植物种子、鳄梨、富含脂肪的鱼类，橄榄油、花生油和菜籽油，低脂奶制品，包括低脂芝士、豆腐和酸奶。每个人用于维持体重的饮食结构可能都不太一样，因为这取决于个人的身高、体重、体质状况和个人的新陈代谢水平。有些人需要在维持脂肪摄入总量为40克的基础上才可以成功保持体重不增加，而有些人则可以将每天的脂肪摄入总量提高到45克或50克而不增加体重。如果你在增加了脂肪摄入总量之后出现了体重增加，就应该将每日脂肪摄入总量调回到脂肪摄入总量不高于40克（每日）的原始限定。如果你采用了健步体重维持饮食法，你的体重不会出现任何反弹，因为通过保持每日摄取的膳食纤维不低于40克，你就能真正意义上控制自己大脑中的饥饿中枢（即食欲平衡中枢）。换句话说，你摄入的纤维越多，你的体重增加的越少，因为纤维可以让你在产生饱腹感的同时还不会让你发胖。

9. 记住移除膳食中所有的精制食品（糖、面粉和白米饭）和带包装食品及加工食品和购买来的烘焙食品。食盐的摄入量也需要控制，因为过多的盐分摄入会导致体液的潴留，并可能导致高血压，而咖啡因能刺激食欲，同时导致焦虑、心悸，甚至高血压。限制酒精饮料的摄入，以每周不超过3次为准，因为酒精会增加额外的热量到你的饮食结构中（摄入的量一般限制在单次4盎司红酒或12盎司淡啤酒）。红葡萄酒实际上比任何其他酒精饮料都要健康，因为它富含强有效的抗氧化成分，即白藜芦醇。

10. 每天至少吃2~3份水果和2~3份蔬菜，这将有助于帮助你在进行健步瘦身计划期间有效地控制自己的食欲。为了保证自己能够摄入各种营养成分，对于水果和蔬菜的选择，一定要保证色彩缤纷。这些水果和蔬菜中含有多种可预防疾病的植物营养素、维生素和矿物质，可减少患上某些癌症的风险，并有助于预防心脏疾病。

11. 选择大量富含纤维、营养丰富、复合碳水化合物的食物，因为它们能让你在有饱腹感的同时不会让你吃胖。这些食物提供的高辛烷值燃料能让你充满活力的度过每一天，也能让你充满活力的进行各项身体活动。下列食物都是纤维的优质来源：大麦、燕麦、麦麸、小麦胚芽、小麦片和糙米，蚕豆、豌豆和小扁豆，全麦面包和面食，和大多数水果和蔬菜，包括苹果、花椰菜、球芽甘蓝、草莓、卷心菜、胡萝卜、柚子、橙子、梨、李子、葡萄干和菠菜，等等（详见附录中的脂肪和纤维计量表）。

12. 还要记得每天至少饮用6杯8盎司的清水。最近的医学研究表明，大量的饮用人工调味的饮料，包括低糖汽水，实际上会增加食欲，因为这些饮料中包含了人造甜味剂，所以，要小心不要过度地依赖低糖汽水。可以用不加糖的冰茶或者柠檬水，或只是普通的水或苏打水作为替代品。

13. 不要忘了每天进行40分钟的健步走，但星期日或一周中你想休息的任何一天除外。如果你愿意，你也可以将40分钟的健步走拆分成两个单次时长为20分钟的小节进行，效果会同样显著。

14. 当你开始制订个人专属的40克脂肪/40克纤维的瘦身饮食方案时，你可以每天记录一下自己每餐摄入的脂肪和纤维的总量。你需要确保每天所有从膳食中摄取的脂肪总量加起来不高于40克，加起来的纤维摄取总量不低于40克。你可以制作3×5的卡片来记录制订这些膳食计划，也可以用电脑或智能手机来记录，你可以自由选择任意一种自己觉得简便易操作且有趣的记录方式。如果你对于记录每顿饭的脂肪和纤维数值没有任何兴趣的话，也可以每天翻阅一下本书最后的附录中的脂肪和纤维计量表，对照相应数值，心算一下即可。通过采用费城健步瘦身饮食法，你将能够快速和轻松地实现减肥效果，也无须担心体重的反弹和增加，你减掉的体重将永远不再回来。

短短21天，轻松减掉14斤

在短短21天内，你将甩掉多达14斤的体重并成功瘦腰2.2寸。只要你采用我们提供的减肥饮食公式，就可以轻轻松松穿回旧日的牛仔裤。在进行节食减肥的三周后，你的体重下降幅度极有可能变小，主要原因是你身体的新陈代谢逐步调整并适应了这一健步瘦身饮食方案。要记得每天都坚持进行时长40分钟的健步走或是两个单次时长为20分钟的健步走，每周至少坚持6天。

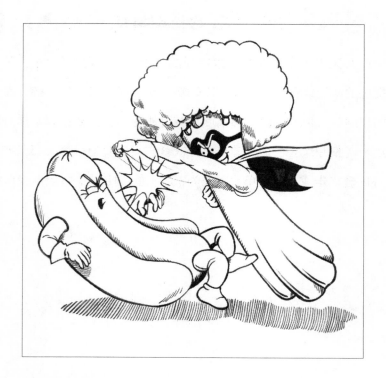

■ "纤维，拯救你的身材"

PHILLY'S FIT-STEP WALKING DIET

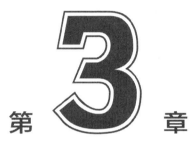

第3章

纤维：减肥秘密特工

PHILLY FIBER: SECRET AGENT

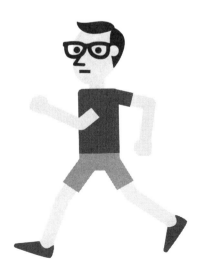

纤维，作为健步瘦身饮食法的秘密减肥特工，默默地在幕后为费城的诸多善良的人们提供着减肥服务。这个超级纤维特工能够防止脂肪堆积并燃烧卡路里，从而达到减肥的目的。此外，它还含有多种健康成分，能够预防多种衰老导致的退行性疾病，包括心脏疾病、高血压、中风，甚至是某些类型的癌症。这一纤维特工实际上能帮助我们活得更长寿，也活得更健康。纤维是真正的英雄，是一个能帮助你减轻体重、保持身体健康和身材健美的秘密特工。

纤维，是我们无法消化的植物性食物成分的总称。食物中大约有15%的淀粉（被称为抗消化淀粉）与纤维紧密地结合在一起，并抵抗正常的消化过程。通常，结肠里的细菌会让这种抗性淀粉发酵，将其变成短链脂肪酸。短链脂肪酸有益于正常的肠道健康，并且可能还有助于保护结肠免受致癌物质的损害，含有抗性淀粉的食物包括面包、麦片、面条、大米、土豆和豆类。

动物来源的食物（肉类和奶制品）不含纤维成分。植物性食物中含有不同类型的纤维混合物，这些纤维可分为可溶性纤维或不溶性纤维两大类，主要批判依据是它在水中的溶解度。

1. **不溶性纤维（纤维素、半纤维素、木质素）**：构成植物细胞壁组织的植物成分。这些纤维会在水中吸收几倍于自身重量的物质，形成柔软的粪便，从而加快人体废弃物的排泄过程。这些不溶性的纤维会促进肠道的蠕动，并有助于预防和治疗某些类型的便秘、痔疮和憩室炎症。这些不溶性纤维也可减少患结肠癌的风险，主要通过稀释潜在的有害物质，特别是胆汁酸等可能会导致结肠内壁炎症和早期癌变的物质。

2. **可溶性纤维（树胶、果胶和植物黏液等）**：通常存在于植物细胞中的物质。这些纤维会形成凝胶，从而降低胃部排空和肠道吸收单糖的速度。这个过程有助于调节血糖水平，对于糖尿病患者来说特别有益，同时也能帮助非糖尿病患者控制体重。许多可溶性纤维还有助于降低血液中的胆固醇含量，主要通过与胆汁酸和胆固醇的结合，以及赶在胆固醇被吸收到血液中之前通过肠道作用将其从身体中排泄出去来实现。这些可溶性纤维实际上会围绕食物的脂肪形成一个纤维网络，类似一个蜘蛛网的造型，并在脂肪有机会被吸收之前就将其通过肠道作用排泄出去。吸收的脂肪越少，就意味着血液中胆固醇的水平越低，且身体的脂肪细胞中沉积的脂肪减少。可溶性纤维的最优质来源是水果和蔬菜，燕麦麸、大麦、干豌豆和豆类、亚麻和亚麻籽的种子。

从这个意义来说，前述两种类型的纤维提供的营养价值都无法被人体消化。不溶性纤维经消化后仍相对比较完整，因为它通过肠子直接被排泄出去了，而水溶性纤维则在肠内形成了凝胶样物质。两种类型的纤维都对健康十分重要，并有助于防止体重增加。

纤维如何帮助你减肥

当你摄入可溶性纤维后，胃部排空的速度会减慢，从而帮助你减轻体重并控制体重不反弹。排空速度的放缓会让你产生饱腹感，从而减少饥饿感出现的几率。举例来讲，如果你吃了一个苹果，由于它的纤维含量很高，你很容易就会产生饱腹感；如果你吃了一块同等大小的蛋糕，由于蛋糕不含有任何纤维，你获得的饱腹感就会远远小于摄入苹果的饱腹感。事实上，你大约需要吃掉三块蛋糕才能满足大脑中的饥饿中枢，从而让你感觉自己吃饱了，而此时，你已经摄入了480卡路里的热量、12克糖和17克脂肪。

（1）纤维能够帮助减肥和体重控制的原理其实很简单，即高纤维食物虽然体积巨大，但实际仅含有极少量的卡路里。富含纤维的食物，如水果和蔬菜、全麦谷物和面包、土豆和豆类不仅脂肪热量低，还含有较多的水分，这能让你在享受美味的饮食过程的同时实际的食物摄入量更少。

（2）高纤维食物具有较高的容积率，让其能比低纤维食物更迅速地满足饥饿中枢，从而让你吸收的热量更少。相较于纤维含量少的食物，富含纤维的食物需要更长的时间来咀嚼和消化，这就会让你的胃在更长的时间内处于一种饱腹状态。你的饱腹感来得越快，你吃得就会越少。

（3）下面的碳水化合物食物的血糖指数较低。总而言之，这些食物可被标识为有益的高纤维碳水化合物：

● 大多数蔬菜、玉米和白土豆除外。

● 大多数带皮水果，果汁除外，因其含有大量的糖分而实际的水果含量很低。而有些水果（如西瓜、葡萄等）因实际含糖量较高，需适度控制摄入量。

● 豆类是纤维、蛋白质、维生素、矿物质和营养物质的极佳来源。

● 粗粮。

● 全麦谷物，如燕麦片（速溶燕麦片的含糖量可能较高）或冷食谷类食品是低血糖碳水化合物不错的选择。确保它们的包装上标注的纤维含量不低于5~6克/每包，而且糖分的含量不得大于10~12克/每包，如果糖分含量低于

8克则更佳。

● 全麦面包。全麦面包在标签上列出的第一个成分应该是"全麦面粉"，如果它没有优先列出全麦面粉成分，那么它应该就不是真正的全麦面包，这一评判准则适用于任何类型的全麦面包产品。

● 棕色长粒大米是每餐的一个极佳低糖佐餐之物，因为它的分解和吸收速度很慢。

● 全麦面食。现在有许多种类可供选择，如面条、意大利面条、粉条、意大利扁面，等等。

● 坚果是很好的低糖的零食。除了吸收速度慢这一好处外，还是优良的蛋白质、纤维、镁、铜、叶酸、钾和维生素D的来源。坚果中的脂肪也被认为是"有益脂肪"，实际上也被称为单不饱和脂肪。有助于保持血管的畅通，因此可以减少患心脏疾病和中风的风险。特别是生坚果，它们被称为"有益心脏健康"的坚果，因为它们含有大量的ω-3脂肪酸。这些ω-3脂肪酸能有益于心脏保护，还能预防某些类型的癌症，这些益处已经是众所周知的。

（4）富含高纤维的饮食基本上是健康的、低脂肪的饮食，因为其降低了精炼和加工食品的摄入量。这些饮食鼓励新鲜水果、蔬菜和全麦谷物和面包的摄入。我们能从前述任意一种食物中吸收纤维，如果我们每餐都能够摄入富含纤维的食物，那么纤维对人体产生的益处将得到最大化。膳食纤维需要更长的时间来咀嚼和摄入，而且每吞咽一口需要产生更多的唾液，花费更多的吞咽力量。纤维相对较大的体积能更快地填满我们的胃，并在更多热量被摄入前就降低我们的饥饿感。高纤维饮食有助于提供大量不含热量的食物，并从而降低我们从所吃的食物中吸收的热量。这些高纤维饮食通常被认为具有较低的能量密度，并能防止过多的热量（能量）摄取，那些习惯于摄入高纤维食物的国家很少出现肥胖问题。为了保持身体健康并实现减肥效果，费城健步瘦身饮食法设定了每天至少摄入40克以上的纤维这一标准。

有益的碳水化合物

相较于经过精加工的有害碳水化合物，高纤维食物和碳水化合物在消化时会消耗更多的卡路里，并能让你更快地产生饱腹感，且让饱腹感更明显、持续效果更持久。有益的碳水化合物的血糖指数较低，吸收速度较慢，且只会让血糖和胰岛素水平出现较为平缓的上升。平稳的胰岛素水平可以有利于身体慢慢地处理血糖，将其输入人体的细胞并产生能量，从而避免出现血糖飙升和胰岛素激增所导致的脂肪迅速填满人体细胞的情况，因为这反过来又会导致对碳水化合物的疯狂摄取。大多数蔬菜（除了玉米和白土豆）、水果（而不是果汁）、豆类、坚果、蔬菜、鹰嘴豆、全麦谷物和面包都可被划归为有益碳水化合物的范畴。有益的碳水化合物主要的来源是植物，因此其脂肪和卡路里热量的含量自然很低，它们还富含植物营养素、维生素、矿物质、酶和纤维。

这些有益的碳水化合物十分有益于实现减肥计划的效果，因为你的身体会慢慢地在肠道中将这些碳水化合物转换成葡萄糖，然后逐渐将其吸收到血液中。葡萄糖的这种缓慢吸收能促进胰腺分泌胰岛素并维持在一个较为稳定的水平，进而将血液中的血糖和胰岛素水平维持在一个正常的水平。因为胰岛素和血糖水平没有飙升，因而也避免了脂肪细胞被过量的糖分充溢的情况，这让你能很好地控制自己的食欲，并进而防止增加多余的体重。

当你摄入这些血糖指数较低有益的碳水化合物（复合碳水化合物）时，你的身体需要花费能量来将这些有益的碳水化合物从肠道中转化到你的血液中去，然后存储成能量。这个过程中所需消耗的能量是消化和将有害的碳水化合物或脂肪转化成为能量过程的消耗量的2.5倍，这意味着高纤维、复合碳水化合物和低脂肪的饮食能让你的身体在饭后更加努力地工作，燃烧更多的热量来产生能量。这会进一步增强你的基础代谢率，从而使将碳水化合物转化为能量这一简单的热作用过程能额外燃烧多达250卡路里的热量。这也意味着，在摄入有益的碳水化合物的时候，你不仅摄入卡路里量变少了，还能够仅仅通过摄入和消化这些有益的碳水化合物这一简单的过程来消耗更多的热量，这确实可称为一个行之有效的减肥绝招！

有益的碳水化合物包括全麦谷物和面包、新鲜水果和蔬菜、豆类和扁豆、红薯和糙米、鹰嘴豆泥（鹰嘴豆）和爆米花（全谷物玉米粒），许多全麦谷物和全麦面包产品含有纤维以及一些蛋白质，全谷物食品经过精加工后的成品将会流失高达50％的纤维和蛋白质含量。

在进食的过程中，纤维和蛋白质都可以让你更快地产生更强的饱腹感，从而帮助你充分抑制自己的食欲。而这种纤维和蛋白质的组合也会减缓你身体吸收蛋白质和纤维的速度，从而最大限度地降低血糖和胰岛素的峰值。反而言之，飙升的血糖和胰岛素会极大地刺激食欲。同时，通过防止过量的胰岛素分泌，纤维和蛋白质的这种组合可以防止脂肪在脂肪细胞内的沉积，特别是那些位于你的腹壁上的脂肪细胞里。所以实际上，在你摄入这个重要的纤维和蛋白质组合物的同时，你也正在消耗腹部的脂肪。

通过增加膳食中的精益蛋白质的含量和降低脂肪的含量，你可以缓慢但安全地把体重降下来，而那些被甩掉的肥肉，也永远不会反弹回来。我们的节食方案与低碳水化合物的节食方案的最大不同之处在于，一旦停止进行低碳水化合物的节食方案，你的体重会出现迅速反弹和增加，而采用我们的方案，你将永远不必经历这一切，同时还可以避免所有令人讨厌的减肥副作用和隐藏在这些不安全的低碳水化合物节食方案中的健康问题。所有的低碳水化合物节食方案都是高脂肪的节食方案，摄入的所有多余脂肪都将永远地储存在脂肪细胞里。复合碳水化合物会要求你的身体在消化食物的过程中付出更多的能量。同时，身体将能量直接转化并将糖原储存到肌肉和肝脏（这实际上是存储能量的过程）以备后期所需的过程也会消耗更多的热量。

有害的碳水化合物和血糖指数

纤维含量低的食物，在大多数情况下，含有相当高的热量。区分有益碳水化合物和有害碳水化合物的一个主要指标，就是这些碳水化合物经肠道吸收转化成糖分并输送到血液中的速度有多快。血液中血糖的快速升高会导致胰岛素水平的迅速上升，从而导致你会因为血糖的迅速下降而在短时间内就感到饥饿。造成的后果就是你会进一步摄入更多的多余卡路里，随之产生的胰岛素会导致更多的脂肪沉积到你身体的脂肪细胞里。因为糖原（储存在肝脏和肌肉中的能量）的生产被抑制了，而这种抑制在通常情况下会导致体内的脂肪细胞开始燃烧储存的能量。一旦出现这种情况，体内的脂肪细胞会为了产生能量而开始储存更多的脂肪，而非像在正常情况下那样开始燃烧脂肪，最终造成的后果是：产生的能量变少了，但储存的脂肪变多了。

血糖指数是为了衡量碳水化合物食品对血糖水平的影响而设定的。白面粉和精米、高度精加工的面粉（白面包、麦片、意面、面包圈、松饼、饼干、煎饼）、果汁和汽水、蛋糕、馅饼、冰淇淋、饼干、糖果、薯片和汽水的血糖指数都很高，这意味着一旦它们进入肠道，就会被快速吸收并导致血液中的血糖和胰岛素水平飙升。随即急剧波动的血糖和胰岛素水平会导致身体吸收过多的热量，因为这些多余的热量除了存储到你身体的脂肪细胞里，也无处可去，这必然导致体重的大幅增加。富含高血糖的饮食会增加患糖尿病、心脏疾病、中风和某些类型癌症的风险。富含高纤维的食物，如全麦谷物和面包的血糖指数较低，并只会让血糖和胰岛素水平逐步平缓上升，这些血糖指数较低的食物能减少患心脏疾病和糖尿病的风险。

糖分充斥肌肉和脂肪细胞所必须的前提是胰岛素的上升，而这也会抑制一种被称为胰高血糖素的肌肉蛋白的产生。胰高血糖素这种蛋白质通常在血糖水平下降到一个临界点时，向身体的脂肪细胞发出开始燃烧储存的脂肪的信号。一旦胰高血糖素的生产被抑制，脂肪细胞就会立即开始储存更多的脂肪，而非开始燃烧脂肪来产生能量。结果就是：产生的能量变少了，储存的脂肪却变多了，这个后果与我们所期待的减肥效果背道而驰。

除了会导致体重增加之外，摄入过多血糖指数较高的食物还可能会引发或诱导出健康问题。当胰腺由于过多地摄入高血糖的食物而开始不断生产过量的胰岛素，胰腺中专事胰岛素分泌的细胞可能出现疲乏现象，从而导致胰岛素的分泌变得越来越少，这最终会演变成糖尿病。此外，超重的人可能出现一种被称为胰岛素耐受性的症状，患有这种症状的人，其身体会抗拒胰岛素发出的将血液中的葡萄糖转换到细胞中去的指令，这也是另外一种会导致经常进行高血糖饮食的人患上被称为胰岛素抵抗性糖尿病的方式。当然，锻炼和减肥肯定可以预防这种症状的发生。

有害碳水化合物包括：

1. 精制或加工面粉（白面包、百吉饼、松饼、牛角面包、蛋糕、馅饼、糕点、麦片，以及精制意大利面）。

2. 加工休闲食品，包括饼干、薯片、椒盐卷饼、任何类型的饼干或马铃薯或玉米片。

3. 富含糖分的甜点，如蛋糕、糖霜、馅饼、松饼、冰淇淋、果汁冰糕、冰冻果子露、含糖饮料如冰红茶和柠檬汽水、运动饮料、果汁、苏打水和软饮料，除非标记为低糖或无糖。

4. 玉米和白土豆是蔬菜类中唯一的两种有害碳水化合物来源。

5. 水果，只有那些果实含糖量高（如西瓜、葡萄等）才具有较高的血糖指数。

这些缺乏纤维的食物在摄入时几乎不需要过多咀嚼，也没有什么实质的体积含量。因此，在食用这些食物的时候，在你的大脑食欲中心（食欲平衡中心）感到满足之前，你已经摄入了过量的热量。这些低纤维的食物通常体积小而热量高，所以你需要吃掉特大分量的此类食物才能产生饱腹感。

千万不要被这些高热量、低纤维的食物外包装上所标注的专业术语所迷惑，如纯碳水化合物，或不含增肥性碳水化合物。这些术语是营销骗局的一部分，专门用来误导公众。可溶性纤维和糖醇都包含在那些未被标注的碳水化合物中，实际上应该是所有应标注的碳水化合物总体的一部分。它们也应该被标注出来，以帮助消费者确定自己身体燃烧脂肪或将碳水化合物作为脂肪进行储存的能力。目前还没有任何研究能证明这些"纯碳水化合物"食品能帮助人们减肥，也没有明文规定来确定这一术语和方式确实适用于碳水化合物的计算。

纤维能阻止脂肪堆积，燃烧卡路里

膳食纤维是最佳的食物选择之一，因其不仅能够阻止脂肪的吸收，还能燃烧多余的卡路里，这好得简直令人难以置信，但是，它确实十分有效。首先，当你将我们前文讨论过的高纤维食物与膳食中的任何脂肪类食物结合在一起，例如一块蛋糕或是一个汉堡，你摄入的每一克纤维都会紧紧地缠住这些脂肪球，并把它们牢牢地嵌入由成千上万的纤维束构成的纤维网络中去。一旦这些脂肪球被纤维网截留，它们就会在进入血管之前被排放到肠道中。因此，这些脂肪球就会直接被你的肠道当成废弃物直接排出，不再作为脂肪被吸收和储存到你的身体里。纤维就像身体中的一辆垃圾车，能像移除垃圾那样清除你体内的脂肪。需要一再强调的事实是：脂肪实际上就是身体里的垃圾。

其次，纤维自身实际上也会燃烧卡路里。纤维之所以能做到这一点，是因为它能促使你的肠道更加努力地工作，以消化富含纤维的食物。人体的新陈代谢会将更多的能量用于这种耗时的消化过程，因此，这一过程消耗的热量会远大于你摄入的高纤维食物所含的热量。虽然听起来很奇怪，但有些纤维含量极高的食物在消化的过程中确实会消耗比自身热量更多的卡路里，从而让热量存储产生逆差，这会促使人体为了产生能量而开始消耗体内储存的脂肪。你摄入的每克纤维可最多燃烧掉 9 个卡路里的热量，其中大部分来自脂肪。所以，如果你每天摄入30克纤维，你就可以每天额外燃烧270个卡路里的热量（30克纤维×9个卡路里）。你可以在不削减自己每日膳食卡路里总量的前提下，从自己每日摄入的总热量中减除额外消耗的270卡路里的热量。

除了能阻止脂肪沉积和燃烧额外的卡路里之外，富含纤维的食物能与肠道中的水分结合形成大体积纤维性物质，这会让你在开始进食后的短时间内就产生饱腹感。因此，你会吃得更少，从而让你每餐摄入的卡路里也变少。此外，你的食欲平衡中枢（饥饿控制机制）满足的时间会延长，因为它需要花更多的时间来消化富含纤维的食物，因此你在正餐间吃零食的欲望也会降低。

五颜六色的食物能提供健康能量

许多近期的医学研究证明，五颜六色的水果、蔬菜和谷物，坚果和植物种子都含有抗癌物质，并能提供全方位的疾病预防效果。为了获得最大的健康效果，你应该多吃各种蔬菜和多种不同颜色的水果。这些颜色由每种植物的自身特有植物色素形成，每种水果或蔬菜的颜色不同的主要原因是它们含有不同的植物素。水果和蔬菜中的这些植物素含有多种人体所需的营养成分，有助于降低心脏疾病、高血压、血栓、衰老退行性疾病和某些类型癌症的风险，每天至少吃4~5份水果或蔬菜是很重要的。

在不同种类的水果和蔬菜中发现的多种颜色的光谱来源于个体植物自带

的色素，这些五颜六色的水果和蔬菜中任意一种都能提供全方位的疾病预防效果，我们在这些植物的艳丽颜色中都发现了植物营养素和抗氧化成分。费城健步瘦身饮食法囊括了所有这些健康又营养的食物。

下列是存在于水果、蔬菜、谷物和植物种子，及坚果中的一些植物素和抗氧化成分，它们能降低多种疾病的患病风险：

菠菜　如果你正在寻找一种具有超强治愈能力的植物，你可以试试菠菜。它富含维生素、抗氧化成分和矿物质，能预防多种疾病。菠菜含有多种抗氧化成分，包括β和α-胡萝卜素、叶黄素、玉米黄质、钾、镁、维生素K和叶酸。两所重要大学最近的研究发现，虽然听起来很奇怪，但菠菜确实可以降低中风、结肠癌、白内障、心脏疾病、骨质疏松、髋部骨折、记忆力减退、老年痴呆症、抑郁症，甚至是先天性缺陷的风险。当菠菜用少许橄榄油煮熟时，它富含的预防疾病的成分能被更好得吸收。现在，它成了那种被我称为充满能量的健康型蔬菜。

其他深色绿叶蔬菜（芥蓝菜、羽衣甘蓝、上海奶油白菜、芥菜）的热量低且纤维含量较高。这些口感爽脆的食物需要更长的时间来咀嚼，这有助于切断大脑的饥饿感控制机制（食欲平衡中枢）。羽衣甘蓝和菠菜这两种蔬菜含有丰富的叶黄素和玉米黄质这两种抗氧化成分，这些抗氧化成分预防与年龄老化相关的白内障和黄斑变性有可能导致失明的效果已经得到了证实。同样，富含类似保护视力的抗氧化成分的蔬菜还有生菜、西兰花、羽衣甘蓝、萝卜叶和玉米。绿叶蔬菜的热量很低，且由于其纤维含量高，口感松脆耐嚼，因而有很强的饱腹作用。松脆耐嚼的高纤维食物需要更长的时间来咀嚼，并能帮助快速地关闭你大脑中的饥饿控制机制。通过纤维束牢牢地缠住脂肪球，纤维还有助于防止肠道吸收脂肪和将脂肪转换到血液中。实际上，纤维能在肠道吸收脂肪之前就将其裹起并从身体中清扫出去。绿叶蔬菜中也含有许多植物营养素，抗氧化成分和复合维生素B，这有助于预防癌症、心脏疾病和神经退行性疾病。

西兰花和花椰菜芽 饱含能量充足的营养成分，可以降低心脏疾病的风险，以及预防某些类型的癌症。花椰菜中含有硫代葡萄糖苷这种活性抗氧化成分，它已被证实的益处是，能强化身体对那些会损害正常人体细胞而致癌的自由基的防御作用。这种特殊的抗氧化成分还能降低血压，增强免疫系统，降低体内炎症，并已被证实可以降低中风的发病率。

红薯 是摄取叶酸、β-胡萝卜素、钾、维生素A、C、B群和β-胡萝卜素的最佳来源，这些营养物质结合红薯中的植物甾醇可以降低心脏疾病的风险。因为其高纤维含量和营养价值，它可以成为任何减肥膳食的有益补充。这些营养物质结合在红薯中发现的植物甾醇，能形成强大的抗氧化成分，可以帮助降低胆固醇并降低心脏疾病的风险。将带皮红薯作为膳食的一部分，可提供优质的不溶性和可溶性纤维的来源。跟大多数纤维食物一样，这两种类型的纤维有助于通过让你更快地产生饱腹感和更快满足你的食欲来极大地降低你的食物摄入量，且也不会产生额外的卡路里。

西红柿 含有抗氧化成分——番茄红素，能有助于防止前列腺癌和乳腺癌。西红柿中还含有大量的维生素C，这与番茄红素相结合时可以帮助降低血液中的胆固醇。各类不同品种的西红柿的唯一共性在于它们都能产生一种叫左旋肉碱的氨基酸，氨基酸能通过加速身体的基础代谢率来加快燃烧脂肪的速度。任何番茄制品，从番茄酱到番茄沙司都是非常适合减肥计划的食物。

芦笋 是钾、叶酸、β-胡萝卜素、维生素C和谷胱甘肽抗氧化成分的优质来源。谷胱甘肽抗氧化成分有助于对抗会破坏正常细胞的讨厌自由基。芦笋可成为任何一个减肥节食方案的最佳补充，因为它热量低但营养价值高。无论是单独食用来做成沙拉，还是蒸芦笋，都是道美味菜肴。芦笋需要及时冷藏或冷冻，以防止其营养价值的流失。不易长时间烹饪，因为煮太久会导致其大部分的营养物质溶解到水中。

豆类 钾含量高而钠含量低，有助于降低患高血压和中风的风险。豆类还富含纤维，有助于减少胃肠道吸收多余的脂肪和卡路里。纤维含量极高的豆类非常适合作为节食辅食，因为它能让你快速产生饱腹感，从而降低食欲，也因此能让你摄入更少的热量。豆类含有的热量和蛋白质几乎跟肉类一样多，却没有肉类那么高含量的饱和脂肪。豆类中含有的纤维和水分能让你更快产生饱腹感，从而防止你摄入多余的热量。一杯煮熟的豆子（一罐的2/3）含12克纤维，而同等重量的肉类不含任何纤维成分。而且，肉类会被迅速消化掉，而纤维的消化过程则相对缓慢，这也能让你的饱腹感持续的时间更长。豆类的含糖量也较低，这能防止血液中的胰岛素飙升，因而防止产生饥饿感。

最近的研究表明，即使在每天的卡路里摄入量比不摄入豆类的人要少200卡，食用豆类的人的平均体重比不食用豆类的人要轻7磅，且身材也更苗条。豆类还含有抗氧化成分和植物营养素，能对抗危险且会导致衰老的心血管疾病、癌症和退化性疾病等疾病的自由基。抗氧化成分含量高的豆类食物包括：红芸豆、斑豆、小红豆、菜豆、黑豆、黑眼豌豆。豆类含有大量的纤维、蛋白质和不含脂肪。豆类食品是能提供超多能量的完美辅食选择。

豌豆 富含维生素A、B1、B6、C和维生素K。这些维生素维持骨骼强健，帮助血液凝块以防止出血等功能已经是众所周知的。豌豆纤维含量高，是植物蛋白的优质来源。它们还具备了不含有任何脂肪或胆固醇这一额外好处，一杯豌豆含有大约100个卡路里的热量，比一大匙花生酱或1/4杯坚果含有更多的蛋白质。虽然体型微小，豌豆仍是优质能量食物的又一选择。本质上来说，食物体积的大小其实并不重要。其他富含维生素K的蔬菜来源主要有：白菜、西兰花、菠菜、菜花和豆类。

辣椒　是维生素A、C、B群，以及 β –胡萝卜素、叶酸、钾的最主要来源。甜辣椒（红、黄、绿）是高纤维、低热量食物，因此也是可被纳入费城健步瘦身饮食方案的优质食物种类。辣椒产生的辣味还能有效降低食欲，这是因为辣味能满足人的味蕾和食欲，让你在有机会胡吃海喝之前就产生饱腹感。辣椒也含有抗氧化成分，有助于通过降低血液中血小板的黏性，进而防止血液凝块的形成，来预防中风和心脏发作。

辣椒中含有的抗氧化成分比甜椒多，它们还含有植物营养素，有助于预防某些类型的癌症。辣椒中还含有被称为辣椒素的成分，这赋予了辣椒辛辣的口感。这种成分具有抵抗炎症的特性，有助于缓解各种形式的关节炎和神经炎症造成的疼痛。如果不小心用沾了辣椒素的手触碰眼睛，可能导致眼睛不适，所以在处理辣椒之后要记得彻底清洁你的手。

大豆　含有大豆蛋白，有助于降低心血管疾病的风险。能实现这一效果的原因在于，大豆蛋白通过影响肝脏中胆固醇的合成和代谢来减少血液中脂肪和低密度脂蛋白胆固醇的总含量。其蛋白质氨基酸组成的结构异于存在于肉类和奶类食物中的蛋白质，临床试验表明，大量食用大豆的冠状动脉心脏疾病的患者的发病率显著降低。大豆可能以多种不同类型的食物形态存在：大豆饮料、豆腐、豆豉、大豆为基础的肉类替代品，以及一些烘焙食品。然而，这些大豆含量丰富的食物只有在大豆蛋白含量不低于6.5克，脂肪含量不高于3克，饱和脂肪含量少于1克的前提下才能被认定为合格的有益心脏健康的食物。半杯煮熟的大豆含有4克纤维，大豆也是膳食纤维的优质来源。

另一个相关的研究显示，大豆补充剂能将患结肠癌的风险降低大约一半。大豆补充剂也能降低高危人群的结肠癌复发的相对风险，这一研究结果已经在美国癌症研究学会年会上进行了报告。大豆的大量摄入可以延缓高危人群罹患结肠癌的风险，也能让那些在癌症初期就进行过移除手术的人享受更长久的无须担忧癌症复发的时间。大豆中含有一种被称为异黄酮的天然植物营养素，这些植物化学物质能分解存储在身体脂肪细胞中的脂肪里。几项研究已经证实，定期摄入豆制品的节食者可以在不对膳食进行任何其他变动的情况下燃烧更多脂肪，并减轻体重，大豆中含有的这些异黄酮也被证实可以降低心脏疾病的发病率。除了帮助通过分解体内脂肪细胞中储存的脂肪来降低体重之外，异黄酮还能分解血液中的饱和脂肪，从而降低有害的低密度脂蛋白胆固醇的含量。豆制品（豆浆、酸豆奶、豆腐等）有利于心脏健康和苗条身材的保持。

蘑菇 许多类型的蘑菇都含有谷氨酸这种能增强免疫系统，并有助于对抗各种类型感染的氨基酸。通过帮助提高身体的免疫系统功能，蘑菇也被认为可以抵抗某些类型的癌症和自身免疫性疾病，如类风湿性关节炎、红斑狼疮和其他胶原性疾病。蘑菇中还含有丰富的钾及维生素C，有助于保持血压正常。褐菇和白色蘑菇中含有大量的特定营养成分和矿物质，特别是可能有助于减少前列腺癌和乳腺癌的危险的硒。硒与蘑菇中含有的维生素E的结合，有助于防止会损坏人体的正常细胞的讨厌的自由基，从而减缓衰老的过程。香菇还含有多种植物营养素，尤其是香菇多糖和香菇嘌呤，这有助于提高免疫系统并有助于降低血液中的胆固醇，这些植物营养素也被证实可以降低心脏疾病和某些类型癌症的风险。所有的蘑菇都是低热量的，且不含任何脂肪，这使得它们可以成为任何一个减肥饮食方案的主力军。它们还是优秀的调味食物，可用于搭配其他各种类型的食物。蘑菇不仅对身体有好处，还非常有益实现节食减肥方案的效果。

洋葱和咖喱 在约翰霍普金斯大学医学院的一项最新研究中，人们发现，在洋葱和咖喱中发现的化学物质可能有助于预防结肠癌。在洋葱中发现的抗氧化成分被称为槲皮素，而在咖喱中发现的抗氧化成分被称为姜黄素。研究认为，这两种强大的抗氧化成分能有效地降低那些患有遗传型癌前结肠息肉患者的结肠息肉形成的风险。对那些大量摄入洋葱和咖喱或大量补充前述两种抗氧化成分的患者的研究表明，他们结肠息肉的平均数量下降了60%，且结肠息肉的平均大小下降了50%。

葡萄柚 含有大量的钾、维生素C、β-胡萝卜素和抗氧化成分番茄红素。番茄红素已被证实可以降低乳腺癌和前列腺癌的风险。柚子还含有生物类黄酮，这似乎有助于防止心脏疾病。它们还含有植物营养素，其中包括酚醛酸，这能抵抗亚硝胺这种存在于各类烟熏食品中的致癌物质。

葡萄柚可以成为任何一种减肥饮食方案的优质食物选择，因为它们热量低，而纤维含量高。食用葡萄柚时，需要格外注意的是，服用了被称为他汀类药物来降胆固醇的病人需要在服药的过程中，小心谨慎控制柚子汁的摄入。柚子汁会减缓这些药物在血液中的自然分解，这会导致病人需要服用比预期更大的剂量来保持这些药物在血液中相对较长的活跃期。如果你正在服用他汀类药物，就需要咨询医生关于是否能食用葡萄柚的意见并遵医嘱进行。

橙子 能保护你的心脏并对抗癌症。最近的一项研究表明，除了提供维生素C、叶酸和大量的黄酮类化合物之外，橙子还能提升高密度脂蛋白（HDL）胆固醇的活跃度。橙子含有的化合物已被证实能降低冠心病突发的风险，每天吃1~2个橙子将有助于预防动脉粥样硬化。研究人员发现柑橘类水果，特别是橙子，在动物实验和试管实验中都表现出了极强的抗癌活性。这些研究人员发现，在喂食橙子几个月之后，相较于只喂食清水的动物，喂食橙子的动物出现早期结肠癌的几率降低了25%。橙子中含有的化合物，如柠檬苦素等，似乎能改变结肠内壁的特性，从而抑制癌细胞的生长。这些研究人员推测，橙子，而非橙汁，也可以帮助抑制乳腺癌、前列腺癌和肺癌等癌症。

苹果 "一天一苹果，医生远离我"，这句古老的谚语中包含的真理可能比我们能真正意识到的更多。如果能每天吃一个带皮的苹果，它就可以帮助预防许多健康相关的问题。苹果中含有叫作槲皮素这种具有多种有益特性的抗氧化成分。首先，作为一种抗组胺剂，这种化合物可能有助于缓解哮喘和其他过敏相关的问题的症状。槲皮素还具有抗发炎的特性，可以减少关节炎和其他炎症问题带来的疼痛。这种独特的抗氧化成分也被证明可以防止脑细胞受到循环过程的损害，从而防止中风和减少与年龄有关的神经性疾病的发病率，如阿尔茨海默病（老年痴呆症）的发病率。最后，这种在苹果中发现的营养素已经被证明可以降低血液中的胆固醇，并有助于保持肺部的健康，还可以减少某些类型的癌症，包括乳腺癌和前列腺癌的发病率。

由于含有较多的水分和果胶纤维，苹果也可以通过提供大量膳食纤维来抑制大脑中的食欲控制机制，从而帮助你实现体重减轻的目的。苹果也有助于对抗身体肌肉中的炎症，肌肉会导致CRP酶（C-反应蛋白）的增加，这种酶可能导致心脏病发作以及某些类型的关节炎。苹果含有的这两种类型的纤维有助于防止胆固醇在动脉中的形成和沉积，并防止血液中血凝块的形成。一些研究证明，吃苹果能降低血液中的有害低密度脂蛋白胆固醇含量，这种有害胆固醇可引发致命的心脏发作和中风。这种高纤维含量也有助于防止血液快速地吸收葡萄糖，从而能够限制胰岛素水平的峰值，这一因素已被认定为有益于降低肥胖症出现和糖尿病的风险。

苹果还能促进身体中乙酰胆碱的分泌，这有益于保持精神的敏锐和良好记忆的效果。苹果还含有另一种被称为芹菜素的抗氧化成分，这能有效地降低哮喘患者的发病频率。

蓝莓 可以逆转衰老的过程。最新研究表明，摄入大量富含抗氧化成分食物的女性比那些进行正常饮食的女性呈现出更少与年龄相关的疾病症状。该研究表明，在所有的水果和蔬菜中，蓝莓的抗衰老效果最为明显，它能逆转年龄渐长造成的影响。例如，内分泌的失衡和不协调等。蓝莓提取物对逆转老化和衰退的效果最好。蓝莓中的抗氧化成分有助于在将氧气转化成能量的过程中抵消自由基副产物造成的不良影响，因为如果自由基副产物不被中和，它们就可能会引起氧化应激，从而导致细胞损伤。草莓和菠菜的萃取物可以帮助防止出现年龄衰退引发的缺陷。然而，摄入蓝莓的患者取得了的效果最佳。蓝莓中含有的植物营养素，尤其是黄酮和 β – 胡萝卜素，都具有抗炎作用，甚至还可能帮助预防阿尔茨海默病（老年痴呆症）。因此，因为其高纤维、植物营养素和抗氧化成分极高，蓝莓也成为了我们在食用水果和蔬菜方面的又一优质选择。

水果和蔬菜中一般含有多种有益健康的抗氧化成分和植物营养素，能防止许多心血管疾病和年龄衰老带来的退行性疾病，包括一些类型的癌症。新的研究还表明，水果还可以防止或减少子宫平滑肌瘤这种最常见的子宫肿瘤的发病率。这些肿瘤通常与贫血、骨盆疼痛等症状有关，而且在某些情况下会引发生育方面的问题。研究表明，雌激素水平高的女性更容易患上子宫肌瘤，而通常这个人群的肉类摄入量也很大。最近的一项研究表明，减少或消除饮食中的肉类摄入并增加绿色蔬菜的摄入对预防子宫肌瘤病症有显著作用。蔬菜和水果中含有的异黄酮类化合物，可以抵消雌激素对身体的影响。此外，通过移除膳食中的肉类，可以降低体内雌激素的水平。减少肉类摄入，增加纤维摄入能让身体不容易出现雌激素相关的子宫纤维瘤。

蔬菜和水果也有助于预防乳腺癌和子宫癌，限制红肉摄入，并食用大量绿色蔬菜的女性患乳腺癌和子宫癌的风险会显著降低。大量地摄入牛肉、火腿、猪肉等红色肉类会刺激雌激素水平的升高，从而引发乳腺癌和子宫癌的形成。每天摄入4~5份含有植物营养素，特别是富含异黄酮类化合物的水果和蔬菜，可能部分地抵消雌激素对子宫和乳腺的有害作用。

十字花科蔬菜　还能降低膀胱癌的风险。对膀胱癌的近期研究结果表明，为了降低膀胱癌的风险，就必须大量摄入液体，不能吸烟，还要多摄入十字花科蔬菜。大量的摄入十字花科的蔬菜，特别是西兰花和卷心菜，能显著降低患膀胱癌的风险。能在于西兰花和卷心菜中找到的一种和多种植物化学物质能解释这一研究结果，因为这些植物化学物质能特别有效地降低膀胱癌的风险。这项研究还表明，仅仅大量摄入水果，黄色的蔬菜和绿叶蔬菜都无法显著降低患膀胱癌的风险。本研究与十字花科蔬菜的大量摄取（花椰菜和卷心菜）之间的关系体现在后者能实现最佳的降低患膀胱癌的风险的效果。

坚果　具有较低的血糖指数，且不容易被消化。它们也是优质的蛋白质来源，含有多种人体所需的营养物质，如纤维、铜、镁、叶酸、维生素D、维生素E和钾。坚果，尤其是核桃和杏仁，含有有益心脏健康的不饱和脂肪。这些有益脂肪可以降低血胆固醇，预防心脏疾病并降低高血压的发病率。

坚果实际上有助于保持血管的自然弹性，这有助于降低血压。坚果，尤其是核桃，富含一种被称为L-银色素的氨基酸，并含有α-亚麻酸这种来自植物的ω-3脂肪酸。这两种化合物有助于扩张动脉，并具备为心脏提供额外保护的特性，同时还能帮助预防某些类型的癌症。

坚果也是一个优质的蛋白质来源。蛋白质是一种天然的食欲抑制剂，因其消化速度较慢且不易被血液吸收。坚果中的蛋白质中所蕴含的能量大多会被身体直接燃烧并转化为身体的代谢功能所需的能量，大多数存在于坚果中的膳食蛋白质的热量几乎不会被转换成脂肪并储存到人体中，因此坚果是费城健步瘦身饮食法的又一优质食物来源。

已有研究表明，经常性的食用核桃（每周4~5份）能有效地降低冠状动脉心脏疾病风险达大约50%。坚果也已被认定为能有效地降低体内5%~10%的胆固醇总量和15%~20%低密度脂蛋白（LDL）胆固醇的含量。发表在《营养学杂志》的一项研究表明，在所有可食用的植物中，核桃的抗氧化成分的含量最高。来自西班牙巴塞罗那医院诊所的埃米利奥·罗斯博士说："史上第一次有一种完整的食物，而非其所包含的物质，显示出了对血管和身体健康有益的作用。"他还进一步指出："核桃与所有其他的坚果都不同，主要是因为它富含 α-亚麻酸（ALA）这种植物性 ω-3 脂肪酸，而这种酸具备为心脏提供额外保护作用的特性。"核桃还包含的其他有益成分，包括：L-精氨酸，它可以通过扩张动脉来保护心血管。核桃还含有纤维、叶酸、γ-生育酚和其他抗氧化成分，这也有助于防止动脉粥样硬化（血管硬化）。

五谷杂粮　《美国临床营养学期刊》最近发表的一项研究指出，每天摄入三到四份全谷物的女性，出现心脏疾病的几率比那些只吃精制面粉，如白面粉的女性要低三分之一或一半。在商店购买任何商业制作的食品时，检查一下它们的成分并确定它们是全麦制成的食品十分重要。检查零食（例如，饼干、薄脆饼干、薯条）等商购食品的成分尤为重要，因为许多类似食品不仅含有精制面粉，还含有部分氢化油（反式脂肪），反式脂肪提高我们体内胆固醇含量的速度比任何其他类型的饱和脂肪更快。

最近的研究随后表明，不仅含有五谷杂粮，还含有水果和蔬菜的高纤维饮食的确能行之有效地帮助我们预防结肠癌。从饮食中大量摄入红肉的女性罹患大肠癌的几率较高，同一个研究还表示，膳食中红肉摄入量低，水果和蔬菜以及五谷杂粮摄入量较高的女性患有结肠癌的风险显著降低。在饮食中植物性食品摄入量高，红肉和动物脂肪摄入量低的国家里，人们患有心脏疾病和结肠癌的比率较低。

燕麦　富含不可溶性纤维，这使得它能成为费城健步瘦身饮食法的一个优质食物选择。不可溶性纤维素有助于关闭你的食欲控制机制，因为燕麦片在肠道中被吸收的速度较为缓慢。燕麦的可溶性纤维含量也较高，这有助于提高有益高密度脂蛋白（HDL）胆固醇含量，会有助于清除血液中有害低密度脂蛋白（LDL）胆固醇的含量。燕麦和其他高纤维麦片还富含矿物质镁，有助于调节你的胰岛素水平，降低患上糖尿病和肥胖的风险。

美国心脏协会强力推荐将燕麦作为每天的早餐，不仅能给一天一个美好的开始，还能降低患上各种心脏疾病的风险。每天食用燕麦片和其他全谷物型麦片的人，比那些完全不食用燕麦的人出现肥胖症和糖尿病的风险要低1/2。高纤维的谷类食品有助于在上午时段调节人体胰岛素的分泌，这有助于控制食欲，并降低增加多余体重的风险。麦麸麦片也富含镁这种能有效降低患糖尿病风险的矿物质，镁还有助于稳定血糖，并防止胰腺分泌过剩的胰岛素。富含纤维的燕麦片营养丰富，味道极佳，而且被消化和吸收的耗时较长，燕麦片也已经被证明能有效减少对高精制糖产品和高脂肪的食物的渴望。

富含纤维和抗氧化成分的食物排行榜

水果	蔬菜	其他食物
苹果	西兰花	大蒜
杏子	白菜	生姜
蓝莓	卷心菜	坚果
黑莓	胡萝卜	橄榄油
哈密瓜	花椰菜	大豆
樱桃	绿叶蔬菜（其他）	茶叶
蔓越莓	羽衣甘蓝	五谷杂粮
芒果干	菠菜	
芒果	小菠菜	
橙子	西葫芦	
西梅	红薯	
紫色葡萄	西红柿	
葡萄干		
山莓		
草莓		

地中海饮食

研究表明，地中海饮食强调五谷杂粮、绿叶蔬菜、水果、鱼类和橄榄油的摄入，这比以高脂肪和精加工食品的摄入为主的典型美国饮食更健康。在这些饮食习惯盛行了几千年的地中海国家中，心脏疾病和癌症的患病风险得到了显著降低，地中海饮食已被认为有助于预防心脏疾病和帮助控制血液中的胆固醇和血糖水平。在地中海饮食中，人们每天至少摄入25~30克纤维。除了纤维，这种饮食中还含有丰富的从鱼油中提取的ω-3脂肪酸和来源于植物的α-亚油酸，这两种物质都有助于降低心脏疾病的发病率。地中海饮食远远优于我们的西式饮食，并用实际数据证明了为何纤维在他们的饮食结构中占据了如此显著的重要地位。

地中海饮食富含橄榄油这种有益心脏健康的单不饱和脂肪，有助于提高身体中有益的高密度脂蛋白（HDL）胆固醇的含量，降低有害低密度脂蛋白（LDL）胆固醇的含量，这将通过减少胆固醇在动脉中的沉积来降低心脏病发作和中风的风险。几乎所有地中海人的食物里都有橄榄油（意大利面食、面包、沙拉、蔬菜、鱼），将橄榄油运用到了糕点的制作里。他们还在自己的沙拉和主食中大量加入橄榄油，这些人摄入的饱和脂肪的量远远低于大多数国家的人们的摄入量，包括美国。

而且，除了合理的饮食结构之外，地中海人还有另外一个保持身体健康并免受许多衰老性疾病的困扰的秘诀——这就是健步走。除了吃得健康之外，地中海人几乎随时随地都在步行，他们步行去上班，步行去访友，步行去逛街购物或仅仅是无忧无虑地散散步。除非绝对必要，他们很少开车出行，这个重要的元素也成为费城健步瘦身饮食法的基本运动元素。

根据最新一期的《美国医学会杂志》报道，进行地中海饮食（橄榄油、坚果、种子、谷物、绿叶蔬菜、蔬菜、鱼和水果）并每天健步走30~40分钟的老年人，死亡率比进行脂肪含量高、纤维含量低的典型美式饮食且久坐不动的类似年龄组的老年人要低65%。这些进行了地中海饮食的人的体重显著降低，血液中的胆固醇、甘油三酯、血压、血糖和胰岛素水平也显著降低。他们体内有益的高密度脂蛋白（HDL）胆固醇显著增加，且有害低密度脂蛋白（LDL）胆固醇显著下降，这都有助于降低心脏疾病和中风的风险。这一特殊研究在长达12年的研究期内，追踪并研究了超过2500名年龄在70~90岁，来自欧洲的11个不同国家的男性和女性。

发表在《美国医学会杂志》上的另一个类似的研究也发现，进行地中海饮食的人出现代谢综合征的风险显著降低。脂肪含量高、纤维含量低的饮食让身体对胰岛素产生抵抗，从而导致过量的脂肪堆积在腹部时，就会出现代谢综合征，这种综合征导致个人患上高血压、冠状动脉心脏疾病、糖尿病、肥胖症及某些癌症和痴呆病症风险的升高。人们发现，地中海饮食实际上能够通过减少胰岛素的异常分泌，并通过减少身体的动脉和其他组织的慢性炎症来改变身体的化学状态。

纤维和C型反应性蛋白

CRP或C型反应性蛋白是一个用于判断身体是否出现炎症的物质，当你患有心脏疾病、高血压、糖尿病或肥胖症时，这种物质就会出现。患有这些医学症状的成年人，如果他们从饮食中摄入的纤维量也较低的话，出现CRP水平飙升的可能性会是那些不具备这些症状的人的两到三倍。有相当多的医学证据表明，膳食纤维能减少身体炎症出现的风险，也能降低血胆固醇水平。

北美基层医疗研究小组的一项研究表明，具有两项或多项医学症状（糖尿病、高血压或肥胖症）的人，在每天摄入20克或更多的膳食纤维后，CRP

水平降低的效果比那些每天仅摄入8克或更少膳食纤维的人更为显著。实际上，具有上述医学症状且每日膳食纤维摄入量不足8克的人，CRP的水平是那些摄入量大于20克的人群的4倍。

美国心脏协会和美国糖尿病协会都建议成年人每天应该至少摄入30~35克膳食纤维。除了能带来多重健康好处（降低血压、降低心脏疾病的风险、降低胆固醇水平、改善胃肠道功能、控制体重等）之外，纤维现在还具有一项独一无二的功能，即降低C反应性蛋白这种非常危险的成分在血液中的水平。CRP也可能切实地诱发其他衰老相关的退行性疾病，包括关节炎和癌症等。

纤维：降低中风&心脏病发作的风险

在美国心脏协会的年度科学会议上，人们发现摄入更多水果和蔬菜的人患心血管疾病的几率降低了。每天摄入一份蔬菜和水果，就能改善心脏、脑部、血压和动脉的功能并将其效率提高达6.2%，但这种提高的出现有赖于一定剂量的摄入。本次会议还展示了八项涉及了超过25.7万参与者的独立研究，这些研究结果表明，那些每天摄入超过5份水果和蔬菜的受调查人群的中风风险降低了26%。

蔬菜和水果中含有的营养物质，如膳食纤维和抗氧化成分等，都能帮助降低心脏疾病风险，但很少有研究探讨它们与中风风险的关系。这项研究曾发表在《美国医学协会杂志》上，报告描述了水果和蔬菜摄入量与缺血性中风之间的关系。该报告调查了登记参与护士健康研究的7.5万女性和登记参加了健康专业随访研究的3.8万男性，这项特殊研究的每一个参与者都没有心血管疾病、中风、癌症、糖尿病或高胆固醇病史。其中，针对女性的研究持续了14年，针对男性的研究持续了8年。日常水果和蔬菜的摄入量每增加一份，女性受研究者的缺血性中风的风险就会降低7%，而男性受研究者会降低4%。

这也可以理解为，每日摄入5份水果和蔬菜的女性的中风风险会降低35%。这项研究还表明，当每日的水果和蔬菜的摄入量大于5~6份时，中风风险不会出现进一步降低的现象。每日食用各类蔬菜和水果，如十字花科蔬菜（如西兰花和卷心菜）、绿叶蔬菜、柑橘类水果和富含维生素C的水果和蔬菜等能实现最大的中风风险降幅。一个仅依靠特定的富含水果和蔬菜的高纤维节食方案来说，能取得这样的成就，令人印象相当的深刻。

最近发布在《美国流行病学杂志》的一项研究表明，进行高纤维饮食的女性显著降低了患上冠状动脉心脏疾病和由于各种其他原因致死的风险。本研究对参与苏格兰心脏研究的年龄在40~59岁的约1.2万名女性和男性的饮食资料进行了回顾性研究，那些纤维摄入量最高的人能够最大程度降低由各种原因造成的死亡率，包括冠状动脉心脏疾病。公共卫生部门目前正在致力于督促公众增加营养和纤维的摄入量以保证能每天摄入至少5份的水果和蔬菜，这些结果表明，这一举措应该有益于防止各种原因导致的死亡。这项研究还表明，大量的摄入纤维和抗氧化成分有助于显著降低冠状动脉心脏疾病的风险和各种原因导致的死亡率。

十招帮你轻松添加大量膳食中的纤维

1. 每天喝6~8杯水。纤维可以吸收多倍于自身重量的水，在形成大体积纤维性物质后随即让你产生饱腹感。高纤维饮食要求你摄入大量的水，这能让摄入的纤维吸收很多水分，并在肠道内形成大体积纤维性物质，这会让你在有机会吃过多食物之前就产生饱腹感。

2. 多吃高纤维的全麦谷物早餐，最好确保每份早餐的膳食纤维含量不低于5克。如有必要，可以在纤维谷物中加入1/2汤匙未经处理的麸皮或小麦胚芽作为辅食，每标准茶匙的补充辅食含有2克膳食纤维。两者都可以掺在谷物或其他食物上，也可以与橙汁或番茄汁混合以增加味道。要小心所谓的"健康燕麦麦片"，因为其中不少产品的饱和脂肪含量很高而纤维含量少。但是，确实有一些燕麦谷物是低脂肪和高纤维的产品，要记得检查产品的成分标签。

3. "全麦"这个标签应该是所有面包食品包装上列出的第一个成分，否则它很可能不是真正全麦产品，无论该面包产品进行了何种其他标识。用全麦面包（石磨面包或全麦粉面包），或富含纤维的面包来代替精加工的白面包，全谷物和纤维丰富的面包的纤维含量是白面包的两倍多。

4. 使用全麦面粉或豆粉代替精白面粉。在饮食中用全麦面食代替普通面食，选择麸皮和全麦谷物、棕色的长粒大米和全麦面条。

5. 多吃带皮的新鲜水果，而不是喝果汁，因为其中的纤维含量很少或几乎没有，增加水果（苹果、桔子、梨、香蕉、草莓、蓝莓、李子、去核西梅、桃和樱桃）的摄入量。

6. 多吃蔬菜、豆类和沙拉（当然最好不加沙拉酱，除非你用的仅仅是一点橄榄油和醋），包括胡萝卜、芹菜、白菜、豌豆、花椰菜、球芽甘蓝、扁豆、带皮土豆、干豆类和烤豆（不加糖或火腿）。可添加其他田园蔬菜，如四季豆、莴苣、洋葱、玉米、豌豆、番茄、菠菜等。

7. 添加米麸、小麦胚芽、坚果、种子、豆类或粗燕麦粉，汤（不加奶油）、酸奶或砂锅菜里。未加工的麸皮和小麦胚芽作为干燥的糠或小麦粉，这是方便食用的高膳食纤维。

8. 休闲食品应包括干果，如杏干、坚果、种子、谷物麸皮、小吃棒（高纤维、低脂肪）、年糕、爆米花、芹菜和胡萝卜条等。

9. 爆米花是一种高纤维、低脂肪、低热量的好零食。选择不含脂肪或低脂肪的种类，不加盐、油和黄油的爆米花可能是可供选择的最好减肥零食之一。它热量和胆固醇含量低，但纤维含量高。因此，它能让你快速吃饱的同时还能提供每1/2杯2克的纤维。一杯爆米花只含有25卡路里的热量，电动热风爆米花是到目前为止制作爆米花的最有效方式。由于它不添加油，所以没有添加脂肪，因此也无须清理。热风爆米花能在一个相对较短的时间内生产大量的爆米花，这样一个电器可以成为一个低胆固醇、高纤维的瘦身饮食健步走减肥方案的一个必备品。大多数用微波炉制作的爆米花含有大量的脂肪，然而，一些最新推出的产品可被归类为低脂肪的品种。在购买之前，一定要检查标签。

10. 循序渐进地开始添加饮食中的纤维含量，以避免抽筋、腹胀或放屁等现象。以4~6周为期限，逐步添加少量富含纤维的食物。如果你发现某种特定的高纤维食物会引起绞痛或腹胀，应该停止食用并尝试另一种类型的高纤维食物。持续地增加自己的每日纤维摄入量，直到你达到对身体健康和减轻体重都有益的40克纤维摄入量为止。请记住，在你逐步增加纤维的摄入量的过程中要摄入更多的液体，这一点至关重要。你应该每天喝6~8杯水，纤维可以吸收多倍于自己的体重的水分，这能提供大量的大体积纤维性物质，能让你产生饱腹感并因此减少每天摄入的卡路里总量，由纤维和水形成的大量纤维性物质也有助于保持你的肠道健康。

最流行膳食指南

美国心脏协会和美国心脏病学院根据2013年进行的大规模研究，对健康饮食的变化提出了新的指导方针和建议，以减少心血管疾病的发病危险。

1. 这些指南建议的饮食结构强调了水果、蔬菜、全谷类、豆类、鱼、白肉家禽、坚果和植物油（如橄榄油）等食物的摄入，他们还建议为限制饱和脂肪和反式脂肪，要限制肉类，尤其是红肉和精加工肉类、糖和钠的摄入。

2. 每天摄入三份或更多的水果和蔬菜减少了冠状动脉疾病、高血压、中风和年龄衰退带来的退化性疾病，包括某些形式的癌症的风险。

3. 本研究确定，红肉和精加工肉类的摄入与心血管疾病和癌症的高死亡率之间呈正相关性。平均5.6盎司的红肉日常摄入量作为单一因素，能直接让各种原因导致的死亡风险提高14%，每天平均摄入5.6盎司或更多的精加工肉类的人所面临的各种原因导致的死亡率的风险要高44%，这些研究得出的结论是肉类的摄入量与长寿相关。

4. 坚果摄入量的增加与各种原因导致的死亡率的逐步下降有关。与那些完全不吃坚果的人相比，每周大约摄入坚果频次少于一次的人面临死亡率的整体风险降低了7%。坚持每周吃一次坚果的人风险会降低11%，每周吃2~4次坚果的人风险会降低13%，每周吃坚果5~6次的人风险会降低15%，而那些每周吃7次或更多坚果的人面临的各种原因导致的死亡风险会降低20%。

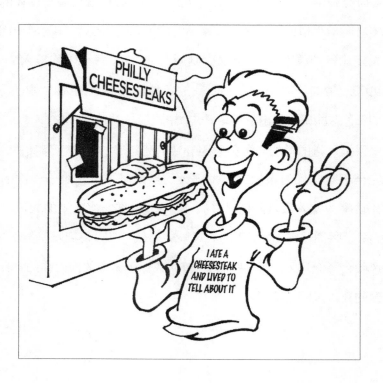

PHILLY'S FIT-STEP WALKING DIET

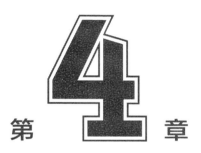

第 4 章

减肥燃脂：零负担享用奶酪和牛排

EAT A PHILLY CHEESESTEAK

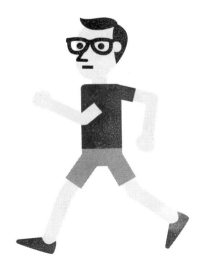

美国最胖的城市

费城是"美国最胖的城市"之一。费城天生就是一个容易让人发胖的城市，因为费城以奶酪牛排、何奇三明治或潜艇型大三明治、猪肉饼、猪肉香肠、火腿、碎猪肉三明治、热狗、鸡翅、啤酒和薯片而闻名。如果费城的好市民们能开始进行健步走这样简单的锻炼计划，他们就能够降低体重，塑造体型，外形看起来更完美且自我的感觉也会更良好，最重要的是，他们一定会活得更长寿。来自费城和美国其他"肥胖城市"的人必须意识到，除了需要一个健康的饮食，一项健步走运动方案更能带来诸多有益健康、健身和长寿的好处，并能够抵消不良饮食习惯带来的危害。

与美国许多其他城市一样，费城的全民减肥运动才刚刚兴起。许多新开的餐馆和市场刚开始致力于提供健康、营养的食品，例如，位于费城中心城市的瑞汀车站市场，和位于费城南部的意大利市场，都提供包括新鲜水果和蔬菜、鱼、低脂肪的肉类等在内的一系列健康的食品，这些市场也提供了大量不含化学品、杀虫剂和激素的食品。此外，费城的大街小巷都分布着很多专门提供各式各样的健康食品的食品商店和市场。

　　一旦"友爱之城"的人们能真正地意识到限制奶酪牛排和其他高脂肪食品的摄入量和培养健步走锻炼习惯的必要性，费城就可以摘掉其"肥胖城市"的帽子，现在费城的饮食和锻炼革命正处于起始阶段。费城是一个非常适合进行有氧健步走运动的美丽城市，费城的街道最初是由威廉·佩恩设计的，他将费城所有的街道都设计成了交错的网格状，这让费城所有的商业和住宅街道都能通过步行道连接起来。

吃了奶酪和牛排，不再有负担

　　一个费城奶酪牛排里面含有的饱和脂肪比大多数人两到三天摄入食物的总量还多。但你也无须害怕，因为我将会告诉你怎么才能放心吃一块费城奶酪牛排，而且不让自己的胆固醇水平翻倍，还能够生龙活虎地"活下来"。

- 首先，将三明治中夹的肉移除一半，因为即使剩下的肉分量也足够大。
- 其次，舀出所有卷饼的内馅，把刚才挖出来的肉塞回卷饼中。
- 使用波萝伏洛干酪来代替奶酪奇士的奶酪。
- 少放炒洋葱，不加酱。
- 加上生菜和西红柿。

　　现在开始享受你的美味牛排吧！你吃的这个美味的费城奶酪牛排富含的热量和饱和脂肪量大约分别为一个普通费城奶酪牛排的三分之一。一个普通的费城奶酪牛排实际上包含了大约1600卡路里的热量，约38克的饱和脂肪，这些分量十分恐怖！

膳食脂肪真的会让你发胖

　　你很难想象自己每天会摄入多少脂肪热量，所以能找出饮食中的脂肪成分并移除是十分重要的。大家都知道，肉类、香肠、熏肉、午餐肉、鸡蛋、黄油、冰淇淋、牛奶和奶酪中含有脂肪，但并非所有人都能意识到甜甜圈、蛋糕、馅饼、松饼、人造黄油、蛋黄酱、鸡肉和金枪鱼沙拉、咖啡奶精、酸奶、奶油奶酪和干酪中也含有大量的脂肪。此外，重要的是要记住，我们摄入的每克脂肪含有9卡路里的热量，与之相比的是，摄入的每克蛋白质或碳水化合物中仅含4卡路里的热量。这意味着，你摄入的脂肪热量越多，你的身体就会储存更多的脂肪，从而导致体重增加。膳食脂肪的唯一功能就是塞满你的脂肪细胞，因为几乎不会有任何膳食脂肪热量被转化成消化所需的能量（每1000克中大约只有5克会被用于消化），因此也几乎不会被燃烧。换句话说，脂肪不仅是不健康的，实际上还会让你发胖。

由于每个人身体新陈代谢基因不尽相同，每个人的身体都有一套自成一体的固有代谢脂肪和碳水化合物的比例。当你开始限制自己的脂肪卡路里摄入量，你身体的新陈代谢系统会自动控制你实际上能摄入的精制碳水化合物的总热量。通过限制脂肪卡路里的总摄入量，你对饮食中精制碳水化合物的欲望就会降低。减少脂肪摄入量和降低对精制碳水化合物的渴望二者的结合，让你几乎不可能增加任何多余的体重。所以，当你减少脂肪摄入，你发胖的几率就会降低。听起来似乎挺简单？减肥本质上就是这么简单！这就是费城健步瘦身饮食法进行有效减肥的方法之一。

任何成功的节食方案最重要的部分就是开始执行方案。一旦你真正下定了开始节食的决心，你就成功了一半。费城健步节食方案的核心原则是，你每天摄入的脂肪总量不得超过40克，每天摄入的纤维总量不得低于40克，这种节食方案极易遵循且能快速产生减肥效果。当这种节食方案与健步走运动，即每天40分钟健步走（或拆分成两个单次时长为20分钟的小节），每周坚持6天；结合在健步走过程中进行的手持重物力量训练，每周2~3次这一运动方案相结合时，你就拥有了一个双重引爆卡路里燃烧的完美训练方案。首先，有氧的健步走运动能切实地燃烧卡路里。其次，通过将肌肉组织锻炼的力量训练结合到健步走中，你会燃烧额外的卡路里，费城健步瘦身饮食法是实现永久性减肥和保持身体健康的完美运动方案。

膳食脂肪过剩会引发心脏疾病

当你摄入了过量的饱和脂肪，积聚起来的脂肪肯定要囤积在身体的某个部位，观察你的身体外观就可以看到体内脂肪的走向。现在，我们来看看脂肪在身体内部到底去了哪里。脂肪会覆盖你的肝脏和其他内脏器官，脂肪会压缩心脏，导致输送到其他身体器官、组织和细胞的血液量降低。除此之外，对那些超重的人，甚至是那些轻度肥胖的人来说，脂肪都会造成背部和腿部的额外负担（负重关节），这会诱发或恶化关节问题。肥胖的人会更容易面临手术后并发症，伤口愈合不佳，或愈合速度不快等问题。而且，无法接受麻醉的超重和体重正常的人，通常都会存在呼吸问题。一项研究显示，肥胖已经被单独列为引发心脏疾病的一项重要危险因素。这有什么新奇的？几乎每个人都知道超重会引发心脏疾病。话虽如此，在这个研究结果公布之前，肥胖只是被认定为心脏疾病的诱发因素之一，因为肥胖会导致高血压和高胆固醇。现在，它被当成了一个独立的因素进行了评估，评估结果将其鉴定为诱发心脏疾病的单一因素之一，这项持续了26年的研究涉及了5000名女性和男性参与者，在25岁后发胖的人患上心脏疾病的风险更为显著。在这项研究中，关于冠状动脉心脏疾病的诱因预测显示，肥胖因素在男性和女性的诱因排行榜上分别位列第三和第四。在预测心脏疾病诱因时，只有高血压、高胆固醇和年龄分别排名于肥胖因素之前，而吸烟的排名也非常接近排在第四的肥胖因素。经过广泛的调研，这项研究得出了一个重要结论：适当的减肥能降低罹患心脏疾病的风险。

美国心脏协会表示，超过41万的美国人患有一种或多种形式的心脏或血管疾病。在2010年，有68.5万人死于心脏病发作；同年所有造成死亡的事件，有60％的死亡由心血管疾病造成。据心脏协会估计，今年会有多达100万的美国人出现心脏病发作，其中超过三分之一的人会死去。中风被列为第二大心血管疾病类致死因素，它在2010年夺取了21万人的生命。心脏协会估计，大约有210万美国人是中风幸存者，四分之一的美国成年人或35万的美国人患有高血压。最近有人发现，红肉中除了含有过量的饱和脂肪之外，还含有一种叫左旋肉碱分子的物质。当这种物质在肠道内被细菌消化时，实际上会加快心脏、脑及周围血管硬化的过程，这又是一个让你远离红肉的好理由。

脂肪的种类

第一大类：饱和脂肪

饱和脂肪存在于所有动物源性食物中：肉、鱼、家禽、鸡蛋、黄油、牛奶、奶油和奶酪，在某些蔬菜类食物中也能发现饱和脂肪的身影。饱和脂肪在室温下通常以固体或半固体形态存在，包括由液体脂肪转化成固体的起酥油或餐用酱料，这一转化过程通称为氢化作用。这个过程让饱和脂肪产品更适合餐用，并防止变质。但是，此过程将多不饱和脂肪变成了饱和脂肪。存在于植物界的其他饱和脂肪包括：可可脂、棕榈油和椰子油。大多数人都没能意识到自己实际上摄入了大量的棕榈油和椰子油，因为这两种油类在商业上被广泛用在各种加工食品，烘烤食品和深脂肪油炸产品的制作中。

饱和脂肪是危险的，因为它们可以增加血液中的胆固醇含量。这些饱和脂肪对血液中胆固醇水平的提高作用可媲美甚至高于实际摄入的膳食胆固醇产品的作用。这些脂肪还会干扰脑功能，并通过干扰大脑的循环而对脑细胞造成实质性的损害。这可能会导致记忆丧失，注意力难以集中，思维混乱，甚至可能加速诱发阿尔茨海默病（老年痴呆症），这些脂肪还会提高你的有害低密度脂蛋白胆固醇的含量并降低高密度脂蛋白胆固醇的含量。

第二大类：不饱和脂肪

1. 单元不饱和脂肪（中性脂肪）实际上可能有助于增加高密度脂蛋白（HDL）胆固醇含量，因此被认为是有益于保护心血管的健康。这些油脂中含有的 ω-3脂肪酸具有十分重要的作用，它能降低心脏疾病、衰老退行性疾病和某些类型癌症的风险。这些脂肪通常在室温下为以液体形式存在，经冷藏后会硬化或凝聚。它们含有橄榄油、菜籽油、花生油、大多数坚果和植物种子、橄榄、鳄梨和一些全谷物产品中含有的主要脂肪。你应该用单不饱和油进行烹饪，如橄榄油、菜籽油、或花生油。你应该多吃单不饱和的食物，如大豆、植物种子、坚果、橄榄、鳄梨等，这是所有脂肪中最好的一种且被认为有益于心脏保护。

2. 多元不饱和脂肪（必需脂肪酸）只来源于植物性食物且总是以液态油类形式存在。红花籽油在所有油类中不饱和脂肪的含量最高，向日葵油位列第二，接下来分别是玉米油、芝麻油、大豆油、棉籽油、核桃油和亚麻籽油。多不饱和脂肪酸的限量摄入可能有助于帮助人体消除新制造的过量胆固醇来降低有害的低密度脂蛋白（LDL）胆固醇含量。重要的是，你需要用单不饱和脂肪和多不饱和脂肪来取代饱和脂肪，以最大限度地发挥二者降低胆固醇的作用。有趣的是，人体能自行生产饱和脂肪和大多数的单元不饱和脂肪，但多元不饱和脂肪必须经由饮食而获取，它们也因此被称为 ω-6必需脂肪酸。如过量摄取，这些脂肪酸也可能成为有害脂肪，因为它们可能会导致脑组织的慢性炎症，这可能导致脑损伤、中风和类似阿尔茨海默病的脑部退化疾病。因此，多元不饱和脂肪的每日摄入总量应控制在1/2茶匙内。只有在这个摄入量范围内，这些脂肪才会被认定为适量好脂肪。

3. 反式脂肪是氢原子被加入含单元或多元不饱和脂肪的油类后所形成的脂肪，这一加氢过程让液体油进行了固化过程。一旦这些油变成氢化（固体）或部分氢化（半固态）的油脂，它们就成为了非常有害的脂肪，反式脂肪应用于食品供应的初衷是为了回应消费者对于动物脂肪对健康影响的担忧。不幸的是，我发现这些反式脂肪实际上比饱和动物脂肪更危险，它们可以提高你的有害低密度脂蛋白（LDL）胆固醇含量和降低你有益的高密度脂蛋白（HDL）胆固醇的含量，从而导致心脏疾病的风险增高。自2010年起，所有食品都必须标注其反式脂肪含量，因此反式脂肪的消耗和在食品中的运用量大大下降。

已经被公布于众的事实还有，这些反式脂肪会释放一种被称为肿瘤坏死因子的化学物质，这种物质可能会引发体内炎症，从而增加心脏发作、糖尿病、高血压和癌症的风险。在烹饪油、起酥油、人造黄油、许多加工和烘焙食品、饼干、薄脆饼干、休闲食品，以及非奶类奶精中都能发现反式脂肪的存在。因此在购买食品时，一定要检查食品标签，看其是否含有被标注为氢化或部分氢化油但实际上是反式脂肪的成分。

不要购买那些在成分标签上列出氢化或部分氢化油成分的任何食物，哪怕某些产品将反式脂肪的量标注为0，但如果它们在标签上列出了氢化和部分氢化油的成分，也应避免购买这种产品，因为它们的标签极具误导性。

反式脂肪如何增加你的体重的

1. 通常，在你摄入碳水化合物后，它们会在肠道中被人体吸收并转化成葡萄糖输送到血液中。大部分这些生成的葡萄糖被吸收到人体细胞后被用于产生能量，而一部分的葡萄糖则会以糖原的形式被作为存储的能量储存到肝脏和肌肉中。肝脏和肌肉会储存糖原为人体未来可能出现的能量需求做准备，但是，当脂肪被摄入后，其中一部分脂肪会转变成脂肪酸存在于血液中。脂肪酸可以容易地渗入到整个身体的肌肉和脂肪细胞中去，通常，肌肉细胞中的脂肪酸可以被肌细胞膜转化为葡萄糖从而产生能量，这些脂肪酸有助于肌肉细胞吸收和利用血糖并用于能量生产。

2. 然而，摄入的反式脂肪则会被吸收到肌肉细胞膜中，并对阻碍肌肉细胞从血液中吸收葡萄糖并转化成可用的能量形式的能力造成其他负面影响。一旦这些活跃的肌肉细胞无法吸收和代谢葡萄糖，体内的血糖水平就会飙升，随即会导致血液中的胰岛素水平升到峰值。胰岛素水平的上升会导致体内脂肪细胞中的沉积脂肪量的增加，因为这些脂肪无法进入体内新陈代谢活跃的肌肉细胞中。这些沉积于人体脂肪细胞内的多余脂肪会导致体重的迅速增加并随后导致严重肥胖，尤其当你继续不断地摄入反式脂肪时。

3. 反式脂肪还会阻止人体分泌抑制食欲的激素和情绪放松的激素，如血清素、多巴胺和去甲肾上腺素等，这些有害的脂肪通过造成大脑中细胞炎症来导致这个灾难性的的后果。这种大脑被诱使发炎的过程会刺激食欲和你对食物的渴望，并随即导致你摄入多余的热量。这种有毒的过程也可能引发焦虑和失眠，当人们失眠时，他们会倾向于摄入更多有害的碳水化合物并导致更多过剩的脂肪沉积于体内的脂肪细胞。

4. 反式脂肪也会让你的腹部堆积更多的脂肪，因为它会将存储于全身不同部位的脂肪酸进行重新分配，并将它们都输送到位于腹部的脂肪细胞中。人们认定，造成腹部脂肪堆积的原因是：反式脂肪会导致体内的脂肪细胞产生毒性反应，导致它们将自己的脂肪球颗粒释放到血液中，并通过血液将这些脂肪球颗粒输送到腹部（即腹部网膜，由覆盖于腹部肠道器官之上的脂肪细胞组成的一张膜）。这个网膜位于身体的中部，也直接拦在了这些脂肪球流动的路径上。鉴于腹部网膜是由数量众多的脂肪细胞构成，它就像一个大张的渔网那样捕获所有这些移动中的脂肪细胞并将它们存储成腹部脂肪。

5. 许多的食物和化合物可以有助于消除身体中的反式脂肪，这包括存在于鱼油和亚麻籽中的ω-3脂肪酸。这些健康的脂肪酸有助于产生一种叫作胆囊收缩素的化合物，它有助于降低饥饿感，也有助于抵消脂肪酸对肠道和肝脏的不利影响。另外，柑橘类食物，如橙子、酸橙和柠檬等，含有抗氧化维生素C这种有助于消除摄入的脂肪酸产生的自由基。羽衣甘蓝、花椰菜、卷心菜和花椰菜等被统称为十字花科的蔬菜包含所谓的萝卜硫素和吲哚-3-甲醇化合物的物质，这些物质有助于消除从肠道中吸收的反式脂肪并提高肝脏将这些反式脂肪转换成可通过肠道轻易排除的水溶性成分的能力。几种水果中含有一种被叫作花青素的植物化学物质。含有花青素的水果包括：木瓜、番石榴、猕猴桃和蔓越莓。这些含量丰富、功能强大的植物化学物质可以将反式脂肪从体内清除出去，尤其是将这些水果制成混合果汁由肠道直接吸收的情况下。花青素含量丰富的各类水果制成的混合果汁能与反式脂肪结合，并将它们从肠道中清除。

告别反复反弹的溜溜球式减肥

在追踪研究超过5000人近40年后，弗雷明翰心脏研究机构最近向公众宣布了慢性节食者面临的一项健康危害。研究表明，受调查者的体重每减轻10%，他们罹患心脏疾病的发病率会下降近20％。那么，这有什么问题吗？

如果前述减掉了10%体重的受调查节食者的体重出现了10%的反弹，那么他们罹患心脏疾病的风险会提高近30%。所以，如果你的体重为160磅，在你减掉10%的体重或16磅之后，患心脏疾病的风险就下降20%。如果你的体重出现反弹，减掉的16磅又长了回来，那么心脏疾病发作的风险就会瞬间增加30%。相较与没有经历减肥反弹过程的情况，整体的风险提高了10%，哪怕你的体重还是减肥之前的160磅，你实际上又回到了自己开始的地方。对于你来说，这个减掉—反弹的过程似乎浪费了自己的时间和精力。"多年来，我减掉的总体重已经等于两个或三个大活人的体重了，但我每减掉一点就会反弹回来一点"，这样的老生常谈，你是不是听过无数次？出现溜溜球式的体重增减让持久有效地减肥变得更困难，也会给你带来更大的健康危害。

1. 这个体重下降/体重反弹的周期性反复反而会增加你对脂肪性食物的渴望。耶鲁大学进行的动物研究表明，通过低热量饮食迅速减掉体重的老鼠，面对给出的脂肪、蛋白质和碳水化合物这三种饮食选择时，总是会选择脂肪含量更多的食物。这些老鼠反弹后的体重总是会比减肥前的起始体重高，且体重反弹回来的时间少于减肥所花的时间。

2. 溜溜球式节食者会增加体内瘦瘦组织细胞中的脂肪比例，这主要是由反复出现的增重和减重导致的，通过低碳水化合物、高蛋白质的饮食迅速减掉体重的人会在这个过程中失去大量的肌肉组织。如果他们的体重反弹回来，反弹回来的体重中脂肪会比肌肉多，因为身体增加脂肪的过程会比形成肌肉的过程要容易。

3. 体重反弹后，体内位于大腿、臀部和髋部的脂肪会重新分配到腹部。医学研究明确表明，腰部以上的脂肪堆积，除了会让你的肚子变成难看的大肚腩之外，还会增加心脏疾病和糖尿病的风险。

4. 当通过削减卡路里摄入量来减肥时，基础代谢率（BMR）就会下降，因为它是身体对抗饥饿的防御机制。人体无法自主地区分饥饿和低热量节食之间的差别，因此，在节食的情况下，你的身体会试图通过燃烧更少的卡路里来节约能量。这也是为何在节食一周或两周后，即便你摄入的卡路里数量跟刚刚开始节食时一样，减重也变得更加困难的原因。基础代谢率（BMR）的速度下降情况在节食结束之后仍会延续，这会直接导致体重的快速反弹、体重飙升等经常发生在停止节食的减肥者身上的现象。哪怕只尝试过一次节食，这种代谢率放缓情况也可能出现。但是，体重反复的节食过程不断重复和循环对基础代谢率（BMR）的影响要大得多，这会导致减掉更多体重变得几乎不可能，而体重的反弹或增加变成不可避免的事实。体重反复的溜溜球式减肥者常说："开始这该死的节食之后，我现在的体重比减肥前更重了！"

5. 当你减少卡路里的摄入后，被称为脂蛋白脂酶（LPL）的酶变得更加活跃。这种酶能控制你体内脂肪细胞的脂肪存储量，因此，节食会让你的身体更加高效地储存脂肪，这恰恰与减肥者的期望背道而驰。当你减少卡路里的摄入量时，脂蛋白脂酶（LPL）就开始激活脂肪存储过程，这是身体为了抵御饥饿而采用的另外一个防御机制。请记住，脂蛋白脂酶（LPL）不会知道你在节食，它会认为你实际上是在挨饿。

6. 将已经成功减掉大量体重的女性和男性节食者与一组正常体重的人进行了比较。在减掉体重之后，这些曾经超重的人为了保持减肥后的体重，他们能摄入的卡路里量，甚至与正常体重的女性能摄入的量相比，都显得少得可怜。在这项研究中，减重成功的肥胖人士为了保持自己的体重（125磅），每天仅能摄入2000卡路里的热量。而正常体重的人为了保持相同的体重（125磅），却可以每天摄入2300卡路里的热量，谁说的节食面前人人平等？

7. 具有体重增加和体重减少这一反复循环症状的慢性节食者，呈现出由心脏病发作导致突然死亡的风险增加的倾向。

开始健走运动

我们知道减肥会降低血压和心脏疾病的风险，降低血液中的胆固醇和甘油三酯，提高高密度脂蛋白（HDL）（"有益的"胆固醇）的含量。然而，单靠节食不能实现最佳的体重减轻和体重保持的效果，健步走才是唯一安全有效的减肥和保持理想体重的方法。下列是能证明这一结论的一系列理由：

1. 锻炼，尤其是健步走，是预防减肥/反弹这一循环发生的唯一正确方法。健步走能让你将体重反弹的可能性降至最低，因为通过锻炼减掉的体重更多来自身体的脂肪而非肌肉组织的消耗。而且，健步走能够预防基础代谢率减缓这种溜溜球式反复反弹的节食必然造成的问题。事实上，健步走还能略微加快基础代谢率，有利于以更快的速度燃烧脂肪。健步走还能抑制脂蛋白脂肪酶（LPL）的产生，这反过来又可以降低储存在脂肪细胞中的脂肪量。

2. 健步走还能调节大脑中的食欲控制机制，即食欲平衡中心。你进行越多的健步走，你就越能抑制食欲平衡中枢的饥饿机制。相反的，食欲平衡中枢的闲置会刺激食欲控制机制，从而让你感到饥饿。

3. 健步走，通过提高机体的有氧代谢，能将供应给胃部进行消化的血液重新定向并输送到被锻炼的肌肉中，从而降低你的食欲。

4. 最后，每周六天进行40分钟的健步走或每天进行两次20分钟的健步走能促使身体燃烧脂肪而非碳水化合物，这能使人体的血糖保持在一个相对恒定的正常水平。当大脑的血糖处于正常水平时，我们不会感觉饥饿。但是，剧烈运动和低热量的节食消耗的都是碳水化合物而不是脂肪，这会导致血液中的糖分急剧下降。在进行节食和剧烈运动的过程中，大脑的血糖会下降，为了中和这种低血糖现象，我们就会觉得饥饿。费城健步瘦身饮食方案中的高纤维成分也能控制人体的食欲中枢，让我们对高脂肪热量的疯狂需求降至不可能的程度。

加速燃烧脂肪的新陈代谢

1. 如果你能每三或四个小时就吃一些小食、零食或能够少食多餐，你就能燃烧更多的热量。以少食多餐的方式随时补充一些小食品有助于将体内的胰岛素水平维持在一个较平稳的状态，从而将脂肪沉积的几率降至最低。如果在正餐之间的较长时间内不摄入任何食物，你的胰岛素水平会暴跌，这使得人体更有可能把额外的卡路里和糖分作为脂肪进行储存。这是因为胰岛素水平不正常的激增会导致更多的糖分被当成脂肪储存到你的身体中，而不是正常状态下作为燃料源来产生能量。

2. 不吃或草草地应付早餐且午餐吃的很少的人通常都是为了预留卡路里配额给晚上的大餐，这可能是最糟糕的脂肪燃烧计划，也是多余脂肪最喜欢的沉积方式，因为这样的饮食结构会导致葡萄糖作为能量燃料的利用效率十分低下。葡萄糖被转换成脂肪存储到体内的细胞里。

3. 如果你每隔几个小时就吃点东西，你将更有活力，因为糖分作为燃料会被有效地利用来产生能量。反过来，如果你没有经常性补充能量的习惯，或是不等到饿就不吃东西，那么会很容易觉得疲倦，因为身体的糖分不能有效地被燃烧以生产能量，从而导致能量的产出下降。

（1）你的大脑需要燃料来产生能量，让你能够清晰地思考，集中注意力和提高工作效率。同时，你的身体也需要燃料来帮助你进行更长时间的锻炼，让你的移动速度更快且更有效率。稳定的燃料供应有赖于葡萄糖的稳定供应，因为葡萄糖可以被用来产生大脑和身体功能正常运转所需的能量。

（2）因此，正确的节食公式是：少食多餐+高纤维+精益蛋白质+复合碳水化合物膳食=稳定的胰岛素水平=葡萄糖的稳定供应=能源生产以提高身体和大脑的功能。

4. 在进行健步走运动前（无论是否进行重量练习）来一份小零食（一块水果或少量全谷类麦片或一片全麦面包）来增加你的能量产生是很重要的。运动能让胰岛素和葡萄糖水平保持稳定，以便能将能量生产最大化。运动和小零食的有益结合能提高你的能量水平。

5. 在进行费城健步瘦身饮食法时，额外添加的精益蛋白质（精瘦无脂肉）鸡肉或火鸡的白肉、鱼、无脂肪乳制品（包括乳酪、牛奶、酸奶、大豆和蛋清）、全谷类和麦麸、坚果和植物种子等，都有助于燃烧脂肪热量和提高能量生产。蛋白质可以抑制你的食欲，并形成生产身体需要的所有能量的燃料。蛋白质是由氨基酸构成的，而氨基酸是身体细胞新陈代谢、全身细胞的修复和维护的必备物质。

6. 最近的几项研究已经证实，一个人每天摄入2~3份含钙食物，如牛奶、奶酪、酸奶等，减掉的体重远远多于那些仅仅减少卡路里摄入量且没有摄入很多类似乳制品的人，这是发生在那些摄入含钙食物而不是服用钙补充剂的人身上的事实。大量的服用钙补充剂会导致有害的血小板在人体动脉中的积聚，但如果你在服用钙补充剂的同时能摄入充足的维生素D，这种不利影响似乎能够被抵消。

高钙饮食已被证明能抑制某种特定的钙调节激素的产生，从而实际地减少身体细胞里的钙和脂肪的储存量，这意味着通过减少体内的脂肪储存量，你就能减掉更多的体重。低钙饮食其实已经被证明会增加这种钙调节激素的含量，这会导致钙和脂肪被储存到身体的细胞里，并最终导致体重增加。这种钙调节激素与乳制品中的蛋白质相结合能共同实现脂肪更有效、更迅速的燃烧，这也是为何奶制品能够帮助你减肥的另一个原因。调查研究还表明，低脂乳制品和全脂乳制品在限制脂肪存储和燃烧脂肪卡路里等方面的功能是一样的，所以，脱脂牛奶、酸奶、低脂奶酪都是理想的减肥食物。

较新的研究甚至表明，在高纤维和低脂肪的节食方案中每天加入两到三份低脂乳制品的人，会燃烧更多位于腹部区域（腰围）的脂肪，并能减掉更多腰围的尺寸。腹部脂肪的减少可有助于降低糖尿病、高血压、心脏疾病，以及被称为代谢综合征等症状的风险。对有乳糖不耐症的人来说，无乳糖牛奶和酸奶能提供的效果一样地好。

代谢综合征：身体素质还是肥胖症

2012年的一项研究结果表明，病人的身体素质在代谢综合征以及造成死亡的所有原因中具有与肥胖同等的重要性。造成这一结果的部分原因是一种被称为胰岛素抵抗的综合征，它会导致患者无法有效地处理和利用胰岛素。

心血管和心肺健康水平较低的人以及肌肉强度水平较低的人比那些仅仅具有肥胖问题的病人更容易出现代谢综合征，代谢综合征被定义为一种包含了糖尿病、高血压、肥胖症、高血脂和心血管疾病的症状。过去，肥胖症一直被认为是导致代谢综合征的主要因素，但最近的发现表明，较低的健康水平也会导致这种综合征的出现。心血管健康水平中上的患者与那些具有较低心血管健康水平的患者相比，患上代谢综合征的可能性极大的降低了。在评判一位患者是否会出现代谢综合征时，该患者的身体素质水平高低可能比该患者是否肥胖更重要。一个人肌肉力量的强化可以降低他/她患上代谢综合征的可能性，这可能是因为强化后的肌肉能更有效地处理胰岛素和糖分。

代谢综合征的预警信号

1. 女性腰围尺寸超过36英寸，男性超过42英寸。

2. 血压超过140/90。

3. 女性高密度脂蛋白（HDL）胆固醇低于50，男性低于40。

4. 低密度脂蛋白（LDL）胆固醇超过110，无论是男性或女性。

5. 胆固醇水平超过220。

6. 甘油三酯水平超过180。

轻松甩掉腹部脂肪

我们摄入的精制碳水化合物会被逐渐吸收到血液中，这会导致胰岛素的急剧分泌。血液中过量的胰岛素会导致这些被消化的精制碳水化合物直接进入我们的脂肪细胞，尤其是进入到腹部的脂肪细胞中。因为腹部脂肪细胞是最接近消化道的细胞，且腹部是全身脂肪细胞最集中的地方。一旦过量的胰岛素完成了其降低血糖和将脂肪送入腹部的脂肪细胞的使命，它就会导致低血糖，从而引发新一轮对碳水化合物的渴望——胰岛素和低血糖的结合堪称一个"双输组合"。

随着年龄的增长，我们会更渴望碳水化合物。我们摄入的碳水化合物越多，就会有越多的热量变成脂肪储存在我们的腹部。由于我们的身体中调节消化系统的某些荷尔蒙出现了变化，我们燃烧碳水化合物作为能量来源的能力也变弱，从而使碳水化合物更容易变成脂肪储存在体内，尤其是腹部。这实际上会成为一个恶性循环，因为我们腹部堆积的脂肪越多，我们就越渴望从膳食中摄入更多的碳水化合物。腹部的堆积脂肪会抑制能有助于保持血糖稳定性的脂肪燃烧激素，如瘦素的形成。后果就是，你腹部积聚的脂肪越多，你的体重就越容易上涨。

如果你能够甩掉腹部脂肪，你就能够降低对碳水化合物的渴望，从而能减掉累赘的腰围。实际上，你可以通过摄入高纤维食物来阻止肠道吸收精制碳水化合物和淀粉，高纤维食物摄入量的增加是实现这一效果的前提条件。增加的纤维食物能形成一张纤维网，这张网会环绕或缠住这些淀粉性食物并原封不动将未经消化的淀粉性物质从消化道中排出。肠道对大部分这些精制淀粉的吸收被阻断后，只有少数糖分和胰岛素会存在于血液中，这能随后降低我们对碳水化合物的渴望。对碳水化合物渴望的降低会导致更多的脂肪堆积在腹部，身体燃烧的脂肪更少，减掉的体重也变少，尤其是在腹部。

因为高纤维的食物，尤其是豆类（白豆、四季豆、蚕豆和斑豆）含有一种能抑制酶产生的化合物，从而能抑制胰腺酶（淀粉酶和脂肪酶）对精制淀粉性物质的分解。通过抑制这些酶对精制碳水化合物的吸收，你的消化道会放弃吸收这些淀粉性物质，并在不完全消化的状态下将它们从消化道直接排出。这一过程会导致血糖的缓慢上升，也避免了导致胰岛素分泌的飙升，从而降低你对碳水化合物的渴望。

甩掉腹部脂肪的秘诀

纤维和矿物质的组合　同时含有纤维和矿物镁的食物有助于降低所谓的代谢综合征出现的风险。代谢综合征包括了高血压、糖尿病、高血脂，尤其是甘油三酯、胰岛素耐受性、肥胖等症状以及过量腹部脂肪沉积的倾向。镁和纤维的组合可以防止血液中的血糖和血胰岛素水平的飙升，前述二者水平的飙升会导致过量的脂肪被存储于身体的腹部脂肪细胞里，富含镁的食物包括豌豆、蚕豆（利马豆和芸豆）、鳄梨、菠菜、西兰花、五谷杂粮、小麦胚芽、糙米、带皮红薯与许多水果。

低脂肪奶制品（奶酪、牛奶、酸奶）　这些低脂肪奶制品能抑制激素骨化三醇这种会导致脂肪储存在你的腹部脂肪细胞的激素的分泌，这些低脂肪奶制品可以降低罹患代谢综合征的风险达50%。此外，这些乳制品中钙和蛋白质的组合能燃烧更多的卡路里并有助于减肥。

停止反式脂肪的摄入　反式脂肪会导致代谢综合征的风险翻倍。这些在人造黄油、速食和速冻食品、烘焙食品、非乳制奶精和大多数带包装和精加工食品中发现的脂肪是氢化或部分氢化的油。这些脂肪会升高你的血压，增加血糖含量，从而导致胆固醇沉积并阻断你的动脉。反式脂肪的摄入量每增加3%~5%，在4~6周的时间里就会增加2磅的体重，尤其是腹部脂肪的积聚。

避免精神紧张　你可以通过冥想、散步、瑜伽，或者进行任何能让你感到平静的活动来避免精神紧张。不幸的是，压力会使人体产生应激激素皮质醇。皮质醇会增加血液中的脂肪含量，尤其是甘油三酯，同时也增加你的血压和血糖。这一致命的组合会让你患上胰岛素抵抗性的风险升高，随即积聚更多的腹部脂肪，这也会导致代谢综合征的风险升高。最近的研究表明，通过参加安静训练活动和锻炼来减少皮质醇的分泌有助于预防代谢综合征的出现，以及所有随之而来的危害，包括腹部脂肪的过量堆积。

进行地中海式饮食　地中海饮食主要包括水果、蔬菜、全谷类、坚果、橄榄油、鱼类和少量的瘦肉和家禽，这种饮食实际上可以将罹患代谢综合征的风险降低50%。仅仅是通过增加植物性食物的摄入量，地中海饮食就能改善对血糖和胰岛素的控制并降低血压。有益心脏健康的橄榄油有助于降低血压、血糖、肥胖、血脂、冠状动脉疾病、癌症和退化性疾病出现的风险，这种饮食能将有益的高密度脂蛋白（HDL）胆固醇水平提高超过30%。高密度脂蛋白（HDL）胆固醇的作用是清除造成动脉阻塞的胆固醇沉积，从而降低心脏发作和中风的风险。

铁一般的减肥事实

1. 不要不吃早餐。有研究证明，每天都吃健康又营养的早餐的人才是最成功的减肥者。全谷物、高纤维燕麦配上水果和脱脂牛奶构成的健康早餐是开始全新一天的好方法，你也可以用少量的橄榄油炒一个鸡蛋，配上一片烤全麦面包，这顿美味的精益蛋白质早餐也是开启全新一天的好方式。一片全麦面包切片，摸上一汤匙的果酱或花生酱也是一顿能充分满足口腹之欲的早餐，经常吃健康早餐的人不会对上午10点的甜甜圈或松饼等小食产生任何欲望。吃早餐让你能更长时间控制身体里的食欲控制机制，同时不会造成血糖或胰岛素的任何激增。此外，营养丰富的早餐还能让你的身体更有效地燃烧脂肪，一顿美味又营养丰富的早餐是一天节食计划的完美开端。

2. 抓住任何机会在膳食中加入蔬菜和水果。大多数人没法每天精准地摄入三份水果和蔬菜，抓住每个机会将水果和蔬菜添加到自己的日常饮食中，常用方法是：订购或者食用那些包括水果和蔬菜的食物。比如说，在华夫饼或煎饼中加入水果（草莓、香蕉、苹果），在比萨中加入青椒、蘑菇、洋葱、西兰花或菠菜等，在沙拉和三明治中加入洋葱做的辣味调汁。在沙拉中加入切片苹果和梨，以及葡萄。把香蕉切成薄片加到自己的花生酱三明治里，订购素食汉堡，而不是肉汉堡。不管吃什么样的三明治，都加入大量的黄瓜、西红柿、生菜和豆芽。

3. 购买食品时一定要检查标签，看看每份食物的卡路里含量是多少，并检查你打算购买的整个包装里头有多少小份的食物，要确定它们的饱和脂肪和糖分含量都较低。要知道，食品成分标签上列出的第一个成分通常是你所购买的食物中含量最高的成分。如果糖分或脂肪成为第一个标签，你应该把这个食物放回货架上。

4. 外出就餐。肥胖率的增加似乎与在各类餐馆用餐频次的提高有关，而不仅仅是在快餐店的用餐，你在餐馆用餐吃下的食物量远远大于在家中用餐摄入的量。在外就餐时，永远不要吃炸薯条、油炸食品、芝士汉堡、碳酸饮料和高油脂调料的沙拉，要选择那些没有外裹面包屑的炙烤或烘烤食物。尽量点耐寒蔬菜做成的汤，避免奶油汤。最重要的是，不要把大多数餐馆摆到你面前的超大份食物吃完。吃一半的食物，剩下的一半可以打包，或者你也可以点一份食物与朋友一起分享。

5. 少食多餐。少食多餐能让你的身体整天都充满活力，并让你不会在白天或晚上的任何特定时间产生暴饮暴食的欲望。按少食多餐的方式摄入添加了精益蛋白质和高纤维的食物能让你持续满足食欲，并可以好几个小时都不会产生饥饿感，而在这些分量小、频次高的饮食中添加精益蛋白质能提高你的能量水平。

6. 正视事实。为了减肥，你必须少吃。避免在家里放置过大的碗和盘子，因为它们往往能装分量更多的食物。记住要提供更小分量的食物，并在吃饭的过程中定期地停顿，让你的食欲控制机制有时间来了解到你实际上已经吃饱了。小心不要吃得太快，吃的太快会让你很容易在确定自己已经吃饱了之前就摄入了过量的卡路里。

7. 注意软饮料的摄入。含糖的软饮料含有大量的糖分和热量，除了苏打水，软饮料还包括含糖冰茶，富含脂肪热量的咖啡饮料，以及含有很少或根本没有果汁但含有大量糖分的果汁饮料。远离所谓的能量饮料，它们中含有大量的糖和咖啡因。这些饮料是不健康的，它们最初产生的能量来自于最初被摄入到血液中的咖啡因和葡萄糖。这些饮料会导致血糖和胰岛素不健康的飙升，并且由于这些饮料的咖啡因含量高，它们可能导致脱水。最近的研究表明，甚至是低糖苏打水和茶饮都添加了实际上可能会导致食欲增加的人工甜味剂，转而选择无脂咖啡饮料和不含咖啡因的无糖茶饮。选择100％低钠蔬菜汁和番茄汁，果汁通常含糖量高，哪怕它们已经是100％果汁。然而，混合新鲜水果榨出来的果汁是有益健康的，最好大量地喝水，偶尔可以喝点苏打水。

8. 通过运动燃烧摄入多余的卡路里量。你无须去健身房或参加任何类型的有氧运动课程也可以燃烧脂肪，仅仅是爬楼梯、打扫房间、骑自行车、在花园里工作，或者只是每天步行40分钟就足够让你燃烧多余的卡路里，通过这些锻炼来燃烧卡路里甚至都不会让你出汗。有研究证明，每天进行40分钟健步走的人能燃烧体内脂肪，改善自身体质，降低血压，其效果如果没有超过，那么也肯定不亚于每周花三到四天在健身房里挥汗如雨进行锻炼的人。即便是每天进行两次20分钟的健步走，它也会给你带来与每天健步走40分钟同等的健身效果和燃烧脂肪的好处。一所著名大学最近的一项研究表明，久坐不动的女性除了会导致腹部、臀部和大腿囤积脂肪之外，实际上还会导致体内器官上覆盖的深层脂肪的储存，这会增加心脏疾病、高血压和糖尿病的风险。该项研究还表明，每周进行六次时长40分钟的适度运动，保持进行3个月，就能将深层脂肪降低约35％，并显著减掉体重。

9. 在餐前和用餐期间喝水。水能让你产生饱腹感，并降低大脑中饥饿感控制中枢的食欲。自然而然的，你就会每餐摄入更少的食物，并能在用餐完毕之后仍觉得十分满足。为保持新陈代谢的顺利运转，以及所有血液成分之间的完美平衡，水也是必不可少的物质。喝水也能为你的身体提供充足的水分，并可以防止血液中的胰岛素出现飙升，因为后者会导致你的血糖下降，并随后刺激你对高糖有害碳水化合物的食欲。

真正快速有效地甩掉脂肪

典型的美国饮食中的脂肪含量极高，几乎比世界上任何其他国家饮食的脂肪含量都高。毫无疑问，美式饮食中过高的脂肪摄入量是导致肥胖症在美国变得日益严重，以及多种其他疾病的罪魁祸首。需要注意的是，脂肪是热量的最集中来源，因为每一克摄入的膳食脂肪都会为你的身体提供9卡路里的热量。与之相对的是，摄入的每克蛋白质或碳水化合物仅含有4卡路里的热量。由于脂肪是热量的集中来源，它也成为我们能摄入的最容易导致肥胖的食物，因此，削减脂肪的摄入总量就理所当然地成为减少摄入卡路里总量的最佳方法之一，也成为成功减肥和保持正常体重的最佳途径之一。

通过减少我们饮食中饱和脂肪的摄入量来控制体重具有双重的好处。首先，这将有助于控制和维持体重。其次，将有利于预防心脑血管疾病（心脏病发作和中风），因为这些疾病都与血液中较高水平的胆固醇含量有关，而这些胆固醇都来自于饱和脂肪的摄入。

脂肪很容易就能转换成能量，然而，我们通过饮食摄入的蛋白质中所含的热量几乎不会被转化并存储到脂肪细胞中去。当你从饮食中摄入多余的脂肪热量时，近95%的膳食脂肪会被储存到脂肪细胞中。换句话说，正是你饮食中摄入的脂肪让你发胖！导致你发胖的不一定是膳食摄入的实际热量总数，而是实际摄入的脂肪热量总数！脂肪与水按照4∶1的比例存储到被称为脂肪组织的脂肪细胞中。由于每克脂肪含有9卡路里的热量，这就意味着每磅脂肪含有3500卡路里的热量。因此，如果你想要减掉一磅的脂肪，你就需要减掉或减少摄入3500卡路里的热量。

不幸的是，身体存储脂肪的能力是无限的。体重正常的人体内的脂肪细胞中存储着近10万卡的热量，都储存在脂肪细胞里。从饮食摄入的脂肪越来越多，再加上久坐不动的生活方式，脂肪存储细胞再累积50~100000卡路里的热量是件轻而易举的事情，这会让你的体重每年轻轻松松地就增加15~30磅。减去一磅体重的唯一方法就是燃烧大约3500卡路里的脂肪，这只能一方面在饮食上通过削减脂肪的摄入总量，另一方面通过增加身体的活动来实现。相信我！任何其他投机取巧的方法都是无效的！当患者问我如何减肥时，我最喜欢给他们讲的一句格言是："能够成功减肥的唯一方法就是少吃脂肪多走路，或者，如果你愿意，你也倒过来说成：多走路然后少吃脂肪！"

我的患者常常问我："用什么方法才能最安全有效地减肥？"毫无疑问，一个低脂肪、高纤维和精益蛋白的饮食是最健康、最安全、最有效的减肥方案。

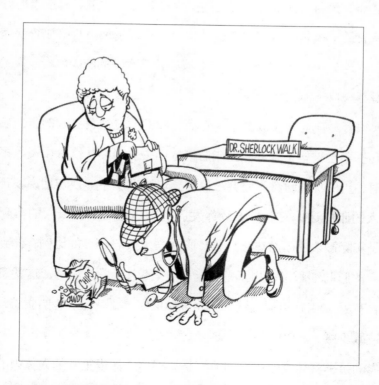

■"我亲爱的哈德森夫人，这肯定不是最健康的零食。"

PHILLY'S FIT-STEP WALKING DIET

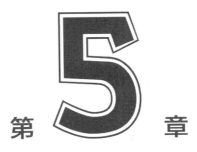

第 **5** 章

健走博士的减肥攻略

DR. WALK'S WEIGHT-LOSS TIPS

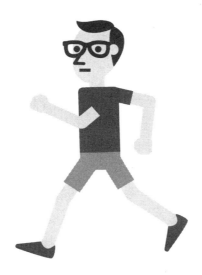

健步瘦身饮食法包含了一系列效果绝佳的减肥健身秘诀，10年过去了，大多数遵循了这些秘诀的患者实现了完美的减肥和健身效果。我希望阅读本书的你，可以跟那些10年以来一直坚持这些秘诀的费城患者们一样，同样享受它们带来的各种好处。

最佳减肥秘诀

用餐前应该考虑的问题

1. 在采购食物前准备一个购物清单，并且只在吃饱的情况下进行超市食物采购。饥肠辘辘的在超市采购可能导致你冲动地购买高脂肪零食，在采购时，不要偏离购物清单上的选项而转向零食，因为当你饥肠辘辘地逛超市，而且不遵循购物清单时，你可能产生购买零食的倾向。

2. 在选购带包装的食品或罐头食品时，确保欲购买的食品的单份脂肪总含量不超过1.5~2.0克。如果脂肪含量较高，则应比较和考虑下其他品牌。总是采购固定食品或低脂的产品，但在购买前一定要仔细阅读成分标签的明细，不应仅仅依赖包装上的"低脂肪食品"的标签做决定，因为许多所谓的低脂商品实际上含有相当高的脂肪总含量。例如，2%的牛奶中含脂5克，98%的无脂酸奶可能含有3.5~4克总脂肪，总是购买那些脂肪总含量小于2.0克的食品。还需要格外注意那些标注了"不含胆固醇"的食品，这些食品的胆固醇含量可能为0，但它们的脂肪总含量可能特别高。

3. 在正餐之间的时段内，食物应放置在视线范围以外的地方，如冰箱或厨房里。在进餐时，不要将那些盛菜的盘子放在桌子上，以降低你再添一份的冲动。

4. 不要跳过任何一餐饭。跳过正餐会导致你的血糖降低，这会让你更渴望高碳水化合物和高热量的食物。每天吃3~5顿分量较小的正餐比每天只吃一到两顿大餐要好，因为如果你的血糖水平保持平稳，你就不太可能吃过量。

5. 细嚼慢咽地吃饭。每口饭的分量要小，且延长每口食物的咀嚼时间，在每道菜之间稍作休息。如果吃完第一份食物之后仍觉得饥饿，至少等15分钟来确定是否真的需要摄入更多的食物。进食完毕之后应迅速离开餐桌，而且平时不要在厨房或是其他会让你想起食物的地方溜达。

6. 将吃饭地点限制在家里特定的某一个或两个地点，不要让每个房间都成为可以吃东西的地方，这么做可以让你降低在白天吃零食的可能性。

7. 不吃早餐的人，通常会倾向于在上午10点左右用高脂肪和高糖的零食，如甜甜圈配咖啡等补偿自己的食欲，一份高纤维、低脂肪谷物配水果和脱脂牛奶的早餐会让你一直到午餐时间都不会感到饥饿。

8. 不要通过吃东西来缓解压力。在承受压力时，人会倾向于寻求高脂肪和高糖的食物作为缓解方式。用听音乐、读书、散步、冥想或温水澡等作为缓解压力的方式，并替代强压下对食物的渴望。

9. 不要在节假日或长假之前开始减肥计划，因为这是减肥方案的最糟糕启动时机。任何成功的节食方案最重要的部分就是开始执行它，一旦你下定了决心，开始了节食，你就成功了一半。你必须准备好一开始就严格要求自己，正如你人生中的任何其他事情一样，节食中的严格自律是一种必须。

10. 外出就餐，无论是公事聚餐还是个人独自就餐，对于减肥者都是件极具挑战的事情。其原因在于，餐馆的分量是家里吃饭时摄入分量的至少2~3倍。而且为了让自家的味道显得独一无二的美味，似乎大多数的餐馆都会在所提供的每道菜里添加大量的高脂肪酱汁和调料。一定要记得要求餐厅为自己菜肴单配酱油或酱汁，也不要害怕将一半的菜肴剩在盘子里（也可以打包带回家再吃一顿）。

食物的选择和烹饪

1. 在吃主菜前多吃绿叶蔬菜沙拉和蔬菜，这能稍稍缓解你对高热量肉类、家禽和鱼类食物的渴望，降低你对这些食物的摄入量，用无脂的沙拉调味料或无脂的蛋黄酱来取代普通的调味品。如果餐馆不提供这些选择，那么你可以不加调味料，或只在食物边上撒上少量的调味料。在吃沙拉时，每吃2~3口时可以用叉子轻轻地蘸一点调味料来提味，而不是将所有的调料都拌入沙拉，这样能让你免于摄入不必要的热量。

2. 各种汤和炖菜可能富含看不见的脂肪。烹饪后将它们放到冰箱冷藏过夜，冷藏后隐藏的油脂会在表面凝结，然后即可撇掉炖菜和汤类表层浮着的油，这样能移除汤类和炖菜中75%以上的脂肪。选择含有大量蔬菜和豆类的汤类，避免任何奶油汤品。

3. 纤维含量高且脂肪含量低的面包有以下几种：全麦、富含麸皮的、碎麦、全麦皮塔饼、黑麦、粗裸麦面包以及那些带"高纤维面包"标签的面包。避免选择下列这些高脂肪、低纤维的面包：法式面包、意大利面包、白面包、大蒜面包、面包卷和面包圈。记住要检查面包的成分标签。如果第一个成分标签不是"全麦"，那么这个面包就不是全谷物、高纤维的面包。选择全麦或燕麦麸英式松饼、全麦面包卷或面包、全麦或燕麦麸面包圈或葡萄干面包，而不是甜面包、甜甜圈、蛋糕和白面包。记住，如果买了面包卷或面包圈，一定要把内馅都舀出去，用果冻、蜂蜜、蜜饯和纯果酱来替代人造奶油或黄油抹在你的面包上。

4. 善用五颜六色的食物、配菜和蔬菜来让你的饮食充满食欲，如胡萝卜、西红柿、西兰花、菠菜、辣椒、山药、芹菜、香菜等，色彩鲜艳的食物可以让你每顿饭都富有食欲。要记得每天更换菜谱，这样能避免产生厌倦感。请记住，越鲜艳的食物含有的植物营养素就越多。

5. 相较于可能含有大量的盐分和糖分的罐头水果和蔬菜，新鲜蔬菜和水果是更好的选择。水果和蔬菜的皮是优质的纤维来源，植物（浆果、西红柿、黄瓜、南瓜）的种子也一样。蒸熟的蔬菜，可包括或不包括草本植物，都可以放在一个篮子里在沸腾的水上熏蒸。蒸菜既保留了味道和颜色，又保留了蔬菜的营养成分。此外，需要大量咀嚼的食物能让你有更强烈的饱腹感，因为它们需要较长的时间来吞咽和吸收。

6. 任何种类的新鲜或罐装豆子都是纤维和维生素的优秀来源，它们的脂肪含量低，可完美地搭配任何食物。要确保不要与肉类（如腊肉）一同烹饪，避免高脂肪的炸豆泥，但不含脂肪的炸豆泥是可以接受的选择。

7. 用低脂、无脂或部分脱脂的牛奶乳酪来取代所有其他的奶酪，但是，一定要确定每份奶酪的脂肪总含量。无脂酸奶是钙和乳酸杆菌的极好来源，还含有很多组对肠道有益的细菌。应避免在咖啡或茶中加入奶油、全脂牛奶或粉状奶精，用脱脂牛奶或脱脂乳制品奶油来替代。

8. 在烹饪或进食前将土豆（白土豆或甜土豆）削皮会导致其超过25%的营养成分和35%~40%的纤维的流失。与法式炸薯条相比，烤土豆是一种极好的佐餐或小吃选择（高纤维、低脂肪），因为每份炸薯条的脂肪含量高达15克。但是，如果你特别渴望吃到炸薯条，就可以自己做一份低脂的炸薯条。将土豆切成薄片，撒上无脂蔬菜沫，然后将烤箱调至约300度，烘烤20~30分钟，然后进行3~5分钟的微波即可，你需要确保薯条的分量较小。

9. 如果在烹饪前用盐腌渍了家禽、鱼类和肉类，这会导致它们在烹饪的过程中流失大量的维生素和矿物质含量，这是因为烹饪前加入的盐分会导致食物本身含有的营养成分在烹饪过程中进行分解。

10. 在烹饪前，移除家禽、鱼类和精瘦肉上的脂肪和皮。用炙烤或烧烤的方式制作家禽、鱼类和瘦肉，微微地喷洒少量的橄榄油或橄榄油脂沫。

11. 不粘锅的耗油量比铸铁锅、铜锅和铝盘少，配合不粘锅的使用，将蔬菜油沫作为烹饪的第一选择，或者你也可以用少量的橄榄油（一茶匙）或芥菜籽油来进行烹饪。

12. 微波炉会利用食物本身的水分来进行烹饪。不仅快速和简单，还无须添加任何的脂肪，几乎所有的食物都可以用微波炉来烹饪。

13. 在美式平底锅或中式炒锅中快速翻炒可以很快速地制作出美味的蔬菜、鸡肉、肉类或鱼类，加入极少量的橄榄油或花生油烹饪，然后用脱脂鸡汤或低钠酱油进行调味。

14. 嫩煎：用不粘锅的无脂植物混合油或少量的葡萄酒或脱脂肉汤。蔬菜、鱼类、家禽或肉类混合放在一个锅里，再加入香草，如百里香、罗勒、鼠尾草或莳萝等以增加口感。

15. 避免含糖的苏打水、茶饮、果汁和果汁饮料。忌大量摄入含人造甜味剂的饮料，因为由于它们降血糖的作用（它会降低你的血糖），它们可以增加你的食欲。一项新研究表明，人工或天然糖替代品可能导致体重增加，因为这些无热量的无糖代用品会导致血液中胰岛素水平达到峰值，永远都要让普通的饮用水（自来水或瓶装水）成为你的饮料首选。

零食和甜点

1. 加了新鲜水果和无脂奶油的天使蛋糕是一种美味又不含脂肪的甜品（一块奶酪蛋糕或巧克力蛋糕含有多达14克的脂肪），而天使蛋糕的脂肪含量仅为1.5克。

2. 果子露、冰糕、冷冻水果棒和脱脂冷冻酸奶是极好的冰淇淋替代品。

3. 无脂爆米花是一种极佳的低脂肪、高纤维的零食，不要加黄油和盐，使用热空气爆米花机制作的或微波炉加热的无脂肪的爆米花品种。其他低脂肪的零食，包括硬椒盐脆饼（无脂肪）和风味年糕。

4. 不含脂肪的水果和蔬菜型零食的极佳选择，包括新鲜水果或果干，葡萄干、桃子、苹果、李子、杏子、香蕉、小胡萝卜和芹菜茎。

5. 富含各种营养的坚果，因含有的大量蛋白质，能迅速带来饱腹感，它们含有维生素E、B群、叶酸、纤维、ω-3脂肪酸和精氨酸（一种氨基酸）等。这些坚果中蕴含的营养物质都被证实可以降低有害的低密度脂蛋白胆固醇含量，并提高有益的高密度脂蛋白胆固醇的含量，因此有助于降低心脏疾病和中风的发病率。坚果中的营养物质还能保护心脏不出现心率不齐等症状，并有助于保持血管的自然弹性。少数杏仁或腰果，加上一小盒的葡萄干，就构成了一份美味又健康的零食。

6. 巧克力，尤其是黑巧克力中含有被称为类黄酮的有益健康的营养物质。

这些类黄酮类化合物作为抗氧化成分，能保护你的心脏免受会损害心脏细胞的危险的自由基的伤害，这些黄酮类化合物还可以通过降低体内有害的低密度脂蛋白（LDL）胆固醇含量和增加有益的高密度脂蛋白（HDL）胆固醇的含量来保护你免受心脏疾病的危害。巧克力也能增加血液中内啡肽（让人感觉良好的荷尔蒙）的含量，这有助于将你从焦虑和压力中释放出来。黑巧克力还含有一种叫作大麻素神经递质的物质，这种物质能让你产生兴奋和愉悦的感觉。巧克力中还含有促进健康的抗氧化成分（多酚和白藜芦醇），可以降低可能会导致中风和心脏病发作的血液凝块的风险。这些抗氧化成分还能产生一种被称为内皮型一氧化氮合酶（ENOS）的酵素，它可以放松血管从而降低你的血压。黑巧克力中还含有有益心脏健康的抗氧化成分，这已被证明降低血压并防止血凝块在大脑和心脏中的形成。巧克力是一种能抑制食欲的伟大食物，因为它能仅凭着少量的甜味，就可以很轻易地满足你的食欲。此外，巧克力也十分有益于进行节食减肥计划，因为只吃少量的黑巧克力就能迅速满足你的食欲控制机制，购买那些总脂肪含量最低的黑巧克力。

7. 低脂肪、低糖、高纤维的燕麦条配上新鲜的水果，是低热量、高营养又能满足口腹之欲的零食。

8. 一份低糖冰淇淋这种产生饱腹感的食物也可以成为极佳的零食选择。

9. 无糖果冻，或无糖&无脂布丁，淋上不含脂肪的奶油就成了一种能满足嗜甜人士口腹之欲的美味小吃。

10. 鲜果奶昔是用各种水果、蔬菜、冷冻的无脂酸奶或脱脂牛奶加上一茶匙的冰沙、小麦胚芽和乳清蛋白或大豆粉制成的，是一种健康、低脂肪、高蛋白又能满足食欲的小吃。

在外就餐注意事宜

1. 在外出就餐时，选择不加调味酱料的低脂肪食物，如烧鱼或烤鸡，配上大份凉拌沙拉。避免饮酒，因为饮酒会增加食欲，并增加额外的热量。顺便说一下，1克酒中含有9卡路里的热量，比1克脂肪、碳水化合物、蛋白质含有的热量更高。如果你想要选择酒类，葡萄酒是一个很好的选择，它的总热量值较低，隔天晚上喝点红葡萄酒（4盎司）或清淡啤酒也是可以接受的。

2. 如果餐厅没有按照你要求的方式烹饪食物，不要害怕让他们拿回去重做一遍。如果你点了蒸熟的蔬菜，不加黄油的烤土豆和烤鱼，那么他们送到你餐桌上的菜肴就应该跟你点的一模一样才可以。

3. 在婚礼和其他聚会场合，选择没有撒酱料的新鲜蔬菜和水果，避开那些插着牙签的富含脂肪的开胃小食。把这些牙签当作红色的警告标志，看见就远远绕开。

4. 乘坐飞机时，在预留座位时提前预订一份低脂套餐——飞机上是能提供这些低脂套餐的。但是，如果你进行的是短途飞行，在登机前吃些低脂的零食即可。

5. 意式饮食：意大利细面条或意大利扁面条的脂肪含量通常低于那些添加鸡蛋制成的意式宽面。点（外出就餐时）或购买全麦面食或菠菜面条，因为它们的纤维含量很高。坚持只吃番茄或大蒜酱意大利面（但是，有些可能含有太多的油，可以让服务员先把意大利面沥干油再放回你的盘子里），不加奶油的海鲜为主的酱汁也是不错的备选项。

6. 点比萨时可以要求不加奶酪（番茄馅饼），并添加上各种新鲜的蔬菜。如果你想吃奶酪，可以撒上少许意大利干酪。一定要用纸巾或餐巾纸来按压比萨的表层以吸走多余的脂肪和油脂。这么做可以移除比萨超过50%的额外脂肪和热量。

7. 中式餐馆：热炒的食物比油炸的好。选择搭配了谷物和蔬菜的菜肴，用糙米来代替白米作为主食，因为它能提供额外的纤维含量（不要点炒饭，虽然看起来也是褐色的，但实际纤维含量很低），要求不要在你的食物中添加酱油或鸡精。选择蔬菜馄饨汤或任何蔬菜汤，不要点肉类为主的汤类。

8. 墨西哥食物是美味的选择，前提是你能远离油炸玉米片。点烤箱制成的薯片配沙拉作为替代，放弃酸奶油和鳄梨（牛油果），因为这两者都是高脂肪食物。软玉米饼（炸玉米粉圆饼或辣酱玉米饼馅），加上鸡肉、番茄酱和洋葱是很好的低脂肪的选择。不加酸奶油或鳄梨酱的卷饼或春饼再配上生菜、西红柿和洋葱，是极好的选择，并且可以被认为是低脂肪的菜肴。避免炸豆泥、深度油炸的墨西哥炸卷饼、牛肉玉米饼沙拉和炸玉米片等墨西哥常规菜肴。

9. 隔天饮用3~4盎司的红酒有益心脏健康，因为红葡萄中含有的白藜芦醇具有超强的抗氧化效果，有助于预防中风、血栓、高血压和心脏疾病。前提是，你没有潜在的肝脏或心脏问题，因为这些症状需要严格禁止任何酒精饮料的摄入，你可以通过摄入不含酒精的红葡萄或紫色葡萄汁来获得同样的益处。

10. 再一次提醒，请记住一定要喝大量的水，这有助于在餐前或用餐时产生饱腹感，以满足你的饥饿机制。水能让你每餐摄入更少量的食物，因为你的胃无法判断你摄入到肚子里的是水还是食物。每天饮用6~8盎司的水是一个保持食欲满足感的伟大的方式，因此能帮助你减肥。水是最好的减肥食品之一，因为它不含热量并能快速满足你的饥饿感。

水也能提高身体中的水分含量，因为所有身体代谢过程的有效运作都要求稳定的水分供应。

卡路里无关紧要吗

《美国医学协会杂志》最近报道的一项研究表明，不存在任何神奇的减肥秘方！你可以通过进行各种不同的节食方案来减肥，但是，对所有节食方案来说都至关重要的是，每天摄入的卡路里与每天燃烧的卡路里之间有个量差。

不可否认，即使是那些可怕的低碳水化合物节食方案也是有效的，但这也只是因为这些方案不仅仅限制了碳水化合物的摄入，也限制了热量的摄入。此外，这些方案之所以有效也是因为采用这些节食方案的减肥者出现了酮症这种只能在糖尿病患者身上发现的病理症状。出现这种症状之后，身体正在燃烧的不是脂肪而是蛋白质。这种情况下你的体重会出现下降，不幸的是，一旦你停止节食，如果这个时候，遵循这种愚蠢的节食方案的你能足够幸运地尚未出现肝脏和肾脏的损害的话，你的体重会以双倍的速度反弹回来。

在过去的20年中，美国人的体重上涨飞快，以至于肥胖症已经实实在在地成为一种流行病。超过60%的美国成年人超重，其中约30%的人被认为患有肥胖症，而在过去20年，青少年人群发胖的趋势几乎是成人的3倍。

自1999年开始，研究者在回顾一百多种节食方案后得出的结论是，如果你想减肥，你应该在相当长的一段时间内每天摄入更少的热量。而那些刻意削减或强调某一类食物的摄入量的节食方案，例如所谓的低碳水化合物或高蛋白节食方案等，会让采用这些节食方案的节食者更难以执行减肥计划，而且也都会面临更大的风险。

一个添加了适量的蛋白质和复合碳水化合物的低脂肪、高纤维的饮食是唯一你可以遵循并能实现身体健康和永久性减肥的健康减肥方案，这样一个节食方案没有任何危险的副作用，也不会让你产生饥饿感。除了能实现永久的减肥效果之外，你还能实际上获得各种健康益处。你的体重会变轻，患心脏疾病、高血压、中风和老年痴呆症的风险降低，并且某些类型的癌症的发病率会变低。这样的节食方案，就其本质而言，真可谓是一种低热量饮食的化身，而更重要的是，它的确有效并且效果持久。

饮食日志

跟踪记录你每天在什么时候吃了什么东西，包括零食，是很重要的，同样很重要的还有你为什么进食，尤其是在你每天会无意识地吃下无数的小零食的情况下，或是吃饭时摄入的卡路里比你应该摄入的量要多的时候。例如，你会不会边看电视边吃东西，然后完全没有意识到你吃掉了些什么东西？你会不会在开会或工作或打电话的时候猛吃垃圾食品，却没有真正地意识到你自己正在吃的是什么？

饮食日志能帮助你解决上述所有问题，因为它能精准地记录你每一天的每一餐都吃了什么，这个饮食日志让你能在逐步推进健步瘦身方案的过程中建立一个更现实的节食方案。你可以把饮食日志记录在笔记本上，也可以在网站上做在线的记录，要计算每餐摄入的卡路里总数和脂肪总量。你可以查看任意一本食品营养书中数据，或去那些列出了不同食物的卡路里含量以及每种食物的碳水化合物、蛋白质和脂肪克数的网站上进行查询。一个饮食日志能给你一个指导方针，让你明白自己在饮食上犯了什么错误，并提供了纠正不良饮食习惯的方法，一定要确保自己详细地记录了自己在24小时的期限内摄入的所有食物。当你不断向前推进自己的健步瘦身饮食法时，这样一个饮食日志将让你建立一个更加现实的节食计划。

女人比男人更容易发胖

女人比男人更容易更快的长胖，部分原因是女性的新陈代谢速度比男性慢。男性拥有更多的肌肉组织且燃烧脂肪的速度比女性更快，因此，为了燃烧卡路里和提高基础代谢率，女性进行经常性的锻炼是很有必要的。然而，女人天生就有比男性更持久的耐力，可以持续地进行更长时间的锻炼，因此，定期进行持续的有氧运动的女性燃烧的脂肪热量要多于进行短时间剧烈运动的男性。因为能量的快速爆发主要燃烧的是碳水化合物而非脂肪，持续的有氧运动可以帮助女性提高自己在运动过程中和休息的时间里的基础代谢率。

女人需要比男人更长的时间来消化和吸收食物。由于女人身体产生某些特定消化酶的速度较慢，女人代谢脂肪和多种药物（包括酒精）的速度比男人慢，因此，由于女人没有快速消化和代谢脂肪的能力，女人从膳食中摄入的脂肪会让她更容易发胖。所以对于一个想要减肥并保持健康的女性来说，饮食中的脂肪成了最糟糕的存在完全不足为奇。每克脂肪含9卡路里的热量，再加上女性较慢的代谢速度，只要女人从饮食中摄入脂肪，就会有大量的脂肪储存到脂肪细胞里。

在女性的膳食中增加精益蛋白质和复合碳水化合物的含量并减少饱和脂肪的含量，让女性能更容易消化和吸收摄入的食物并实现最大的减肥效果。

低碳水化合物节食方案实质上是高脂肪的饮食方案，它会让女性更难减掉体重，尤其是保持体重。这些节食方案不仅无效，还会毒化你的身体，最初的体重下降之后总是会伴随着显著体重反弹。

鱼类是有益的低脂营养物

海鲜是高品质蛋白质、营养物质和ω-3脂肪酸的优质来源，这些物质是一个营养均衡的健康饮食方案的重要组成部分，ω–3脂肪酸含有的DHA和EPA两种营养成分赋予了ω–3脂肪酸有益健康这一特性。鱼类是伟大的减肥食品，因为它们热量低、饱和脂肪低、蛋白质含量高，并含有ω–3脂肪酸这种对心脏有保护作用并能抗癌的有益物质。尽管贝类的胆固醇水平远高于其他类型的鱼，它们的饱和脂肪含量极低，不会提高你的血液中胆固醇的含量。

来自鱼类，如野生鲑鱼（比人工养殖的好）、金枪鱼、鳕鱼、沙丁鱼、鲭鱼等的鱼油中含有大量的ω–3脂肪酸，这种脂肪酸最近被发现有利于改善运动诱发的哮喘。这些ω–3脂肪酸似乎能降低心脏疾病、高血压、中风、血液凝块、老化退化性疾病和某些癌症的风险，哪怕是富含脂肪的鱼类的总饱和脂肪和热量也很低。由于其精益蛋白质含量高，鱼类能轻松地满足你的食欲。低温慢炖（恰好低于水的沸点的烹饪方式）做成的水炖鱼能完美地保留鱼的原始味道和质地，可以在炖好的汤里加入任何调味料以增强口感，如大蒜或草本植物，热量低、总饱和脂肪含量低的鱼类是一个有效的减肥计划中必不可少的组成部分。每周吃3~4次鱼，无论是在家里还是在餐馆里，是一个健康、低脂、高蛋白的有效节食技巧。

最近的研究已经表明，这些ω–3脂肪酸似乎能降低冠状动脉心脏疾病的风险，并可能有助于降低被称为甘油三酯的血脂水平，它们也已展示出能降低高血压、心脏心律不齐和血液凝块形成的风险的功能。ω–3脂肪酸也有助于降低患抑郁症、某些衰老退行性神经系统疾病，例如阿尔茨海默病、哮喘、关节炎和某些类型的癌症（结肠癌、乳腺癌、子宫癌和前列腺癌）等疾病的风险。最近的研究表明，只有食用那些富含ω–3脂肪酸的食物，而非仅仅服用鱼油补充剂，才能获得这些益处。

鱼类热量低、脂肪含量低、富含蛋白质，这使得它们非常适用于任何真正有效的减肥计划。即使是拥有较高的胆固醇含量的贝类，仍可以是节食计划中燃烧脂肪的重要食物类型。贝类的低饱和脂肪含量能抵消贝类可能含有的所有胆固醇，鱼类中含量极高的蛋白质能燃烧脂肪，且由于蛋白质能加快你的基础代谢率，因此食用鱼类能让脂肪的燃烧变得更迅速，减肥也变得更加快捷和简单。

控制食量的诀窍

1. 如果你发现自己不得不吃快餐，就点一份不加奶酪的青少年或儿童汉堡，放弃炸薯条。如果你点了三明治，可以加一份低糖苏打水或不加糖的冰茶。

2. 在餐厅吃饭时,如果能与亲戚或朋友分享一份食物,就与他们一同分享,哪怕分餐需要额外交费。同样的，与你的同伴分享一份甜点，这让你能够在品味甜蜜味道的同时还不会摄入过多的热量。

3. 如果你订了外卖，当你订的是中餐时，不要直接就着外卖餐盒进食，否则你很可能把整份外卖都吃光。把不同的食物分盘装好，每种食物只吃一半，剩下的放到冰箱留着下一顿再吃。如果你点了一个比萨，如果不是同时好几个人在场分享，拿出一块或者两块比萨，把剩下的放到冰箱冷藏。

4. 如果你带着午餐上班，准备半个三明治和一杯汤，或是一个不加调味品的大份混合沙拉当午餐即可。

5. 如果你在家里吃零食，不要直接就着零食的包装吃，比如一包薯条、饼干、一盒冰淇淋或一盒甜点等。将一部分零食倒进碗里，而且要在感觉吃饱之前就停止。

6. 不要被一同用餐的同伴诱惑点跟他们一样的食物或饮料，尤其是当这些食物和饮料的数据超出了40/40健步瘦身饮食法的参数时。

7. 喝一杯脱脂牛奶，而不是一杯全脂牛奶，在卡布奇诺或拿铁咖啡中加入脱脂牛奶。

8. 在沙拉或三明治中加入一汤匙芥末、番茄酱或无脂的蛋黄酱来代替普通的蛋黄酱。番茄酱和无脂蛋黄酱混合就能做出美味的俄罗斯调味料，配上一份卷心莴苣就能成就一份美味的小吃。

9. 与朋友分享一小袋薯片或薯条，或干脆不吃，或者在品尝三到四根（或片）之后把整包都扔掉。

10. 将一份比萨饼切成两半，吃一半，把剩下一半留到当天的晚些时候再吃。此外，在吃之前，用几张吸油纸来吸干比萨上多余的脂肪和油类。

11. 在外就餐时，检查一下你爱吃的食物单分量的大小，比如：

（1）在家煮熟的半杯全谷物或意大利面等于单份食物的量，然而，餐厅里菜品的量大约等于家里分量的三倍，而且这还是餐厅添加调料之前的分量。

（2）半个面包圈可算是一份的量，但一个百吉饼相当于至少三份的量。

（3）家里自制的一个小煎饼或松饼等于一份的量，但餐厅里供应的一个煎饼约等于两份或两份半的量。

（4）十二片薯片或玉米片约等于一份的量，然而一袋薯片或玉米片至少含有两到三份的量。

12. 无论购买了什么袋装食品，一定要检查它的分量。你会惊讶地发现，有些袋装食品会标注出两到三份的含量。大多数人在吃掉整包的加工食品时以为自己只吃掉了一份，实际上，他们可能已经吃掉了两到三份的加工食品。

—————— 快餐食用诀窍 ——————

大多数快餐食品，尤其是那些快餐连锁店的快餐食品的热量、饱和脂肪和钠含量超高，以至于它们不仅会导致肥胖，还会造成脂肪在动脉的堆积，这可能诱发心脏病、中风和高血压等疾病。这些快餐店不仅仅在费城导致了儿童和青少年的肥胖，在全球其他地区也是肥胖症的主要诱因。

最有害的快餐式食品

1. 普通大小的双层芝士汉堡、大薯条和大杯汽水的套餐包含大约1800~2000卡路里的热量，约100克脂肪，其中近40克是饱和脂肪，它还包含大约1500毫克的钠。因此，对于大多数人来说，这一顿快餐摄入的热量相当于他们一天膳食摄入的总量，而快餐摄入的脂肪和盐的含量是他们任意一天膳食摄入量的三到四倍。

2. 两片乳酪和肉类都加量的比萨饼含有750~800卡路里的热量，35~40克脂肪（15克饱和脂肪）和2000毫克的钠。

3. 油炸鱼三明治包含大约900卡路里热量、40克脂肪（15克饱和脂肪）和1200毫克的钠。

4. 配奶酪和酸奶油的烤干酪辣味玉米片含有1200~1300卡路里的热量、80克脂肪（25克饱和脂肪）和2500毫克的盐。

5. 一杯巧克力奶昔包含的热量接近800卡路里，还有40克脂肪，其中25克是饱和脂肪。

6. 一个大杯可乐含有200卡路里热量。

7. 大份炸薯条含有600卡路里的热量、20克脂肪、10~12克的饱和脂肪。

8. 配乳酪和酱汁的炸鸡或炸鸡肉卷含有700卡路里的热量、44克脂肪（12克饱和脂肪），以及2000毫克的盐。

最健康的快餐式食品

1. 全麦百吉饼配淡奶油奶酪。

2. 点一份不加蛋黄酱的烤鸡肉三明治，更好的选择是点一份烤鸡肉凯撒沙拉，要求无脂调味酱料放在一旁。

3. 不加奶酪的小素食辣椒也是个好选择。

4. 不加酱料的墨西哥卷饼。

5. 点一个大份的纯沙拉，或添加烤鸡肉，并将无脂调味酱料放在一旁。

6. 不加酱料的切片烤瘦牛肉三明治。

7. 如果一定要吃薯条，点最小份薯条，如果可能，要求不加盐；或与一位朋友分享一份薯条，或是在开始吃之前先将一半薯条扔进垃圾桶。

8. 不含氢化油或反式脂肪的烤薯片的饱和脂肪和热量都很低。

9. 尽管在前面的第2点中，比萨被列为有害的快餐食品，但实际上，比萨也可以成为一种有益的"速食食品"。据哈佛大学公共卫生学院研究表明，番茄酱含有一种叫番茄红素的抗氧化成分，它已经被证明可以降低心脏疾病和某些形式的癌症的风险，包括乳腺癌和前列腺癌。一项针对超过5000人的研究表明，那些每周吃一到两次比萨的人，患不同类型癌症的风险下降了超过50%。番茄红素这一抗氧化成分也能降血压和降胆固醇含量，西红柿比一般的番茄含有更多的番茄红素，因为西红柿的加热过程被认为是让西红柿释放了更多健康的番茄红素到番茄酱中。比萨比很多食物有更强的饱腹作用，这会让你摄入更少的卡路里，并更快满足自己的食欲。吃比萨时，你可以增加番茄酱的摄入量，你还可以通过点不加奶酪或少加奶酪的比萨和点番茄酱加倍的比萨来减少比萨饼里的卡路里含量。或者你还可以点一个不加奶酪的番茄派或番茄比萨。如果你点了一个普通的比萨，在吃之前一定要记得拿些纸巾把比萨上的多余油脂吸干净。采用这种纸巾吸油法，每一块比萨的总卡路里含量都能减少超过25%。虽然在一般情况下，比萨饼含有大量的热量，我们还是有方法让它变成健康的低热量食物。在一片比萨上加入大量的蔬菜是一个增加比萨饼健康益处的好办法，前提是你不会在比萨中加上像意大利辣味香肠和腊肠等不健康的内馅。

蛋白质的能量

健康的蛋白质

精益健康蛋白质的摄入似乎有降血压的作用，尤其是摄入的是植物性蛋白而非肉类蛋白质时。另外，脱脂或低脂奶制品中蛋白质和钙的独特组合有助于在相当长的一段时间里保持你的饱腹感。此外，乳制品中钙和蛋白质的结合似乎能加快代谢率，并以更快的速度燃烧脂肪。

通过食用去皮的鱼类和家禽、精瘦肉，脱脂牛奶和低脂乳酪，包括酸奶等将精益健康的蛋白质添加到你的饮食中去是十分重要的，同等重要的还有植物性蛋白，包括豆腐、豆类、坚果和豆荚等。当你进行低热量的饮食时，你的身体需要更多的蛋白质以供能量的生产和身体细胞的维持。避免摄入不健康、高脂肪的蛋白质，如芝士汉堡、热狗、培根、黄油。

蛋白质是负责所有的器官、组织、肌肉、骨骼和脑细胞的维护和修复的重要营养素，所有的食物都可以是能量的来源。然而，蛋白质能提供更高水平的能量，因为它被吸收的速度较慢，因而能产生较为恒定的能量来源。

富含健康的蛋白质饮食

通过在每餐饮食中加入少量的精益蛋白质来平衡每餐的膳食：

1. 一份全熟煎蛋配上一片全麦面包切片或英式松饼片。

2. 用低脂奶酪融化金枪鱼，铺于全麦面包上，配上切片番茄。

3. 小份凯撒沙拉配长叶莴苣，低脂意大利干酪和一盎司的烤鸡肉，额外配上低脂凯撒沙拉调味酱料。

4. 一片全麦面包切片加一个水煮鸡蛋。

5. 一杯煮熟的燕麦片或加了肉桂的高蛋白质冷泡麦片，配上1/4杯葡萄干和脱脂牛奶。

6. 无脂混合油煎蛋配一片全麦面包切片。

7. 全麦面包或面团制成的素食汉堡，加生菜、西红柿、洋葱和番茄酱，或1/2个素食特大号三明治配内馅被舀出的意大利卷。

8. 玉米粉软墨西哥卷饼与无脂炸豆泥、低脂碎奶酪、生菜、西红柿和洋葱做的辣味调味汁。

9. 一块比萨饼配上蔬菜和沙拉，额外配上无脂调味料。

10. 两盎司烤精瘦牛肉配辣根和烤带皮小土豆或山药，一杯蒸熟的蔬菜和一个小全麦卷。

11. 一杯全麦意大利面与12只蒜蓉蛤或贻贝，1/3杯白葡萄酒，1/4茶匙橄榄油和大份拌沙拉。

12. 一杯低脂通心粉和奶酪，一杯南瓜，西红柿切块，洋葱和大蒜，和一个小红薯，蒸鲜胡萝卜。

13. 坚果，尤其是核桃和杏仁，都含有丰富的单不饱和脂肪，并能让大脑释放一种能实际上关闭大脑中食欲控制机制的激素，因此防止出现饥饿感。坚果还富含蛋白质，有助于降低心脏疾病的风险。一些坚果（夏威夷果、栗子、巴西坚果）含有过高的热量和脂肪，也没有真正有益心脏健康的好处，由于挟带污染物，甚至还可能引起疾病。

14. 土火鸡胸脯肉或鸡胸脯白肉夹在全麦面包中，配上生菜、番茄和无脂蛋黄酱。

15. 任何烤鲜鱼或水煮鲜鱼都富含高蛋白。

16. 烤低脂乳酪配上全麦面包和番茄。

17. 蛋清煎蛋卷与蔬菜。

18. 蛋类也都是健康的蛋白质的良好来源，特别是含有丰富的有益心脏和大脑健康的ω-3脂肪酸。在过去，高浓度的胆固醇含量、蛋类被认为是不健康的，但最近的研究已经证明并非如此。持续了8年时间并涉及了超过12.5万名男性和女性的该项研究表明，似乎没有证据可以表明蛋类的摄入与中风或冠状动脉心脏疾病存在联系，除了那些患有糖尿病的人群。有趣的是，每天吃一个蛋以上的女性患有冠状动脉心脏疾病的风险最低。蛋类中含有许多健康成分，有助于避免患上白内障和黄斑变性。但是，将蛋类的摄入量限制为每次摄入一枚，每周3~4次的频次仍是一个好主意。一周的其他时间里，可摄入蛋清作为弥补。

有害的蛋白质

大多数低碳水化合物、高蛋白质的饮食结构会让你蛋白质每天的摄入量变成建议摄入量的3~4倍以上，在大多数情况下，你摄入的高蛋白质实际上是有害的高脂肪蛋白质。这些饮食会加重你肾脏的负担，导致骨骼中钙质的流失，还会让血液中胆固醇含量升高从而导致心脏疾病和中风。将所有肥肉的摄入量降到最低（主要是牛肉和猪肝、猪肉、羊肉、火腿、香肠、腊肉、猪肉饼、热狗和午餐肉类的等）。限制鸭子等脂肪型家禽，鸡和火鸡的深色肉以及鸡和火鸡的皮的摄入量。将全脂牛奶和全脂牛奶奶制品、黄油、人造黄油、固体油脂混合物、饱和油等从膳食中移除，并限制大多数不饱和油的摄入量。

打败对食物的渴望

在与暴饮暴食作战的过程中，你需要一直与自己对食物的渴望作战。当面临压力或处于焦虑状态时，你会倾向于渴望摄入高热量的食物。你可以通过摄入低热量、松脆爽口的食物来克服对高热量食物的渴望，如芹菜、胡萝卜、苹果、年糕、爆米花、坚果、种子和低脂椒盐脆饼。松脆的口感能让你在进食的过程中放松紧张的脖子和面部肌肉，从而缓解压力和焦虑，水果也能有效地抑制你对甜食的渴望。此外，精益蛋白质、低脂肪产品和高纤维食物都能刺激愉悦感激素（内啡肽和血清素）的分泌，这有助于防止你向对甜食和高脂肪食物的渴望投降。焦虑感过强或压力过大的人倾向于产生一种对甜食和高热量食物的强烈渴望。焦虑和压力造成你的肾上腺和垂体产生某些激素，这些激素能刺激你大脑中的饥饿机制，从而产生对精制糖分和碳水化合物的强烈渴望。这些可以迅速满足口腹之欲的碳水化合物通过促使血糖的迅速升高往往能暂时平息你的焦虑，并营造出一种冷静的感觉。然而，快速上升的血糖会导致胰岛素的快速上升，这随后会导致血糖以更快的速度下跌。

通过摄入热量低且口感松脆的食物，你一样可以战胜焦虑和压力带来的对食物的渴望，如苹果、芹菜、胡萝卜条或低脂椒盐卷饼（全麦或发酵）等。这些食物中松脆因素能给你提供应对焦虑的时间，让你能冷静下来，而且不会导致血糖的迅速上升。实际的咀嚼过程能放松你面部和颈部的肌肉，这反过来能缓解压力和紧张。

如果你感到沮丧或悲伤，你的第一反应会是吃一块糖而不是来份沙拉，能迅速解决你对食物渴望的糖分会导致血糖激增，这随即会刺激胰腺分泌胰岛素并导致胰岛素达到峰值。血液中的高水平胰岛素会促使血清素的分泌，从而让你的情绪愉悦起来。你会觉得更放松，抗抑郁药物的工作原理就是这样，即通过提高你大脑中血清素的水平来缓解抑郁感。不幸的是，在胰岛素水平暴跌之后，血清素的水平也会下降，悲伤和抑郁的感觉会迅速地席卷重来。当你心情抑郁时，为了抵抗这种抑郁的感觉，你可以通过吃水果来促使血清素的分泌，并在较长时间内将其保持在一个稳定较高的水平。水果只会逐步地提高血糖的水平，因为水果中的水果糖或果糖的吸收速度相对缓慢。一旦胰岛素的水平变得循序渐进，血液和大脑中的血清素水平也能在较长的一段时间内维持相对平稳的状态。

那些仅仅是因为无聊了或是厌倦了就吃东西的人，经常会选择高热量、精制糖分碳水化合物，例如蛋糕和糖果，因为这些东西都是现成的，容易买到，进食也很容易。一杯含咖啡因的摩卡拿铁咖啡可能味道很好，但其中含有的咖啡因和糖分会干扰内啡肽和血清素的分泌。吃完这些东西之后，你不仅不会感到轻松和平静，反而会感到急躁和兴奋。坚果，特别是杏仁和核桃，都是驱除无聊感的伟大零食，因为它们能提供 ω-3 脂肪酸，从而可以缓解疲劳和厌倦的情绪，再配上葡萄干，是能让你自我感觉良好、充满活力的理想零食。

另外，感觉高兴或是情绪不错的人往往会摄入高脂肪、高碳水化合物的食物，如比萨或是铺满了洋葱的奶酪牛排，这些食物中含有的蛋白质和脂肪都促使能让人感觉良好的内啡肽的分泌。但是，蛋白质和脂肪还产生大量的脂肪和热量，这可能会摧毁任何善意的节食计划。如果想要促进内啡肽的分泌，可以用高纤维的全麦谷物和面包来取代精制碳水化合物，用精益蛋白、低脂肪的奶酪、酸奶、火鸡和鱼来取代那些额外多余的脂肪热量。这些复合碳水化合物和高蛋白质食物都能产生内啡肽和血清素，让你的心情保持愉快和欢乐。

坚果，富含丰富的营养物质

坚果中含有维生素E、B族维生素、叶酸、纤维、ω-3脂肪酸，以及精氨酸（一种氨基酸）。坚果中含有的这些营养物质已经被证实可以降低血液中的胆固醇，预防心脏疾病和中风，还能防止心脏出现心律不规则等问题，并有助于保持血管的自然弹性，防止硬化。

坚果中的蛋白质成分能迅速满足你的食欲，因此让你摄入更少的热量。研究表明，经常性地食用坚果（每周吃四到五份）能将罹患冠状动脉心脏疾病的风险的几率降低达50%。坚果也已展现出能将总胆固醇水平降低5%~10%以及将低密度脂蛋白（LDL）胆固醇的总量降低15%~20%的效果。发表在《营养学杂志》上的一项研究表明，在所有的可食用植物中，核桃仁中抗氧化成分的含量最高。

在一篇近期发表在《循环杂志》的报道中，来自西班牙巴塞罗那医院的埃米利奥·罗斯博士说："史上第一次有一种完整的食物，而非其所包含的物质，显示出了对血管和身体健康有益的作用。"他还进一步指出："核桃与所有其他的坚果都不同，主要是因为它富含α-亚麻酸（ALA）这种植物性ω-3脂肪酸，而这种酸具备为心脏提供额外保护作用的特性。"

核桃还包含的其他有益成分包括：L-精氨酸，它可以通过扩张动脉来保护心血管。核桃还含有纤维、叶酸、γ-生育酚和其他抗氧化成分，这也有助于防止动脉粥样硬化（血管硬化）。事实上，坚果，尤其是核桃和杏仁，都富含单不饱和脂肪，这些成分能让大脑释放一种名为肠促胰酶肽的激素，这种激素会关闭大脑中的食欲控制机制，从而防止饥饿感的产生。

食用两盎司的杏仁就足以促使大脑释放这种能抑制食欲的激素，包含在坚果中的单不饱和脂肪还具有保护心脏的特性。这些单不饱和脂肪酸可以降低血液中的胆固醇，尤其是有害的低密度脂蛋白（LDL）胆固醇含量，同时还可以帮助降低血压。请记住，尽管坚果的脂肪含量很高，它们含有的有益心脏健康的不饱和脂肪已被证明具有有益身体健康且能减轻体重这两个好处。坚果还富含各种营养成分，它们含有叶酸、维生素D、铜、镁、纤维和健康的单不饱和脂肪。在执行健步瘦身饮食法时，你只需要注意每天摄入的脂肪总量不超过40克即可。植物性食物中还含有 ω−3 脂肪酸，如核桃和亚麻籽中，它们也被称为亚麻酸。但是，人体需要将亚麻酸转换成二十二碳六烯酸和二十碳五烯酸才能获得跟食用鱼类时相同的健康效果。

钙能燃烧脂肪，强健骨骼

经常喝脱脂牛奶、酸奶或每天吃一份奶酪的人，在饮食结构不出现任何其他变动的情况下，平均每月会减掉1.5磅的体重。人们认为，钙能通过燃烧人体储存的脂肪来实现整体脂肪存储减少的效果。另外，人们还认为，牛奶、酸奶和奶酪中含有的蛋白质会通过一个独特的过程向身体细胞提供额外的蛋白质，以此将人体脂肪细胞中存储的脂肪替换出去，牛奶、酸奶和奶酪中钙和蛋白质的结合物可以帮助身体燃烧脂肪并存储更多的蛋白质。

在美国田纳西州立大学进行的另外一项研究表明，这些食物中含有的钙质成分实际上能够阻止脂肪在你腹部、大腿和臀部脂肪细胞中的储存。这些钙质还有额外的好处，即能增加人体高密度脂蛋白（HDL）胆固醇的含量并降低有害的低密度脂蛋白（LDL）胆固醇的含量。无脂牛奶和低脂奶酪，以及无脂或低脂的酸奶中矿物质、维生素、蛋白质和钙的含量与全脂牛奶相同，而差别则在于不含任何添加的脂肪含量。而且，作为一种瘦身饮食选择，一杯无脂牛奶的钙含量是220毫克，而仅仅含有80卡路里的热量。

最近的几项研究已经证实，那些每天摄入两至三份牛奶、奶酪或酸奶的人减掉的体重明显比那些仅仅是减少了卡路里摄入量而且没有摄入同样分量的乳制品的人要多。如果这些富含钙质的乳制品的摄入量过低,人体就会分泌一种被称为骨化三醇激素的物质,它会作用于人体,并将血液中的钙质输送到脂肪细胞中。钙质在脂肪细胞中的存储会导致身体燃烧的脂肪变少,因此会导致更多身体中存留更多可供脂肪细胞存储的脂肪,从而出现脂肪的沉积。

高钙饮食已被证明能抑制这种钙调节激素的分泌,使存储在身体细胞中的钙和脂肪的含量减少。这实际上能使你储存更少的脂肪,最终减掉更多的体重。研究已经表明,低钙饮食反而会刺激这种钙调节激素的分泌,这会导致钙和脂肪在人体的细胞中的存储和沉积,并最终导致体重的增加。

幸运的是,通过增加饮食中钙质的摄入量,你能抑制身体中骨化三醇的分泌。更令人惊喜的是,研究人员还发现,如果你能将降低卡路里摄入量与提高含钙丰富食物的摄入量相结合,实际上减掉的体重可以是仅仅依靠降低卡路里摄入量减掉的体重的两倍。低脂乳制品,如牛奶、酸奶、奶酪、豆腐等低脂肪奶制品在抑制骨化三醇的分泌上与全脂乳制品一样有效,换句话说,通过摄入无脂或低脂的乳制品,你可以在获得通过钙质摄入来燃烧过量的热量的同时还不增加饮食中多余的脂肪摄入量。这种钙调节激素与乳制品中的蛋白质一起工作,能更快速且更有效地燃烧脂肪,这也是为何低脂或无脂的乳制品能帮助你减去体重的另外一个原因。

牛奶中含有的维生素D通常会与钙质结合,能帮助控制食欲。无论是作为牛奶的一种成分,还是以其他补充维生素的形式出现,或是通过晒太阳由人体自身生成,维生素D看起来都能降低某些特定类型的癌症,尤其是前列腺癌出现的风险。维生素D中的活性成分是骨化三醇,它能减缓或抑制癌细胞的生长。如果你不能获得充分的阳光照射,尤其是在冬季时,建议你每日补充200 IU(20~50岁)、400 IU(51~70岁)和600 IU(70岁以上)的维生素D。

真的没有必要每天都称体重

一定要记住，没有人在减肥的过程中能保证体重一直呈直线下降的趋势。当你进行节食减肥时，一开始体重会下降得较为明显，然后体重下降的趋势会趋于平稳。哪怕你的饮食结构跟初期体重明显下降时一模一样，这种趋于平稳的趋势也会出现。这种逐步趋于平稳的时期或减重瓶颈期在任何节食计划中，都是最危险的时期。其原因在于，一旦你进入了节食的减重停滞期，你可能开始灰心丧气，或许还会说："我的节食计划没有变化，可是我一个多星期了都没有减掉一磅。"这种气馁会导致挫败感，而接下来你会说："节食计划见鬼去吧！我还不如好好地享受一下，吃一些高脂肪、低碳水化合物的食物，反正在过去一周里，哪怕是我坚持节食计划，我也没有减掉任何体重。"到了这个节点上，90%节食者会出现这种想法，而他们的减肥也注定失败。因为一旦他们放纵了自己的口腹之欲，减肥的模式自身就会逆转，从体重下降变成体重增加的模式。

减重瓶颈期总是暂时的，如果能够坚持熬过这个减重瓶颈期，你会惊讶地看到，体重下降的速度开始加快了。这个瓶颈期至多延续一到两个星期，但如果你的耐心足够，熬过这个停滞期之后你将再次开始减掉那些不需要的多余体重。关于这个减重瓶颈期，目前尚未出现一个令人满意的解释。然而，生理学家们认为这很可能是体内的新陈代谢系统为了响应最初的体重下跌而做出的临时调整导致的。不管是何种原因造成了瓶颈期的出现，你总是能够顺利地渡过，前提是你不会灰心或沮丧并放弃了坚持。度过瓶颈期后，你的体重会恢复下降的趋势，并逐步地靠近你的理想体重目标。

这一减重瓶颈期也是导致我坚持认为我的病人不应该每天称体重的主要原因之一。事实上，每天称量自己的体重对于节食的坚持是十分有害的。主要有两个方面的原因，一方面，当你每天称量自己的体重并发现体重在逐步下降时，你会十分高兴，并可能会下意识以吃东西的方式来庆祝。另一方面，如果你不幸地发现自己体重下降的速度没有自己"想象中"的那么快时，你会觉得沮丧和焦虑。在同一天的某个时候，由于这种沮丧和焦虑，你会无意识地开始吃东西。所以，这里得出的经验教训就是：你称得越多，就会吃得越多！相信我，这就是事实，因为我无数次见证了我的病人是怎么样艰难地熬过这个令人沮丧的每日称量体重的过程。进行节食时，每周至多称重一次，只有这样，你才能真实测量自己节食的实际效果。如果你坚持称体重，那么星期三是进行每周一次称重的最佳时机。星期一和星期五是最糟糕的称重时间，因为它们分别位于周末的前后，此时称重很可能令人沮丧，从而导致暴饮暴食。你的身体花费了很长时间才积累了这么多的脂肪和重量，所以也不要指望自己能够一夜之间甩掉它们。减肥需要耐心和恒心！

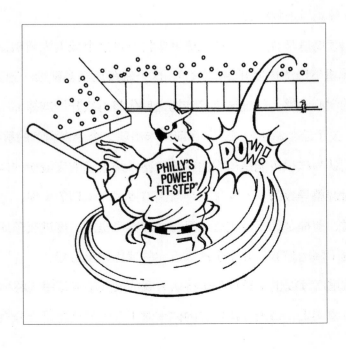

PHILLY'S FIT-STEP WALKING DIET

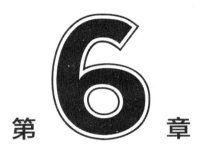

第 **6** 章

分分钟瘦身法

POWER FIT-STEP® IN MINUTES

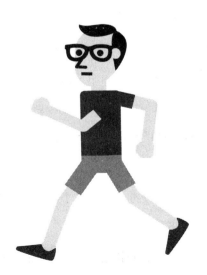

健步瘦身饮食法的第二大部分就是瘦身健步走：每天进行40分钟的有氧健步走，每周坚持六天的运动方案。如果你没有时间一次性进行40分钟的健步走，你也可以将计划拆分成两个单次20分钟的小节。瘦身健步走能强化你身体的新陈代谢并保证你能在健步走过程中，甚至是在健步走结束之后仍能持续燃烧卡路里。在进行40分钟的健步锻炼之后，你的状态和心情都会出奇地好，同时你的能量和活力也会大大提升。额外输送到血液中的氧气会加快你的代谢率，使你能更快地燃烧卡路里。新陈代谢的加速能让你更快减轻体重，并优化你的心肺功能。

随着计算机时代对人们生活的影响，大多数人都被迫从事越来越少的体力劳动。体力劳动的减少是为了储存更多的能量用于其他的活动，这听起来很合乎逻辑。但是，你会感到自己运动得越少，反而会越累，而自己活动的越多，反而越有精力去做其他的事情。运动能改善肺部、心脏和循环系统摄入并将氧气输送到整个身体的能力和效率，氧气是人体燃烧所摄入的燃料（食物）以产生能量的必备催化剂，因此，我们摄入的氧气越多，为身体各项活动能产生的能量也就越多。

氧气是极其重要的元素，事关我们的存亡。由于氧气无法储存，为了保持健康，我们的身体细胞需要保证氧气的持续供应。健步可增强我们身体从空气中摄入氧气的能力，并增加向身体所有器官、组织和细胞所输送的氧气量。健步走实际上能增加血液总量，从而提供更多的红血细胞来将氧气和营养输送到身体组织中，并同时带走人体细胞中的二氧化碳和废弃物。

因此，让我们为了能量、健美和活力，迈出强有力的第一步吧。每天进行健步走，能通过血管为饥饿的身体细胞稳定地供应新鲜的氧气。不要忽视细胞这些小家伙们的需求，因为你依赖它们的程度不低于它们依赖你的程度。如果你在给它们的日常氧气供应上短斤缺两，它们就会直接以小病大灾的方式把气撒回你的身上。所以，坚持每天健步走，医生见我绕道走。

强大的瘦身健步走

每天40分钟轻快的健步走（约合3.5公里），每周坚持六天——这就是费城健步瘦身饮食法在运动上对你的所有要求。你也可以选择将40分钟的健步走拆分成两个单次20分钟的小节进行，无论是户外（健步走）还是室内（固定的自行车或跑步机），40分钟的健步走运动将最大限度地保证你的心血管健康、身体健康和精力无限。请记住，这个40分钟的健步走运动是你的健步瘦身饮食减肥计划的一个基础组成部分，只有这样才能让你燃烧掉那些额外的卡路里，从而实现体重的减轻，并且能帮助你在进行健步瘦身饮食方案的过程中降低食欲。如果你的日程安排不允许你插入一个时长40分钟的健步走，那么将其拆分成两个20分钟的小节，在同一天内选择适合的时间来完成。费城瘦身健步走方案还能为你的身体提供燃料，让你的能量在全天都维持一个较高的水平。当你将费城健步走方案：40分钟（或两个单次20分钟）的健步走方案与费城瘦身饮食方案：40克脂肪/40克纤维的饮食方案结合在一起，你的身体将得到更多的能量补充以燃烧更多的卡路里，减掉更多的体重，并能获得真正健康的苗条身材。

当你首次进行自己的瘦身健步走时，选择一个较为平整的地形，因为山坡地形会给你的腿部、臀部和背部的肌肉造成太大的负担和压力。在进行健步走时，要专注于保持直立的姿势。健步走时，放松肩膀，将手臂和肘部保持在一个相对较低的位置进行自然的摆动。不要将手臂摆动得过高，否则会出现肌肉痉挛并导致颈部、背部和肩部的肌肉出现疼痛。

请确保你的健步保持在一个相对轻快的节奏（即约3.5英里/小时）以达到最佳的效果。当开始健步走后，呼吸和心跳速率会自然而然地变得更快。但是，如果感觉气短或疲惫，那么可能的原因是健步速度过快。请记住，无论何时感觉疲倦或疲劳，应立即休息，并在恢复之后再继续健步走。专注于自然的行走，将精力投入到迈出的每一步中。很快，你就会开始感到放松和舒适，因为前进的步伐逐渐变得越来越顺畅和轻松。以一种平稳的步态，按照自己的步行节奏去进行健步走，步行会自然发展成为一种无意识的同步运动。

短短21天，实现运动的最佳效果

你的瘦身健步走饮食方案应该根据个人的日程安排来进行计划，但是，当你开始执行这个方案之后，选定每天中某个特定的时间段来进行健步走是个好主意，因为这能确保规律性和一致性。一旦启动瘦身计划之后，你就能按照个人需求来调整和改变自己的时间表。例如，午餐休息时间就是计划一个40分钟健步走的理想时间段，因为结合了卡路里的燃烧和卡路里摄入量减少的健步走运动能让你更快减肥。因为一旦吃午饭的时间变少，你就会自然地吃得更少。如果无法在午餐休息时间插入一个40分钟的健步走安排，那么你可以将它拆分成两个单次20分钟的健步走小节，在一天内完成即可。

如果你的身材真的已经变形走样了，那么就可以通过每天40分钟、每周六天的健步走运动来慢慢重塑自己的身材。在第一个星期，每天健步走10分钟，每周进行六天；在第二个星期，每天健步走20分钟，每周进行六天；在第三个星期，每天健步走30分钟，每周进行六天。经过21天循序渐进的准备，你已经准备好自己的身体，可以进行常规的每天40分钟健步走，每周进行六天的健步走运动计划。

请记住，健步走的速度并没有那么重要，除非你的健步速度过慢（低于2英里/小时）。每小时步行3.5英里的轻快节奏是健步走运动的最佳标准，因为这个速度能实现最佳的卡路里燃烧效果，还能达到最佳的有氧运动体能。健步走最重要的因素是，你能以一个相对轻快的步伐进行常规性的健步走运动。如果你在健步走过程中很容易就感到疲倦，或呼吸短促或身体的任何部位出现痛感，或出现任何其他异常症状时，请立即与您的医生联系。

——— 运动的相关谬误 ———

为何有那么多人在运动过程中半途而废？甚至为什么有那么多男男女女干脆从一开始就放弃了尝试开启一个运动计划的想法？大多数人都认为通过运动来减肥是徒劳的，因为他们认为自己再怎么运动也不可能拥有像杂志上或健身房里那些健美身材。你不应该被健身房或录像带里的健身教练吓倒，大多数人高估了肌力与体能训练的困难程度。而且他们觉得运动计划都太过复杂，尤其是当听到诸如"耗氧量"、"体脂成分"、"身体质量指数"、"肌肉质量"等专业词汇时。对于大多数的男人和女人来说，这听起来都太过复杂，以至于他们不愿意开始任何一种正式的运动计划。

然而，大多数人不知道的是，你无须加入一个被严格把控的运动方案来达到健身塑形的效果。你无须加入一个健身房或健身俱乐部，然后被里面20

出头的、有着无穷精力的年轻健身教练吓到。而且你也无须进行高强度的锻炼或进行剧烈运动来获得最佳的健康效果，以及一副精干、修长的身材。正如我们前面已经讨论过的那样，你无须进行剧烈的运动来获得有益的减肥塑形效果。此外，有收获的运动不一定非要是充满痛苦的，运动实际上也可以变得十分有趣！运动可以变得简单易行且容易坚持，这就是为什么我为自己的病人制定出了这个健步瘦身饮食法。他们通过采用这个饮食运动方法，很轻松就变得健康和苗条，也很容易就减掉了体重。如果他们能够在达成效果之后仍继续坚持，已经达成的健身和减肥的效果将能够永久地保持。

关于运动，你需要留心两个谬论。第一个谬论是"没有痛苦，就没有收获"，因为这完全是错误的。一种运动，无须带来疼痛，也不一定需要变得剧烈，也一样可以达成有益的减肥健身效果。事实上，与这句箴言完全相反的情况才是真实的。因为研究已经表明，适度的运动比剧烈运动更有益。适度运动，如有氧健步走，能比剧烈运动燃烧更多的脂肪热量。而另外，剧烈运动更多燃烧的是碳水化合物而非脂肪，这个关于燃烧脂肪的事实证明，适度运动能达到一个更持久也更有效的减肥效果。此外，关于适度运动还有一个简单的事实，即它不会出现与剧烈运动相关的固有风险。

目标心率数值区间的谬论

第二个谬论则是"目标心率数值区间"。从来没有人能证明，一个人必须通过剧烈运动让自己的心跳频率达到一个天文数字，才能保证自己的心血管健康，适度运动实际上能提供比剧烈运动更好的心血管保健。

此外，当心跳频率被推到一个极端的高水平时，剧烈运动已被证明可变成弊大于利。据报道，心律失常、心悸、高血压、罕见的心脏病和中风通常被认定与那些挑战了心血管系统极限的剧烈运动有关。健步不会让心跳频率超出90~110次/分钟的区间，从而达到最佳的心血管保健效果。

这两种所谓的运动真理正是导致大多数人中断自己的锻炼计划，或根本就不会真正开始一项运动计划的本质原因。一旦你意识到这两个所谓的运动真理实际上是谬论，并意识到你无须进行痛苦和充满压力的运动，或是把自己的心跳频次逼到一个极快的速度之后，你就可以开始放松和享受我们的费城健步瘦身饮食法了。

为能量水平提供源源不断的动力

一旦达到了每天40分钟，每周进行六天的运动强度，你就会开始注意到改善后的有氧健身和最大的耗氧量（你身体吸收和分配氧气的量）带来的诸多变化。你会充满活力和能量，拥有修长的身材，更大的肺活量和肌肉张力，更强的运动耐力，晚上更好的睡眠以及更平和放松的感觉和逐步被缓解的不安。一旦开始执行费城健步瘦身饮食法，你就迈出了减轻体重、改善心肺功能、实现身体健康和过一个长寿快乐的人生的第一步。将走路作为一种运动的最伟大之处就在于，这一运动无须局限于某一特定的时间或地点。健步走也无须穿着特殊的衣服或装备，你可以在上班之前或下班之后进行健步走，或者如果你是开车上班，你可以把车停在距办公室一到两个街区的地方，然后走完剩下的路程。如果你乘坐的是公共汽车或火车，可以在目的站的前一站下车，然后步行剩下的路程。如果天气恶劣，一个室内商场可能是进行健步走运动的理想场所，要记住从午休安排中挤出40分钟的时间来进行健步走。想象一下，外面的新鲜空气闻起来的感觉多好！如果你只有20分钟时间来进行健步走，记得在同一天的剩余时间或傍晚时间补上剩下的20分钟健步走运动。无论是一次性进行40分钟的健步走，还是进行两个单次20分钟的健步走，你实际上得到的健身效果是一样的。

每个城市都会有一本城市旅行指南，里面通常包含历史景点、餐馆、特色商店、文化中心和有趣的步行路线等信息。如果你居住在湖泊、乡村或海岸附近，一次步行之旅将给你带来一次耳目一新的变化。花些时间去到处走走，每一个尚未涉足的新地方都有其自然的美感，精彩的世界行走之旅可以始于你的脚下。你只要迈出下一步，就可以获得活力和精彩。

室内的瘦身健走运动

无须等到"天气较好"时再出门运动。当天气恶劣时，你也没有任何借口不在家里进行运动。当天气非常炎热或潮湿时，进行户外运动还应采取必要的防范措施和准备运动，热衰竭和间歇性的中暑并发症通常会出现在那些在炎热、潮湿的天气时仍进行跑步运动的跑步狂热者身上。请记住，如果天气非常寒冷、多风、潮湿、炎热或闷热，你就没有必要在户外进行健步走运动。下面为你提供的各种室内运动，可以作为户外运动的备选，以帮助你坚持自己的瘦身健步方案。

1. 原地健步走

这是一种结合了原地健步和原地跑步动作的运动。原地健步走5分钟，踏步时抬起的脚离地面大约4英寸，踏步频次约为每分钟60步（仅计算右脚落地的次数）。完成原地健步走5分钟后，交替进行5分钟的原地跑步运动，跑步时抬起的脚离地面约8英寸，跑步频次约为每分钟90步（同样也仅计算右脚落地的次数）。锻炼时使用运动软垫或厚地毯，穿带衬垫的运动鞋或休闲鞋，赤脚运动会造成脚部和腿部伤害。重复这样的原地健步和原地跑步循环组合，每天两次，需总共完成40分钟的运动量。你可以将这个时间段拆分成两个单次20分钟的运动小节或4个单次10分钟的运动小节，如果你很容易就觉得疲惫，就停下来休息。这个运动对于大多数人来说可能十分的无趣，所以下面为大家列出一些更加有趣的室内运动。

2. 舞蹈健步运动

打开音乐，跟着你最喜欢的音乐舞动起来，无论是流行、爵士、古典、饶舌（R&B）、乡村或任何一种具有较快节拍的音乐。跟着音乐的节拍，舞出属于自己的动作和节奏。

音乐能消除压力，燃烧脂肪。

音乐可以帮助释放压力和紧张情绪，并通过让你的精力集中于音乐而非自己的问题而达到缓解焦虑的效果。而跟着音乐的节拍进行健步走实际上可以帮助你燃烧更多的热量，减掉更多的体重，并同时缓解你的压力和紧张情绪。你可以根据个人喜好创建自己专属的歌单，包括一些适用于热身阶段的音乐，然后是适合健步运动的快节奏音乐，最后是为舒缓阶段设计的较为平和的音乐。每分钟节拍在115~120的音乐非常适合用于健步走，让你的身体进行自然的调节以跟上你正在收听的某首歌曲的节拍。

当你在家里的健身脚踏车或跑步机上进行室内的运动时，也可以配上音乐。音乐的节拍越快，你运动的节奏就越快，也就会燃烧更多的脂肪。如果你对室内的健身器材没什么兴趣，可以尝试在家里跟着音乐跳舞。舞蹈是一种全身运动，既可以温和舒缓，也可以充满动感和活力，可根据个人情况自行调节和选择。任何类型的舞蹈都可以达到运动的目的，无论是踢踏舞、爵士舞、民族舞、现代舞或有氧舞蹈，可根据个人喜好来选择任何一种舞蹈，你通常可以找到视频来帮助跳出你最喜欢的舞步。

在法利迪金森大学进行的一项研究表明，那些除了降低膳食卡路里摄入量之外还跟着音乐进行运动的女性，减掉的脂肪总量和体重磅数是那些运动时不听音乐的参照组女性的两倍。研究认为，相较于那些运动时不听任何音乐的女性，这些在运动时听音乐的女性在执行锻炼计划的过程中表现得更积极，对自己的要求和激励也更高。近期的另一项研究表明，那些经常跳舞的人在到了50多岁和60多岁时仍能拥有较高的身体素质，更好的体能平衡和更灵活的身体。你可以在家里跳舞，买DVD学习舞蹈或是跟着网站上的在线舞蹈视频进行学习。或者，如果你愿意，可以在当地的健身房或健身馆或你所在区域的舞蹈工作室上一到两门舞蹈课程。在家里跳舞能给你带来极大的乐趣，还是一个能保证每天都让你进行40分钟的有氧运动来燃烧卡路里的运动方式。

3. 直立固定的健身自行车

坚持室内瘦身健步走运动的一个最简单的方式，就是利用一个直立固定的健身自行车进行运动，你可以通过室内运动这一方式达到塑身效果并强化身体素质。一辆固定健身自行车最重要的特点是，有个支撑良好的舒适座椅，一个可调整的车把，一个坚实的护链板，一个安静的踏板和链条，以及一个结实耐用的前轮。大多数的健身脚踏车都配备了速度表来显示你蹬踏的速度以及一个里程表，一辆物美价廉的固定健身自行车跟一辆昂贵的固定健身脚踏车能达成同样的运动效果。但是，一辆带有可移动车把手的固定健身脚踏自行车是毫无价值的，虽然它们声称可以锻炼身体的上半部分，但事实上，它们会导致手臂和背部的肌肉被动地运动，从而导致肌肉拉伤与韧带的劳损。

固定的健身自行车是一种最安全也最有效的室内健身器材，可以替代你的户外健步走运动，并达到同样的效果。在蹬踏固定健身自行车时，你可以听音乐、看电视、打电话，甚至是阅读（一个立式的阅读图书架可以很轻松地固定到车把手上）。如果自行车上还配有张力计，将它调整为零或最小张力值。请记住，你无须为了达到有氧健身的效果而给自己太大的张力，因为这可能会造成压力过大。你应该以10~15英里/小时的舒适强度进行蹬踏运动。为了满足你日常锻炼的需求，每天可蹬踏40分钟；为了避免过度疲劳，你也可以将它拆分成两个单次时长20分钟的小节进行。要穿着休闲鞋或运动鞋（不要赤脚进行蹬踏训练），一个护链板可以防止衣服卷入自行车链条中，如果没有护链板，可以在运动时卷起自己的卫衣下摆防止被绞入链条中。

4. 背靠式固定自行车

有些人可能觉得在背靠式固定自行车上进行运动会让自己的身体感觉更加舒适和自然，他们也倾向于认为背靠式固定自行车的座椅比直立式固定自行车更舒适、更符合人体工程学设计。一些研究还表明，背靠式固定自行车在蹬踏时对上背部和下背部的肌肉造成的压力更小。背靠式自行车比直立的固定健身自行车能更好地锻炼股四头肌的肌肉，且因为蹬踏时要求特殊的腿部位置，它对大多数有着各种类型膝盖问题的人群大有裨益。哪一种类型的自行车更适合你，这取决于个人的喜好和选择，两种类型的自行车都提供了同等水平的有氧健身和燃烧卡路里的效果。

5. 跑步机

跑步机是燃烧卡路里和锻炼心肺功能的一种有效方式。人力带动式的跑步机会造成腿部的负担，因为你需要向下用力蹬踏才能带动跑步机，这就导致了步态的不自然。使用那些带甲板区（步行区域）的电动跑步机需要有足够的长度和宽度来确保能适应任何一种步幅，甲板的面积至少应有宽18英寸，长55英寸。一个带缓冲垫的甲板对脚踝和膝盖很有好处，如果有一条厚实的花纹传送带就更好了。你可以在试用跑步机的时候感受一下传送带的厚度，也可以咨询销售人员拿到传送带厚度的相关数据，然后可以拿这个数据跟其他跑步机进行一个比较。

寻找那些有着较高连续运行能力且评级较高的电动跑步机，马力应至少为1.5匹，以电动机的最大输出马力作为参照。能连续运行的电机能为你提供一个恒定的最大输出功率，而最大输出电机能提供瞬时的加速和爆发却不适用于较长一段时间内的平稳步行锻炼。你也可以选择一个带电力倾斜的跑步机，但倾斜度过大对膝盖和脚踝都有害且会造成背部肌肉的紧张。而且，一定要确定你购买的机器有自动停止按钮，因为如果你跌倒或感到头晕时，可以按下按钮并立即停止机器。不过有些人发现，跑步机给他们的脚踝，尤其是膝盖带来了太大的负担，因为腿部在跑步机上进行运动时会不断地受到冲击和影响。对于这些人来说，空气漫步机可能是一个更好的选择。

6. 一边工作一边健步走

现代的男男女女们在电脑前花费了太多的时间，他们很难在一天中找到一个专门的时间段去健身房锻炼。成功的案例证明，你可以在自己的工作台前面安装一个速度缓慢的跑步机。你的工作台应该位于跑步机的上方，你可以通过在跑步机上方安装一个可以安放笔记本电脑的架子来实现这一点。对于大多数人来说，这种室内运动方式可能过于复杂，但对于白天没有时间进行任何运动的商务人士来说，这不失为一个他们用来保证工作锻炼两不误的有益运动方式。

在刚刚开始这种运动方式时，你需要将跑步机的速度调得较慢（大约在0.5英里/小时的速度）以保证你在打字或阅读的时候不会上下抖动。将笔记本电脑放到架子上，以保证你的视线落点位于屏幕的中间，且你的前臂处于与地面平行的状态。你可能需要经过一段较长时间的训练和适应才能习惯这样一种姿势，但是，一旦你掌握了其中的诀窍，你在白天的工作中就不需要时刻坐在工作台前面，还能燃烧掉大量的卡路里。

作为准备，在最开始的过程中可以边看电视边走跑步机，然后可以升级到边上网边进行跑步机运动，这会让你逐步适应边健步走边使用电脑。然后，逐步地开始打字，发送和接收电子邮件等。遵循这个流程，你就会逐步实现能一边在跑步机上健步走，还能一边用电脑完成你常规的工作量。使用一辆直立固定的健身自行车也可以轻松地实现这种边健步走边工作的锻炼方式。可以将自己的笔记本电脑用一个支架固定到自行车前方，很多直立固定健身自行车都自带可以放置书本的支架，可以加宽这些支架以适配电脑的放置，工作上的电话可以很轻易地在进行健步走锻炼的过程中就完成。运动产生的额外内啡肽可以让你在进行业务电话联系时有一个更加明确和有见地的思维，而许多伟大的想法和计划都来自那些一边工作一边健步走或蹬踏自行车的人。

7. 空中漫步机

空中漫步机这种健身器材结合了跑步机和阶梯踏步机两种运动模式。你的脚交替向前踏步以模拟行走的状态，但器械中的脚踏会随着你的脚掌同时上升和下降。这种运动提供了一种无冲击的运动方式，如果你患有可能导致行走困难的任何类型的膝盖或背部问题，这个器械就是你的最佳选择。为了达到最大的运动效果，一台带有可以在健步走时随着步伐来回移动的交叉双横臂训练杆（而非固定的训练杆）的空中漫步机能提供最大的运动量，燃烧更多的卡路里，并锻炼到更多的肌肉群。大部分的空中漫步机都配备了可调节的斜坡坡度和阻力设置，但是，常规的设置对于心肺功能的训练来说，通常已经是绰绰有余了。另外，还要注意那些节省空间的小型空中漫步机，因为它可能没有办法容纳一个高大的人的步幅，或无法提供全套的运行模式。在购买之前尝试不同款型的机器，看看哪一种用起来最舒适。空气漫步机可以成为除户外运动之外的一个好选择，不过，有些人很难适应空中漫步机，且感觉这种类型的运动强度过高且需要花费大量的精力。在购买前试用一下，看看用起来是否感觉舒适。

8. 游泳

游泳40分钟能提供的有氧训练和心血管健康方面的好处与健步走和其他

室内的瘦身健步运动方式一样。事实上，游泳对关节的压力较小，尤其是当你有任何形式的关节炎或背部问题时，游泳是你的最佳运动选择。这样做的原因是，游泳对关节的压力极小，因为水的浮力降低了重力作用的因素。如果你有机会进行室内或室外的游泳，那么每天游泳40分钟将完全符合费城健步瘦身饮食法的运动需求。水中的有氧运动也是一项极佳的非负重锻炼方式，可以健身、减肥、塑形并有助于预防骨质疏松症。

9. 跳绳瘦身健步运动

如果你的协调性足够好且会跳绳，那么跳绳也可以成为一种有趣的室内运动。进行5分钟的单脚交替踏步跳绳，然后进行10分钟的双脚跳绳。跳绳时，垫上一张软垫或一张地毯，穿着低跟运动鞋或休闲鞋。可以每天进行两到三次的跳绳锻炼，每天总时长达到40分钟即可，也可以将其拆分成两个单次时长20分钟的小节进行。如果你自觉协调性不足以进行跳绳运动，可直接放弃！

10. 商场中的健步走运动

对于那些不想在恶劣天气里在家里进行室内运动的人来说，商场也是进行40分钟健步走的好地方，很多商场在商店还未开业时就会开门来为"商场中的步行者"提供运动的场地。如果你有机会去到某一个类似的室内商场且不喜欢待在家里运动，那么你无论如何都要到商场去进行你的瘦身健步走。记得目视前方，这样可以防止你在健步走的过程中分神浏览商户的橱窗。

在旅行中进行瘦身健步走

无论度假还是出差，都可以通过坚持健步走方案来保持健康苗条的身材。游轮和火车是进行短距离健步走的理想交通工具，如果乘坐飞机，可以在候机或出现临时滞留时在机场大厅里进行健步走。如果飞行时间漫长，要记得经常站起来并在飞机上走动。如果你不得不长时间坐在自己的位置上，记得经常做抬腿、放下的动作，以防止腿部血液凝块的形成。大部分的大型航空公司、游轮和火车都会提供特殊的节食菜单，如果你每天有一顿饭都很挥霍地大吃大喝也无须担心，因为你可以通过健步走很快将摄入的卡路里消耗掉。

大部分的大型酒店也能为你提供该地区步行游览路径的地图。早点起床，在会议开始前进行一个40分钟的轻快健步走。无论何时，尽可能使用步行梯。如果气候恶劣，可以绕着酒店周围进行健步走。很多酒店都配备小型的健身房，你可以在那里游泳或使用固定的健身自行车进行运动。如果天气恶劣，利用这些资源进行运动，而不要窝在房间看电视。大部分的出差都充满了压力，健步走可以缓解紧张情绪，让你觉得更轻松且能更高效地工作。在进行健步走之后，演讲者通常能表现得更好，因为健步走为他们的大脑提供了更多的氧气，刺激有助于放松的化学物质（内啡肽）在大脑中的分泌并抑制了二氧化碳形成。这种有氧的健步走能让你避免舞台紧张感，能进行一场更为敏锐、清晰和简明扼要的演讲。

当进行瘦身健步走时，你可以保持身材的苗条且拥有更多的活力，不要让一个小小的旅行绊倒你。大多数人在度假或商务旅行之后都觉得筋疲力尽，是因为他们成天坐着，并沉迷于食物和饮料的摄入。哪怕是出差，也要保证每天进行40分钟的健步走，并让这成为你的一种习惯。只要能够坚持这么做，当结束旅行时，你会觉得健康又放松。而且，希望你的体重能跟你出差前的一样，没有出现上涨。

瘦身健步走的秘诀

1. 人体是为数不多的一旦停止使用就会损坏的几种物体之一。身体状态很活跃的人通常在生理和心理层面的反应都十分敏锐，行走已经被证明是能预防心脏和心血管疾病的显著因素之一，健步走能强健心脏肌肉，改善肺功能和效率，并通过保持血管的弹性来降低血压。在开始任何运动和锻炼计划之前，一定要去医生那里做一个完整且彻底的身体检查。

2. 为了能够舒适和有效地进行健步走且不感觉疲惫，你应该将身体的重量均衡地落在双脚上或稍稍前倾落于双脚前方，保持身体的放松，膝盖稍微弯曲，以稳定、匀速和轻快的步伐进行健步走。为了从健步走运动中获得最佳的好处，你应该参照费城瘦身健步走里面提供的脚跟和脚趾方法来进行运动，且要记得保证脚尖面对正前方。向身体前方迈出一步，脚跟要比脚掌和脚趾先落地，身体重心随即前移，这样当你的后脚跟抬起时，脚尖可以发力并准备好迈出下一步。在此过程中，保持手臂和肩膀的放松，并随着每一次迈步自然摆动。过不了多久，你就能找到一个适合你的自然的节奏、步伐和步幅。瘦身健步法提供的这个先脚跟后脚尖的步行秘诀能锻炼你的小腿肌肉，并刺激腿部的静脉血液向上回流到心脏和肺部，然后再通过动脉输送到全身的细胞、组织和器官中。

3. 在健步走时，不要弯腰驼背，要抬头挺胸地走。在健步走时，抬起你的头，肩膀向后舒展，还要记得挺胸收腹。你可能需要通过不断地练习才能适应这种抬头挺胸的健步走，但经过一段时间的适应之后，这种姿势就会自然而然地成为你走路的姿势之一。关于步幅，没有既定的标准。在健步走时，在不费劲的情况下，可以尽可能舒展你的步伐。当你进行瘦身健步走时，推动双腿轻快地向前，大力地摆动你的手臂，然后你就能感到身体能量不断涌出。

4. 保持步伐的稳定，不要试图加压，也不要在健步走时尝试加快步行的速度。如果你在步行很短的时间后就觉得疲惫，那么就停下来休息。

然后再以一个稳定和匀速的步伐重新开始。无须着急，你只需要按照自己感觉舒适的步伐前行即可。在健步走的过程中，保持身体的放松，保持前进步伐的稳定和匀速，然后就能自然而然找到适合自己的节奏。在健步走过程中如果遇到不平坦的路径，你的步行节奏就会被控制，尤其是当出现下坡或上坡时，不要刻意抗拒这种节奏的改变，顺其自然微调节奏。

5. 请记住，每天进行健步走的时间总量才是最重要的，你走了多长的距离还是以多快的速度行走并没有那么重要。如果你能保证每天健步走40分钟，无论你每小时是走了2.5英里、3英里、3.5英里，还是4英里，最终的瘦身效果其实没有什么差别。无论距离长短，你都能够燃烧卡路里，减轻体重并强健体能。换句话说，只要能有规律地进行健步走，你走得多远或走得多快都不重要。为了让自己的健康水平和能量水平保持在其峰值，你需要每天健步走40分钟，每周进行6天。当然，如果你能以一个较为轻快的节奏进行健步走，即大约每小时走完3.5英里的距离，那么就能够一直保持最佳的健康水平。

6. 但是，在健步走过程中要保持警惕！要留意周边的环境。避免去人烟稀少的地方步行，调整和变化自己每天健步走的时间段和路径，坚持在白天进行健步走，在熟悉的或人口稠密的地区进行健步走，实现规划健步走的路线。如果在任何区域觉得不自在，听从自己的直觉，往回走，告诉亲戚或朋友自己健步走的时间和地点。无论何时，都随身携带手机，如果迷路了，给朋友或警察打电话。如果你感到疲惫，在人员密集的居民区（如餐厅或商店）停下来休息。

7. 如果可能，在健步走时带上一条狗、一个朋友、一根棍子、一根登山杖、一把雨伞或任何可以起到防身作用的棍子，不要理会那些问你问题或在背后叫你的陌生人。这些棍子可以在远足时帮助你爬山，或是当你有需求时成为一个便利的工具。

8. 如果你在健步走时带了MP3、CD机、智能手机或iPod耳机，需要格外小心，因为它们可能让你听不到车辆的声音或是有人从背后向你靠近。永远不要相信一辆正在行驶的车辆，不要觉得他们会给你让路。永远不要跟一辆车子较真，万一撞上，你一定是输家！

9. 远离那些人可以隐蔽藏身的区域：灌木丛、停着的汽车或卡车、小巷、停车场等。如果你受到威胁或遇到可疑的人，快速跑进购物中心、公寓房区、人潮拥挤的街道，甚至是敲开别人的家门。绕开杂草丛生或树木繁茂的区域和黑暗的街道，远离里面坐着陌生人的停放车辆，身上挂一个哨子或是在口袋里装个噪声报警器。哪怕你仅仅是怀疑可能有麻烦出现，也不要吝啬使用它们。

10. 穿浅色的衣服，尤其是当你在清晨或黄昏进行健步走时，浅色衣服让司机能很容易就看到你。衣服湿了之后看起来比干着的时候颜色要更深，所以在雨天健步走要格外小心。在天黑之后或在黄昏健步走，身上的衣物或鞋子是否带有反光材料可能就决定了这是一次安全的健步走还是一趟去往医院的健步走，反光材料能让可见度增加高达200~750英尺。

11. 记录你的健步走运动信息。比如，你今天走了多久？大约走了多远？还要记录你进行健步走的时间和地点，并记录你对走过的区域的印象，这个地方可能是你以后想要远离或是想要再次探索的区域。你可以在健步走时随身携带一个计步器，它能跟踪并记录你走过的里程。现在还有可以通过电脑计算的计步器，能计算你步行的距离、消耗的热量、步行的速度、心跳速率以及计时等。但是，一个物美价廉的不能进行电脑计算的计步器也一样好用，而且它比那些高科技的类型要便宜得多。

12. 不要指望看到立竿见影的效果，无论你是想要强健身体还是想要控制体重。请记住，"罗马不是一天建成的，因此你的减肥愿望也不可能一夜之间就实现。"给你的身体一些时间来适应规律性的健步走运动，调整和改变健步走的方案，改变自己健步走的时间段（上午、下午或晚上），让自己的运动安排变得更加灵活。你对自己健步走的时间和地点越适应，你就越有可能定期的进行健步走。

13. 为了保证安全，尝试跟亲戚朋友一起健步走。健步走可以是一种运动锻炼，也可以是一种社交活动。如果能够在健步走的同时花更多的时间跟自己喜欢或深爱的人在一起，肯定能为你的健步走添加许多乐趣和享受。健步走是唯一一种能让你在锻炼的同时还能聊天的运动，如果你因为气喘吁吁而无法正常说话聊天，那么很有可能是因为你健步走的速度过快。每一周到两周就改变一下你的步行路线。记住要注意观察并遵守步行路线沿途的任何新标志和声音，人迹罕至的路线或许才是最有趣的。

14. 以40分钟的健步走代替40分钟的茶歇。健步走实际上能清空思维并让身体的健步机能恢复活力和能量，与之相对的是茶歇时摄入的咖啡和甜甜圈会为身体的久坐机能增加更大的脂肪负担。无论是咖啡因还是糖分，都会导致胰岛素的分泌增加，在初始的血糖上升之后，分泌出的多余胰岛素会导致血糖急剧下降。因此，如果在茶歇时选择了咖啡和甜甜圈，你不仅不能像健步走茶歇后那样精力充沛地回来继续工作，还可能出现浑身无力、头晕目眩和昏昏欲睡等状态。

15. 如果你在进行健步走方案的过程中休息了几天甚至是一个星期，也不用担心害怕。任何一个运动计划，哪怕是像健步走这样简单又充满乐趣的运动，迟早都会让人觉得有点厌倦。在计划中安排几天的休息时间，可以让你有个喘息的机会，然后再带着新的兴趣和热情回归健步走计划。一定要记住，哪怕你在健步走运动计划执行过程中偶尔休息了一下，所有你减掉的体重不会反弹回来，你的身材也不会瞬间变形。在受伤或生病时不要运动，因为你的身体需要时间来愈合，也需要时间从任何困扰你的疾病中恢复过来。请记住，你不能通过运动愈合伤口或治愈疾病。许多所谓的健身狂热爱好者曾经试图这么做，但结果无一例外都是灾难性的。

瘦身健步法是控制体重和强身健体一个理想方法。人类生理学研究表明，健步走能够作为一个无须节食却能减轻体重的方法，也能作为一个无须剧烈运动却能强健身体的方案。现代人往往会让一种久坐的生活方式成为日常生活的主宰，我们白天整天坐在办公桌前，晚上到家又坐到电视机前。无论目的地距离我们有多近还是有多远，我们都习惯开车去，而忘记了一种最轻松、自然和健康的出行方式——步行。我们大多数人宁可在银行的免下车服务窗口等上20分钟，也不愿意下车并走一段停车场的距离去银行里面办理。即便是在工作场合，哪怕只有少数几层楼，我们也倾向于坐电梯而不是爬楼梯。当我们去超市或商场时，大多数人宁愿绕着周边的停车场多转几圈，只是为了找到一个更靠近超市和商场的停车位。

用健身的热情，点燃山峰的活力

想要更快得燃烧脂肪，可以尝试进行爬坡健步走，例如可以去坡度适中的小山上进行短时间的健步走，如5~10分钟。爬坡健步走能加速你的新陈代谢，让你能以比平地健步走更快的速度燃烧脂肪。无论坡度如何，任何斜坡都能让你发现自己的心跳更快，呼吸更急促。

但是，你必须在状态相对良好的情况下进行爬坡健步走。这意味着，在你开始尝试爬坡健步走之前，你必须进行六到八周的每天40分钟，每周进行六天的健步走。如果你在爬坡健步走过程中觉得疲倦或呼吸急促，停下来休息。如果你所处的状态相对良好，就应该能够轻松地完成坡度较为平缓的山坡健步走而不会感觉不适。但是，如果你发现爬坡健步走太费力或很快就让你觉得疲惫，那么就应该继续自己在平地上的常规健步走训练。

应绝对避免陡峭的山坡，因为在陡峭的斜坡上进行爬坡健步走时，韧带和肌腱损伤出现的风险更加频繁。尤其是，下山的健步走会让你更容易出现脚踝和膝盖的损伤，因为在下坡的过程中，步幅不均，且由于重力作用，下山的步行速度会更快，这可能导致你为了防止自己加速过快而用力减缓步伐，甚至可能将脚后跟用力地踏入泥土中。如果你的目标是以更快的速度燃烧卡路里，而且在轻度或重度倾斜的山坡上健步走让你觉得比较舒适的话，可以让爬坡健步成为你每周健步计划的一部分，可以每次进行5~10分钟，每周进行2~3天。

还要记住的是，在不平坦的路上或坡度较缓的山坡上进行健步走可能造成腿部肌肉疲劳和肌肉痉挛。如果你出现了腿部抽筋的情况，一定要停下脚步，并切换到平地进行健步走。只有在你觉得有必要加快新陈代谢的速度来燃烧更多的热量时，爬坡健步走才有必要，否则，通过在平地进行较长一段时间的健步走，你也可以取得同样的脂肪燃烧效果，还能避免爬坡健步走可能出现的危害和/或危险。

你的坚持，终将美好

你曾多少次听到别人，甚至是你自己这么说"我要放弃了！运动真是太无聊了？"超过65%的男性和女性会在进行一项运动计划的4~6周之后直接放弃，这个结果很令人吃惊不是吗？其实也是意料之中的事！最初的激情往往很快就会被无聊感取代，大多数的运动器材和运动服装很快都能在衣柜里无人问津的角落找到自己的归宿。然而，幸运的是，健步走成为大多数人会持续保持的运动之一。与其他形式的运动计划相比，放弃进行规律性健步走的男性和女性的比例不超过25%，这可能是因为健步走不需要特殊的装备和衣物，或者也是因为健步走无须加入俱乐部或支付会费，还可能是仅仅因为大多数的步行者通常是个人主义者并比大多数能够保持身材的人有着更坚定的决心。

我却认为，步行者能持之以恒的进行健步走的真正原因很简单，就是，健步走其实很有趣！这难道不是一项运动原本就应该做到的吗？诚然，我们都希望得到强健的体格、健康的身体，并控制的体重和长寿的人生。但是，我们想要逃离日常生活的压力，而这一点仅靠过得开心就能实现。健步走是一项毫无压力且充满乐趣的活动，我们可以随时、随地、随心所欲地进行。

保持运动的积极性

保持积极性是任何减肥和健身计划成功的关键，找个同伴一起健步走是保持积极性的好方法之一。此外，每隔几天就调整和改变健步走的路线和地点也能为你的日常健步走锻炼提供全新的视角，你会接触到新的风景、声音和气味。此外，定期改变路线能让你看到自己生活或工作的城市或郊区的不同地域，还能见到形形色色的新面孔。另外一种保持积极性的安全可靠的方式是，当你进行健步走锻炼时，改变步行的速度或步行的强度。例如，在每天40分钟的健步走时，每5~10分钟后加速行走30~60秒。加快步行的速度让你能吸入更多的氧气，这会让你感到身体注入了额外的能量。加速步行也能让你燃烧更多的卡路里，这进而会加速体重下降和体能建设的速度。另外，每天再额外进行5~10分钟的健步走也可以成为日常健步走安排的一个变化，而这会让你燃烧更多的卡路里并能达到额外的减重和健身的效果。

如你在健步走方案中加入简易力量训练（详见第10章），即在40分钟或两个单次20分钟的健步走的过程中加入手持重量的力量训练后，你就能更容易保持自己的积极性，每周进行三次即可。这些力量训练在帮助你燃烧多余的热量的同时，还有利于锻炼上身肌肉。健步走过程中手持轻重量的手持力量训练器械能锻炼到上身不同的肌肉块，因此能让身体中的能量激增并在额外作用于肌肉训练的基础上刺激并加速整个身体的代谢率，在进行瘦身健步走的同时进行手持重物力量训练实际上能让你实现双重燃烧卡路里的效果。首先，有氧的健步走运动能让你燃烧卡路里，其次，肌肉组织的训练会积极消耗热量，这会额外燃烧身体的卡路里，这种双重燃烧卡路里的效果能产生最大的减重、健体和塑形效益。

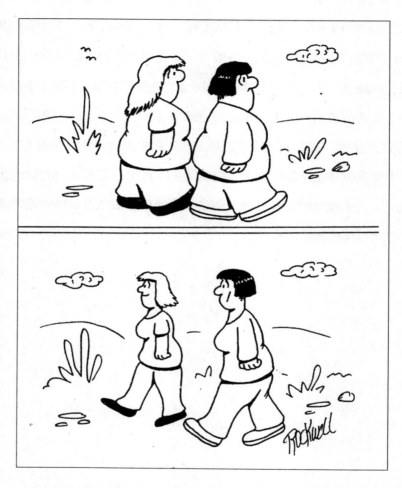

■ "我不知道你感觉怎么样，反正我感觉自己已经变瘦了，而我们才不过是进行了40分钟的健步走而已！"

PHILLY'S FIT-STEP
WALKING DIET

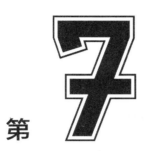

第 **7** 章

史上最快速持久的减肥法

DIETWALK® : QUICK WEIGHT-LOSS

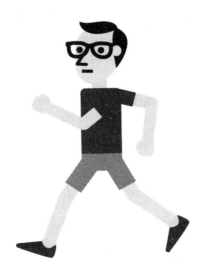

脂肪计算公式

来自美国国立卫生研究院的最新报告再次证实，肥胖已经成为美国的一个重大的健康风险。有充分证据表明，肥胖不仅会缩短寿命，还可能实际地影响到人们的生活质量，而且，有近20%的美国人超重。怎么来判断你是不是这20%中的一员？其实很简单。你只要按照下面的脂肪计算公式来计算一下自己的正常体重并做个比较就可以知道了。

女性：5英尺身高为100磅，每高一英寸加上5磅的重量。例如：5'2" = 110磅

男性：5英尺身高为106磅，每高一英寸加上6磅的重量。例如：5'9" = 160磅

体重指数

体重指数（BMI）是一项将身高纳入体重质量计算的新测量方法，这是参照身高来评估身体脂肪的另一种方式。体重指数（BMI）是一个复杂的数学公式，涉及了体重（以磅为单位）和身高（以英寸为单位）的关系计算。与其试图自己算明白这个数学公式，查询在线的或健康杂志上的体重指数（BMI）表更简单。一般来说，体重指数（BMI）也能基于你的数值来评估你

出现心脏疾病的风险。下面这个体重指数（BMI）概览图能让你了解到自己是否超重，以及自己出现心脏疾病的风险程度。

体重指数（BMI）	体重描述	心脏疾病风险
18.5~24.9	正常	无
25.0~29.9	超重	较高
30.0~34.0	轻度肥胖	高
35.0~39.9	中度肥胖	较高
40.0 or greater	重度肥胖	极高

如果在参照脂肪计算公式和体重指数（BMI）之后发现自己的指标均不合格，那么你真的需要开始快速甩掉你的体重了。体重超重导致的医疗风险升高主要体现在：高血压、心脏病发作、中风、糖尿病、关节炎、所有类型的癌症等。如果你碰巧需要进行手术，超重还会增加手术风险。如果你身体大部分的重量堆积在上半身（胸部、臀部和腹部），而非臀部和腿等下半身的话，风险的程度会被大大恶化。

光节食是没用的

《消费者报告》在过去的三年到五年内调查了自己9.5万名订阅用户，其中超过1.9万的用户参与了付费的节食方案，而剩下的则试图按照自己的方式来通过节食减肥。两组人群达成的效果相似，采用了各类不同节食方案的节食者平均减重为10~12磅。令人沮丧的消息是，本次调查的大部分受访者在结束节食方案后的3~6个月内出现了体重反弹，反弹幅度几乎是减掉体重的一半。在结束节食方案后的两年内，所有减掉的体重反弹回来了三分之二，只有20%的受访节食者能保持三分之二的减掉体重在两年之内不反弹。许多这些付费的节食方案的平均花费是每周65~70美元——这对于一个只能实现短期减重效果的节食方案来说，是一个沉重的代价。

大多数的女性会倾向于认为自己很胖，但在现实生活中，男性更容易超重。最近的一次民意调查，调查了1200名来自全美各地的男性和女性，结果如下：

- 超过50%的女性认为自己超重，而持有同样想法的男性仅为38%。

- 65%的男性人实际上是超重，而女性的比例仅为62%。

- 近40%的受访者表示自己正在节食。

- 60%的受访者超重，这与上一年调查得到的比例完全相同。

- 受访者中有超过50%的人认为自己的运动量不足。

尽管我们有着这么多的节食书籍、健身俱乐部、健身中心和节食倡导者，可没有任何证据表明我们正在变得越来越瘦！那么，解决的方案是什么？当然是健步走！步行者，总的来说，是所有年龄段中超重几率最小的一群人。这一事实已经在许多医学研究中得到了验证。

"我其实吃的一点儿都不多"

关于超重问题，我的病人最经常问我的一个问题就是"为什么我会抑制不住地长胖呢？我其实吃的一点儿都不多"。其实，事情的真相是，随着年纪的增加，我们也会变得越来越重，主要是因为，即便我们的食物摄入量维持不变，我们身体的活动和技能都会趋于下降。打赢这场战争的唯一方法就是消耗掉那些多余的热量，健步能切实地燃烧卡路里。关于健步走能消耗多少**热量**，下面的表格能让你大致了解到健步走能消耗的热量值。其中热量消耗值的计算单位一般为分钟或小时（如下表）。

步行速度	消耗热量/分钟	消耗热量/40分钟	消耗热量/小时
慢速（2英里）	3~4	110~130	210~260
中等速度（3英里）	4~5	130~160	260~330
轻快的速度（3.5英里）	5~6	235~300	320~380
较快速度（4英里）	6~7	190~220	380~440
竞走速度（5英里）	7~8	220~260	440~520

一磅的身体脂肪中含有约3500卡路里，你摄入的卡路里每超过身体实际需要量3500卡，这些卡路里就会转化成一磅的脂肪存储到身体里。如果减少了3500卡路里的热量摄入，你就能减掉一磅。你的身体花了多长时间来存储或燃烧掉这些3500卡路里的热量都不重要，因为结果总是相同的。你要么增加，要么减掉一磅的重量，这取决于你需要花多长的时间来累积或燃烧掉3500卡路里的热量。

明白这个原理后，仅仅通过健步走，你就可以真的减掉体重。如果你每天以3.5英里/小时的速度步行一小时，就可以每日燃烧至多350卡路里的热量。因此，如果你每天健步走60分钟，坚持10天，就可以燃烧掉3500卡路里的热量。如果你每天健步走40分钟，需要坚持15天才能燃烧掉3500卡路里的热量。鉴于每磅身体脂肪含有3500卡路里的热量，你通过健步走每燃烧掉3500卡路里的热量，就能减掉一磅的身体脂肪。健步走的时间越长，燃烧掉的卡路里就更多，而这就是瘦身健步走计划能真正有效的原因。

瘦身健步走：快速减重健步走

瘦身健步走：40分钟运动方案指的是每天40分钟的较为轻快的健步走（3.5英里/小时），每周进行六天的运动方案；并与瘦身饮食法40克脂肪/40克纤维膳食法进行了结合，这个减肥计划的基础是通过节食与健步走的结合而燃烧掉的卡路里数量。3.5英里/小时的健步走强度让你能坚持很长一段时间而不会感到压力、负担或疲惫。我们这里说的健步走与逛街走路不是一个概念，因为后者速度太慢（1~2英里/小时）且对于燃烧卡路里没有任何用处。但我们肯定也不建议进行竞技式步行（5~6英里/小时），因为既不适合作为长期且永久有效的减肥方法，还会带来与慢跑一样的危害和危险。

采用瘦身健步走：快速减重健步走方案，你能减掉多余的体重，因为你可以通过健步走燃烧掉多余的脂肪。更快地减重效果只有在你健步走的强度大于每天40分钟健步走，每周6天的情况下才会出现。下面的这个瘦身健步走：快速减重健步走是专门为那些想要迅速减重的人设计的，它的减重速度比瘦身节食方案&瘦身健步方案的组合方案，效果也更好。

采用下列三种瘦身健步走：快速减重健步走方案中的任意一种，能减掉的体重都比仅采用瘦身节食方案&瘦身健步方案的组合方案的情况要多。只有在每天健步走的时间更长的情况下，这种额外减重的效果才会出现。请记住，仅仅是每天多走几步路，就可以轻松地减掉体重并让自己看起来更完美。

快速减重健步走方案

快速减重健步走方案1
每天健步走1小时，10天轻松减掉额外的1磅体重

采用这个快速减重健步走方案，只要能坚持一周七天每天都进行1小时的健步走或每天进行两次0.5小时的健步走，并坚持10天，你就能额外减掉1磅的体重。这个计划与原计划唯一的区别在于，现在需要每天都健步走1小时。保持轻快的健步走速度（3.5英里/小时），仍能每小时燃烧350卡路里的热量。

鉴于每燃烧3500卡路里的热量或减掉1磅的体重需要进行10个小时，每

小时步行速度为3.5英里的健步走，如果你能每天都坚持健步走1小时，就能每10天就额外减掉1磅的体重。采用这个方案，每个月能额外减掉3磅的体重。

快速减重健步走方案2

每天健步走1.5小时，7天轻松减掉额外的1磅体重

如果想要更快速地减掉体重，你可以每天进行1.5小时的健步走或两次时长45分钟的健步走。通过每周七天每天都进行总时长1.5小时的健步走，你就能加快本计划中步行减重的速度。当你每天健步走时间加长到1.5小时，你每天燃烧的热量为525卡路里，即每周3675卡路里的热量。你将看到，仅仅一周的时间就能额外减掉1磅的体重，还能匀出一定量的热量空间可供挥霍（175卡路里）。

快速减重健步走零食方案3

吃自己最喜欢的零食，无须担心热量问题

假设你对目前的体重较为满意，无须减肥，但同时希望自己的体重不要再涨哪怕一盎司。或者，你目前的体重离理想体重差了十万八千里，但你同样也不想再涨哪怕一盎司的体重，因为这意味着你又要调大一个尺码。每个人都想在随意吃喝的同时至少维持体重不再上涨，现在你无须担忧了，这个快速减重健步走零食方案就是为你量身定制的。

来一块蛋糕、一份薯条、一个冰淇淋圣代、一块比萨、一个汉堡或一杯红酒怎么样？快速减重健步走零食方案让你能在随意吃喝的同时还无须付出体重增加的代价。你可以随心地吃自己喜欢的零食，但要参照下面的表格（表

III），并根据表格进行相应时间长度的健步走，这能让你消耗掉那些多余摄入的热量。下表列出了食物类型，以及对应的健步走时长，时间的计算基于轻快的健步走速度（3.5英里/小时）。

如果你没有在下表中找到自己最喜欢的食物，同样可以很轻易地计算出燃烧掉摄入零食的卡路里热量所需的健步走时间。你只需要查出自己最喜欢零食的卡路里含量，然后除以6，得出的结果就是燃烧掉这些卡路里所需的健步走时长。之所以要除以6，是因为按照轻快的健步走速度（3.5英里/小时）计算，每分钟能燃烧掉的卡路里量为6卡。例如，汉堡加卷饼=438卡路里热量。用438除以6，得到的结果是73，也就是说你需要健步走73分钟才能消耗掉汉堡加卷饼的热量。

快速减重健步走零食方案	
（通过健步走消耗掉所有零食热量的所需时间）	
美式奶酪（1片）	16分钟
苹果（中等大小）	15分钟
苹果汁（6盎司）	17分钟
百吉饼（1个）	23分钟
香蕉（中等大小）	16分钟
啤酒（12盎司）	30分钟
博洛尼亚三明治	50分钟
糖果（1盎司）	45分钟
蛋糕（1块/1磅）	63分钟
巧克力棒/果仁巧克力（1盎司）	28分钟
奶酪饼干（6块）	35分钟
芝士牛排（1/2份）	55分钟
炸鸡（3块）	50分钟
巧克力曲奇饼干（3块）	25分钟
玉米薯片（小包）	33分钟
甜甜圈（果酱味）	40分钟
法兰克福香肠卷	50分钟
薯条（3盎司）	50分钟

快速减重健步走零食方案	
（通过健步走消耗掉所有零食热量的所需时间）	
汉堡（4盎司）和卷饼	73 分钟
冰淇淋蛋卷	30 分钟
冰淇淋三明治	35 分钟
冰淇淋圣代	75 分钟
巧克力味奶昔（8盎司）	42 分钟
蓝莓松饼	25 分钟
橙汁（6盎司）	16 分钟
花生酱饼干（6块）	50 分钟
带壳花生（2盎司）	37 分钟
苹果派（1块）	46 分钟
比萨（1片）	40 分钟
油炸薯片（小包）	33 分钟
椒盐脆饼干（硬饼干——3小块）	30 分钟
椒盐脆饼干（软饼干——饼干工厂）	30 分钟
鸡尾冷虾（6小只）	18 分钟
苏打汽水（12盎司）	24 分钟
金枪鱼三明治	41 分钟
夏布利红酒（4盎司）	41 分钟
黑麦威士忌（1盎司）	17 分钟

饮食和运动

食物进入胃部之后，心脏会泵出大量的血液到胃部来促进消化。如果你的身体处于休息状态，这个过程不会引发任何问题。但如果你决定一吃完饭就立马运动，血液在人体内部的输送就会出现冲突，因为胃部需要与正在进行锻炼的肌肉来争夺它进行食物消化所需的血液。如果运动过于剧烈，胃部的消化活动将被迫终止，你就会觉得胃胀或出现腹部绞痛，因此，应该在食物通过胃部和小肠的消化吸收之后再开始。如果摄入的食物量较大，这一过程大约需要2个小时，如果摄入量较小，这一过程只需要45~60分钟。

富含饱和脂肪和不健康的脂肪蛋白质的食物不能有效地产生和提供能量

并倾向于在体内的脂肪细胞中沉积多余的脂肪。如果在运动前食用糖分含量很高的食物，如蛋糕、糖果和馅饼等，它们可能触发胰岛素的过量分泌。这就意味着，高糖含量的食物激发的过量胰岛素分泌，加上运动导致的身体劳累，可能导致血糖的迅速下降，这可能导致无力、肌肉痉挛甚至是晕厥。另外，富含复合碳水化合物和健康的蛋白质等食物通常吸收的过程较慢，从而避免了胰岛素的迅速升高和血糖的急速下降。这些食物都能高效产生能量并稳定消耗热量，所以没有多余的脂肪会沉积到体内的脂肪细胞中。

此外，运动前长时间的空腹会起到适得其反的效果。为了有效地补充肝脏和肌肉中能量的存储（糖原），在运动前的几个小时吃东西是很有必要的。当你禁食时，你消耗的就会变成这些储备着的能量，没有了充足的能量储备以供消耗，运动就会变得十分困难且容易让人疲惫。

那么，这一切跟饮食和健步走有什么关系呢？其实，它们之间的关系不大。大部分的消化规则都适用于与进食时间相关的剧烈或体能消耗较大的运动，但是，这些规则在某些程度上也会影响到我们的健步走方案。从这些关于消化系统生理学的讨论中能学到的最重要一点是，不要一吃完饭就立即开始健步走，尤其是在吃完一顿大餐之后（你首先就不应该大吃大喝的）。因为饱食之后立即运动会增加心血管系统的负担，甚至可能剥夺心脏对自身必不可少的血液供应，尤其是在一吃完饭就开始剧烈运动的时候（这是第二件你完全不应该做的事）。

但是，在摄入少量或适量的食物的45~60分钟之后进行健步走实际上可以帮助消化，因为它可以有助于温和地促进摄入的食物在消化道内的蠕动。健步走绝不可能跟消化道争夺血液，因为健步走时肌肉所需的血液远远不及剧烈运动时肌肉所需的血液多。健步走这种温和的运动允许氧气被均匀地输送到身体所有的内部器官，而在这种特定情况下，就是输送到消化道。

最近的研究显示，在饭前和饭后都进行健步走的节食者能获得三方面的好处。首先，正如我们前面提到的那样，在进食前进行健步走能减缓我们大脑中食欲控制中心的运作，从而降低我们的饥饿感。其次，在任何时间进行的健步走在行走的过程中都能直接燃烧卡路里。最后，运动生理学的新研究表明，在摄入少量或适量食物的45~60分钟之后的任何时段进行健步走，都能比空腹进行的健步走多消耗约10~15%的热量。一个叫作食物热动力的专业术语被用来解释这一现象，而这个术语的意思是，对摄入食物的实际消化结合健步走这一运动能加速代谢率，并因此能每小时燃烧更多的卡路里。此外，因为身体基础代谢率的加快，在你完成健步走之后，你的身体仍会继续燃烧卡路里而非进入休息状态。

运动会增加食欲：对吗？其实错了

关于节食和运动的另一谬论是运动会刺激食欲。因此在运动后你会觉得更饿，吃的更多，然后就会抵消你通过运动消耗掉的所有热量。这是正确的吗？错了！与这种流行的理论相反的是，健步走实际上会降低你的食欲，它主要是通过以下几种机制来实现这一效果：

1. 健步走消耗的是脂肪，而非碳水化合物，因此不会导致血糖的急剧下降。剧烈运动和减少热量摄入的饮食都会导致血糖的急剧下降，正是这种低血糖状态会激发你的食欲，让你感觉饥饿。另外，健步走是一种更为温和的运动形式，因此能逐步地燃烧脂肪而非碳水化合物，这可以保持血糖水平的恒定。而当血糖水平稳定时，你不会感觉饥饿。

2. 健步走也能加速静息基础代谢率（BMR），这种基础代谢率指的是你的身体在休息状态下为产生能量而燃烧卡路里的效率。当你进行一个限制卡路里摄入量的节食方案时，你的基础代谢率就会减缓。这是因为你的身体认定卡路里摄入量的减少是由饥饿造成的，因此为了避免饿死，你的身体会自动减少燃烧卡路里的量。你的身体不可能知道其实你只是在节食，这也是为何在进行一个限制卡路里摄入量的节食方案时，无法持续减重的原因之一。人体通过降低基础代谢率的速度来防止出现体重的过度下降，因此即便你从饮食中摄入的卡路里数量与一开始节食时一样，你的体重也不会继续减轻。

3. 健步走能调节大脑中的能控制饥饿感的食欲控制中心（食欲平衡机制）。运动量过少会刺激你的食欲平衡机制，增加你的饥饿感，从而导致食欲大增。另外，健步走能减缓食欲平衡机制，从而降低你的饥饿感。

4. 健步走能将胃部中的血液供应重新分配并输送到运动中的肌肉中，随着胃部供血量的减少，食欲也会随之降低。

5. 当你将瘦身节食方案：40克脂肪/40克纤维，与瘦身健步方案结合起来后，方案中的健步走运动部分能加速你的基础代谢率，让你能燃烧比仅仅节食时更多的卡路里。所以，实际上，健步走可以防止基础代谢率减缓和燃烧卡路里量的降低等在只节食不运动的瘦身方案中常出现的问题。

6. 如果想要更快地减掉脂肪，可以通过采用本章前述的瘦身健步走：快速减重健步走方案来实现。

促进新陈代谢，燃烧更多脂肪

有些人天生新陈代谢率就较高，他们基本上会消耗掉所有摄入的食物和卡路里，不管他们摄入了多少卡路里，都可能出现增重困难的问题。但是，他们其实是特殊的例外。我们大多数人没有这么幸运，因此如果我们想要加速自己的新陈代谢，就需要付出诸多努力。

规律性的运动是促进新陈代谢方程式中最重要的组成部分。维持体重不变的基本公式是：你的体重取决于你摄入的食物量和你的运动量。如果你经常锻炼，如能够每天进行健步走，那么就解决了方程式中运动部分的问题，这实际上是防止体重增加的关键。如果你能更频繁和有规律的运动，就能以更快的速度燃烧卡路里。甚至在你完成运动之后，燃烧卡路里的趋势仍会延续。

如果代谢方程式中运动消耗的卡路里量多于所摄入食物的卡路里量，那么你就可以减重，因为代谢率加速了。如果日常运动变得方便并充满乐趣，就有更大的几率可以成功完成运动计划。没有任何一项运动能比规律的、有氧的健步走运动更容易和更方便了，你可以在任何场合、任何地方、任何时间来进行这项运动。你可以独自进行，也可以呼朋唤友，最重要的是，你无须加入一个健身俱乐部也可以获得有氧健步走运动能带给你的这些好处。

暴饮暴食及零食的摄入会减慢你的新陈代谢，并导致发胖。压力、情绪性饮食和无聊都可能是导致过量摄入高糖和高脂肪食物的原因。如果你真的很想吃零食，选择那些健康的食物以避免摄入过量的卡路里，因为这会导致多余体重的沉积。

暴饮暴食可以与一个非常重要的因素（分量控制）扯上关系。有研究表明，那些能够控制摄入食物分量的超重者更有可能减掉体重，并持久地保持这种减重的效果。体重的增加是一个渐进的过程，实际上有可能是每天都在缓慢地上涨。因此，理性的饮食，避免摄入不健康的零食以及特别留意摄入量的控制都是至关重要的。

出乎意料的是，有一些食物实际上可以帮助提高自己的新陈代谢并加速卡路里的燃烧，这些食物能为你的身体提供稳定而持续的燃料来源。因此你身体的新陈代谢会全天都加速器燃烧卡路里的过程，并为你提供足够维持日常功能的能量，这些食物包括：全麦食品、豆类、坚果、植物种子、新鲜水果、鱼类等。

大餐之后的剧烈运动会导致被从胃部和肠道转移至运动中的肌肉的血液供应量的增加，这会加重心血管系统的负担，尤其是对那些有心脏疾病或循环系统问题的人。与之相反的是，饭后35~40分钟进行一段缓和的健步走则不会给心血管造成任何压力，还能帮助燃烧掉那些你一开始就不应该摄入的多余卡路里热量。能在埋头大吃大餐之前站起来并直接进行健步走就再好不过了，当你真正离开了餐桌，也就真正地远离了食物的诱惑。但更重要的是，你给了大脑中饱腹感控制中心足够的时间，让它能跟上胃部情况的变化。很多时候，你其实已经吃饱了，但仍感觉没吃饱，是因为你的大脑尚未反应过来。请记住，少吃多健步，是仅有的两个真正有效的减肥方法，或者掉过来说，你应该多走少吃！

燃烧的是脂肪，而不是碳水化合物

如果你计算和控制的仅仅是卡路里，或更糟糕，计算的是碳水化合物，那么你成功减肥的几率几乎为零。但是，健步走是保证持久减重的唯一方法。大多数的肥胖者都不如大多数身材苗条的人活跃，正是他们这种久坐不动的生活方式，而非他们暴饮暴食的饮食习惯造成了体重的超标。

如果想持久有效地减肥，那么你运动时燃烧的能量应该来自脂肪而非碳水化合物。在一项中等强度运动（健步走）的前35~40分钟，所有燃烧的能量中只有1/3来自碳水化合物，剩下的2/3来自体内的脂肪。与之相反的是，在剧烈运动后的短时间，所有燃烧能量的1/3来自碳水化合物，只有2/3来自体内脂肪。那么按理说，一项主要燃烧体内脂肪的持续性运动，在持久有效的减重方面比短时间的剧烈运动（例如慢跑、健美操、壁球等）要好得多。

如果你将自己健步走的时长从常规性的每日40分钟延长到45~60分钟，你会燃烧掉更多的体内脂肪，从而实现更快的减重效果。在减掉多余体重之后，相较于每天跳健美操或跑步15~20分钟，每天健步走40分钟能更好得维持你的减重效果。这是因为健步走燃烧了更高比例的体内脂肪，而非碳水化合物。

健走的技巧

（1）保证身体水分的充足

● 人体含水量大约为60%，水分几乎调节着每一个新陈代谢的过程。水分调节食物的消化和吸收以及血液中毒素的排除，水分还有助于通过血液流动将氧气、能量和营养物质供应到人体的每一个细胞、组织和器官，包括人体所有的肌肉和人的大脑。水分也能帮助新陈代谢并保持人体体温正常，如果你的身体过热，身体就会产生汗水来告诉你需要补充那些身体出汗时失去的水分。

● 在运动时，你可能会失去大约一夸脱的水分，你需要在运动前20~30分钟补充至少一杯水并在运动结束后再补充一杯水。在进行健步走时，随身携带一瓶水是个不错的方法，并且在健步走的过程中应该时不时补充水分，不要等到口渴再喝水。缺水的第一个迹象就是感觉疲惫，你可以买一个水瓶安全挂扣，在健步走时可以将水瓶挂扣到衣服或腰带上。此外，鉴于每周要进行3天的持重健步走，你可以偶尔将一磅重的手持力量训练器械换成两瓶12盎司的水并每边手持一瓶。在健步走的过程中，可以交替地从两个瓶子中喝水。瓶子不仅能补充水分，还可以作为手持重量训练器械来锻炼你的上肢力量。

● 远离所谓的能量饮料、碳酸饮料、果汁饮料、柠檬水和任何加糖的饮料。《美国临床营养学杂志》在2012年对810名成年人进行了研究，结果显示，减少液体卡路里的摄入量可能是减掉多余体重最快速的方法。在为期18个月的调查期内，被调查者通过减少液体卡路里摄入量所减掉的体重比减少固体卡路里摄入量减掉的体重要多。

这一理论也指出了液体卡路里导致的体重增加为何会比固体卡路里更多，原因在于饮料无须咀嚼，因此会刺激较少的激素分泌来产生饱腹感。换句话说，即使是饮用了含糖的饮料，人们还是会感觉饥饿。此外，添加到饮料中的甜味剂也会刺激脂肪的沉积并增加食欲。

（2）计步器

买一个便宜的计步器。没必要买一个电脑驱动的款型，因为它的作用不会比一个普通的计步器大多少。计步器要实现的唯一功能就是计算你在健步走时的步数，计步器配备了可调节的功能，你在步行前可以将设置自己的步幅并存储到计步器中。步幅的测量其实很简单，在开始健步走时，用卷尺测量一下自己的步幅长度即可。有些计步器会自动测量你的步幅，而其他类型的计步器可能要求你手动地将步幅数据输入到计步器中。事实上，在健步走过程中，计步器更像是一个人们用来挂帽子的花哨玩意儿。但如果你真的想用一个计步器，就买一个来用。只要你能够以轻快的速度，即每小时步行距离约为3.5英里，每天健步走40分钟，每周坚持六天，那么不管有没有使用一个计步器，你都能获得健步走给你带来的健身和减重的好处。

（3）高效的健步走

高效的健步走能有助于防止运动损伤，并帮助你在更短的时间内燃烧更多的卡路里。在健步走的过程中运用下列瘦身健步走的技巧：

- 健步走时放松肩部和上臂。
- 抬头挺胸的健步走，不要前倾也不要后仰。
- 采用小步或中步快走的方法，而非大步、慢速的方式。

- 脚后跟先着地，然后顺势整个脚掌落地，最后用脚尖发力迈出下一步。

- 手臂弯曲约90度并保持紧贴身体两侧，手掌松弛握拳，无须握紧。

- 随着步行的节奏自然地前后摆动手臂，在进行双臂的摆动时，尽量保持手肘紧贴身体两侧。

- 健步走时，保持下巴水平于地面，不要仰头也不要低头，视线聚焦于前方的地平线或任何位于视线正前方的物体。

（4）健步走注意事项

- 避免在极寒或极热的天气在户外进行健步走，尤其是在风力很大或湿度在75%以上时，始终确保用于室内运动的健身室通风状态良好。

- 在较暖的天气里，穿着能让你的身体保持凉爽透气的衣物。在较凉的天气里，层叠地穿着衣物以保持身体的温暖和舒适度。袜子必须是絮棉材质以吸收汗水，如果你很容易脚出汗或极易起水泡，那么可以尝试腈纶袜子。

- 运动时应避免饮酒，因为酒精会有损心脏适应运动的能力。研究表明，许多心率异常的情况多与饮酒后运动有关。

- 运动中感到疲惫时，停下来休息，无须刻意要求自己继续运动。健步走应该是一件充满乐趣的事情，而不应像工作那样充满压力。

- 不要在睡前运动，因为运动会导致兴奋从而让你难以入睡。

- 饭后不应立即运动，哪怕是健步走，食物的消化需要一定的时间。

- 进行健步走时，心跳的频率不应超出每分钟85~110次的范围，快速的心跳不是强健的体魄和身体健康的必须条件。所谓的目标心跳次数在我们看来不过是个谬论，如果你在健步走过程中感到气短或疲劳或觉得心跳如鼓，停下来休息，因为你可能步行的速度过快。如果休息后这些症状依然存在或出现了其他诸如胸闷不适等症状，立即向你的医生咨询，每小时约3.5英里的平缓健步走速度对健身和保持身体健康来说都是极佳的。

瘦身饮食前进行体检

众所周知，对于男性和女性来说，健步走已经成为最安全和最无害的运动。即便如此，在开始自己的健步走计划之前，你仍需通过自己的医生进行一个全面的身体检查，这一点至关重要。一项彻底的体格检查通常包括：完整的身体检查、个人和家庭病史、静息心电图、胸部X光、血全规检查、尿常规检查或你的医生认为必要的任何其他检查。如果你的医生认为检查结果具有指示性，他/她可能要求你进一步进行额外的检查，如核压心电图、超声波心动图、肺功能测试或他/她认为可能会出现指示性结果的任何其他测试。

● 如果任何的室内锻炼或户外的健步走运动导致你出现了气短、头晕、头痛、胸痛、身体任何其他部位出现疼痛或出现任何其他的异常症状或体征表现，应立即停止运动并咨询医生。

● 如果你患有要求你服药或进行任何一种治疗的疾病（如高血压、关节炎、糖尿病等），请在开始健步走计划之前咨询你的医生。

● 在生病或受伤时绝对不要进行健步走，我们的身体需要时间来自我修复或治愈，在恢复到较好状态之后再逐步地恢复你的健步走运动计划。

16步，买到对的鞋

1. 确保鞋子大小合脚。购买的鞋子至少应比你最长的脚指头长1/2到3/4英寸，鞋头的部分应该足够宽和高，以避免挤压脚趾。

2. 鞋干部分（脚后跟和前脚掌之间的部分）应该足够宽，且配有足够的缓冲材料以使脚掌有足够的舒适度和弹性。

3. 鞋面应由多孔而富有弹性的材质制成（软皮革、织物、绒面革等）。

4. 鞋底和鞋后跟部分应由厚实的、有弹性的材料制成，以确保鞋子能中和走在坚硬的地面上时带来的冲击力。最重要的是，保证鞋子的舒适度。

5. 不要按照鞋子的尺码来选择，而要按照它们与脚的契合度来选择（请记住，不同品牌和款型的鞋子尺码的大小不一定一样）。

6. 随着年龄的增长，脚的大小也会相应地出现变化，定期重新测量自己的脚码是个好方法。

7. 大多数人的一只脚会比另外一只稍大。在买鞋的时候，两只脚的尺码都要测量，然后选择适合较大脚掌的尺码。

8. 尽可能地寻找那些最接近或符合你的脚型的鞋子。

9. 如有可能，在傍晚的时候试穿鞋子，因为傍晚是一天中脚掌最宽和最大的时候。

10. 试穿鞋子的时候一定要站起来，要确定在鞋头与你最长的脚趾之间有足够的空间——"足够的空间"意味着鞋头和最长脚趾顶端之间的距离和空间足够你放下一个手指。

11. 确定鞋子最宽的部分能轻松地容纳你的前脚掌。

12. 不要怀抱"穿穿就撑开了"这样的念头购买那些穿起来觉得紧的鞋子。

13. 选择那些能让你的脚后跟感觉舒适的鞋子，记得后跟要预留一些滑动的空间。

14. 试穿鞋子之后要走动一下，以确定鞋子穿起来的确合脚和舒适。在鞋店试穿鞋子之后，站起来走两圈，以确定穿着舒适。

15. 带气孔的鞋垫可以让你的脚在步行时感觉更加舒适。如果你选择的运动鞋额外加上了一层薄的缓冲垫，它能在你步行时增加弹力，并让你的步伐更有力，这些鞋垫能提高任何一款休闲鞋的性能。

16. 还要记住的是，袜子的选择也可能影响到鞋子尺码的选择。所以，在试穿新运动鞋的时候，穿那些你在健步走时会穿的袜子，请确保你选择的舒适休闲鞋有足够的空间供你的脚趾头活动。此外，也要确定整只鞋子都有良好的缓冲垫。

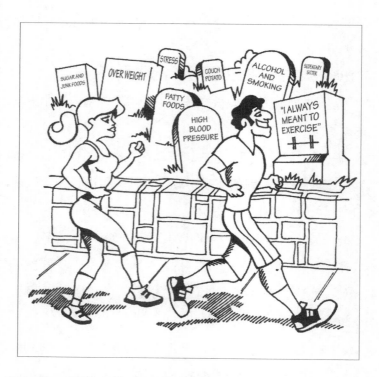

■ "健步走不仅能延年益寿，还能增添生命活力。"

PHILLY'S FIT-STEP WALKING DIET

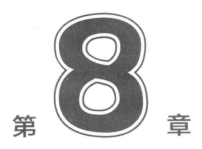

第 **8** 章

最健康的健身方法

PHILLY'S SUPER HEALTH WALK

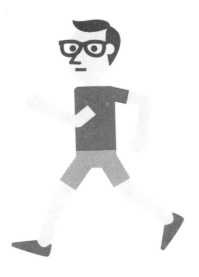

"没有痛苦就没有收获"——错得离谱

在过去的20年里，我一直跟我的病人和读者不断地强调，适度的运动能促进心血管健康并有助于预防心脏疾病。现在，达拉斯有氧运动研究中心近期进行的一项研究表明，真正有效的运动不一定非得是剧烈的，事实上，"只需要轻微的运动就可以降低心脏疾病的风险"。位于亚特兰大的疾病控制中心的研究报道也表明："在预防心脏疾病方面，健步走的效果与任何其他类型的运动一样，与此同时还避免了出现运动损伤和导致残疾等剧烈运动中易出现的问题。"他们还进一步指出："超过60%的美国成年人很少或基本不运动。"我一直的主张就是运动不一定非要是剧烈、痛苦或令人精疲力竭的才能产生有益的效果，我在自己的著作和实际的医疗实践中一直就心血管健康与运动的关系反驳那些运动的狂热爱好者们所遵循的一个谬论，即运动中"没有痛苦，就没有收获"。在加强心血管健康和提升身体健康方面，剧烈运动计划的效果实际上远不如速度为3~3.5英里/小时的适度健步走的效果。有据可查的是，剧烈运动更容易造成肌肉、骨骼和韧带的损伤，加重高血压问题，造成心律异常，且会在有心脏或血管疾病史的人群中引起心脏病发作和中风，多数人目前尚未意识到这一点。

来自位于亚特兰大的美国疾病控制中心的同一份研究也对40多份关于心脏疾病的历史研究进行了回顾性分析。回顾研究的结果也表明，缺乏运动自身就可以作为会引发心脏疾病的独立高危因素，危害性如吸烟一样，易引发高血压或高血脂等。研究还进一步指出，在40多份关于心脏疾病诱发因素的研究中，每一份研究的结果都证实缺乏锻炼是一个统计学上显著的心脏疾病的诱发因素，而且被这些研究引用并确认为最有益且危险系数最低的常规运动就是健步走运动计划。这些研究发现，与那些经常运动的人相比，那些基本不进行任何运动的人出现心脏疾病的风险几乎是前者的两倍。

我也在自己的著作中一遍又一遍地对我的病人强调，所谓的"神秘的心跳频次目标范围"就是个虚构的谬论！还没有任何一个人能够科学地证明快速的心跳是实现心血管健康的关键。实际上，长期的让心跳频率保持在一个较快的水平可能具有潜在的危险，尤其是对那些患有高血压和先天性心脏疾病的人来说，心跳速率的适度加快才是实现心血管最佳健康状态所需要的。

下面是一些发表在美国心脏研究协会上的研究结果：

● 无论血压或胆固醇高低，还是年龄是大或小，适度的运动作为一个独立的因素，有益于预防心脏疾病和中风。

● 健康状况最差的20%的男性患上心脏疾病的风险比那些经常运动的男性要高50%~60%。

● 健康状况最差的20%的女性患上心脏疾病的风险比那些经常运动的女性要高60%~70%。

诸多研究得出的主要结论是：只要进行"少量、轻度的运动"就可以降低心血管疾病风险。而且，我觉得略具讽刺意味的是，该报告引用了我长期以来一直使用的一句引言作为结束："你无须进行马拉松长跑，也能降低心脏疾病的风险。"

超级瘦身健步走

你必须了解的一件最重要的事情是，你不必成为一个运动狂热爱好者也可以开始自己的健步走运动计划。你无须进行剧烈运动，或去健身房从事有氧运动或在力量训练器械上进行锻炼。你需要做的仅仅是，每天进行常规性的健步走。你会发现，通过将白天或晚上需要开车出行改变成健步走出行，你就有了许多的方法和机会来增加自己的健步走运动量。例如，如果你是自驾或搭乘公共汽车上班，在距离上班地点的几个街区外就停车或下车，然后步行这一小段距离去上班。例如，你还可以利用午饭休息的时间来进行一个40分钟的健步走运动。在公司或在家里时，可专注于更频繁的使用步行梯。为了获得最大的有氧健身益处，你需要做到每天至少健步走40分钟，每周至少进行6天。相较于你在未来几个月甚至几年获得的日积月累的运动益处，这些运动量甚至可以忽略不计。

很多人误以为自己每天在家里或在办公室都十分活跃，因此自己的运动量是足够的。没有比这错得更离谱的事儿了，因为这些活动所消耗的卡路里远远不足以满足能让你减重和维持减重效果的运动量需求。毫无疑问的是，你的确在消耗能量，但你还是需要通过经常性的健步走运动来弥补卡路里消耗量的不足。健步走是一项从一个地方移动到另外一个地方的复杂生理和生物力学过程，即移动运动。健步走会涉及数百块肌肉，成千上万的神经和许多的骨骼、关节和韧带，并形成一个近乎完美的生物力学过程，然后实现移动运动这一目标，此生物力学运动过程包含了腿和手臂的同步运动。

健步走的节奏要求步伐的稳定，而这将是自然而然形成的，在此过程中大脑会调节你的步幅长度、你的心跳频次、摄氧量以及其他的生理性调整。

你的注意力应该集中于保持步伐的顺畅和均匀，避免出现突然的加速和节奏的突然变化。在整个健步走期间，能量的消耗将维持恒定不变，毫不费劲的健步走应该让你感到轻松。健步走运动的最佳节奏，关于这一点，科林·弗莱切特（《纯粹的步行者》的作者）做出了最好的描述："一个轻松且不间断的节奏能让你一小时一小时不知疲倦且不间断行走，而且几乎是无意识地一步一步迈向前。"

鉴于健步走是一种强度适中的运动，健步走的速度应维持在每小时3.0~3.5英里。如果健步走的速度超过了每小时4英里，上臂和肩膀摆动的速度会过快，而且小腿肌肉为了赶上步行速度可能锻炼过度，从而出现能量消耗的浪费。以一个不会让你气喘吁吁的舒适速度来进行健步走十分重要，这种类型的健步走运动属于有氧运动的范畴，因为你摄入氧气的速度与运动中消耗氧气的速度一致，这是一种有效利用能量的方式。无氧运动会造成相反的情况，主要是由肌肉的用力过度（例如，跑步的速度过快）和超负荷运作造成的。这种类型的无氧运动会导致乳酸在肌肉中的沉积，从而导致疼痛、疲劳，这种症状也被称为氧债。

行走的步态是指你的腿、脚和手臂在健步走过程的各个阶段中的运动，健步走需要的能量大部分由脚踝、膝盖和臀部的肌肉和关节来提供。如果我们的健步走的步幅过大或过小，自然行走的步态将被打破，一种简单、稳定、不间断的步幅能产生轻松的行走所需的节奏和步态。此外，在步行时避免内八或外八也是必要的，因为这两种步态会浪费能量。尽量专注于保持脚尖指向正前方，从而让你前进的步伐更加匀速和具有节奏性。在行走的过程中，手臂随着肩膀自然地摆动。在行走的过程中刻意过度地摆动手臂会削弱行走的效率，并进而导致你在进行健步走不久之后即感到疲惫。如果你能够在有节奏的步幅之间不过度地关注自己的步行行为，就能够真正地让肌肉放松，从而达到事半功倍的健步效果。

不如来一场只为乐趣的健步走

利用任何可以不开车的机会来进行健步走。如果不得不开车，在距离目的地几个街区以外的地方停车，然后走完剩下的路程。在任何可能的时候走步行梯而不搭电梯。在所去的城市的某个新地方，步行出去转转。如果你在所住区域以外的地方，一定要四处走走，欣赏不同环境的美景。探索家里或办公室的不同区域来增添步行的乐趣，在这过程中别忘了欣赏美丽的花儿。如果天气恶劣，你可以去室内的购物中心来一场健步走。在完成额定的30分钟健步走锻炼之后，你可以不时地停下来看看橱窗里的商品。

你不需要测量自己的脉搏，你无须在健步走前进行热身或拉伸运动。在完成健步走之后，你也无须进行舒缓运动，无须把自己搞得精疲力竭或大汗淋漓或气喘吁吁。无须配备特殊的衣物或装备，你只需要一双舒适的步行鞋。你无须成为一个运动员或杂技演员，你需要做的所有事情就是，让你的双脚带你去寻找不同的乐趣，然后不知不觉之间，你就能自然而然地、毫不费力保持身材的苗条和健康。

运动怎么可以变得无趣呢

成千上万加入了健身俱乐部的人都被他们所谓的健身教练洗脑，并坚信运动中"没有痛苦就没有收获"这一谬论。由于教练的恐吓，这些人会一直运动，"直到出现运动损伤为止"，或在已经运动到完全精疲力竭的程度时，仍做完健身教练要求的"给我再来五个标准动作"后才能停止。这些所谓的健身教练大多数都很少或根本没有经过运动生理学的训练，且几乎没有，或很少有获得美国运动医学会认证或认可的人。

最近一项针对1500名参加了有氧运动课程的女性和男性的调查表明，超过53%的受调查者表示曾遇过运动伤害，这些伤害包括肌肉拉伤、韧带扭伤、软骨撕裂、关节脱臼、应力性骨折，甚至是椎间盘突出。这个运动伤害列表中还包括了几起运动压力引发的中风和心脏病发作的案例，这些损伤通常在进行剧烈有氧运动和健美操运动，甚至是强度较低的有氧运动中发生。大多数进行了这些运动的人在运动前没有做好充分的准备活动，以有效地抵消这些运动给他们的韧带、肌肉和关节带来的过度拉伸和负担。一旦发生了这些损伤，由于大多数情况下这些人没有被给予充足的时间来恢复健康，损伤复发的几率几乎会翻倍。

你有幸见过微笑的跑步者吗

你见过任何一个微笑的跑步者吗？当然不可能！因为跑步对人的伤害实在是太大了。跑步者落脚于地面时，地面对关节产生的撞击力和冲击力是跑步者自身重量的3~4倍，因此超过60%的跑步者在35~45岁时出现某种类型的关节炎是很正常的。跑步和其他类型的剧烈运动可能造成的严重运动伤害的列表里包括：肌肉与骨骼的损伤（扭伤、骨折和脱位），椎间盘突出造成的神经压迫和各种类型的神经损伤，膀胱和肾脏损伤，月经不调与子宫和卵巢的损伤，心律不齐等症状（高血压、心脏病发作和中风等），运动性哮喘、喘息和部分性肺萎陷，应激性溃疡和结肠异常，血糖异常和血液中矿物质（钙、钾）的流失，热衰竭和中暑，性欲衰退和不孕不育，视网膜脱落和眼睛内出血，贫血及其他血液系统异常症状。最后，还有焦虑、抑郁和强迫行为（运动型狂躁症）。听起来他们很难开心起来，不是吗？

健步走能善待你的身体并达成比慢跑或其他类型的剧烈运动更好的健康、健身和减肥的效果，还不会给你的身体带来任何的压力、疼痛和负担。医学研究一次又一次证明，运动不一定非要产生疼痛才能带来有益的效果，运动中所谓的"没有痛苦，就没有收获"的理论本质上是极其愚蠢的。健步走是唯一你终身坚持的一项安全运动，并能让你更健康，更快乐。

四处走走，血糖无忧

健步走能让 I 型糖尿病患者（胰岛素依赖型）对胰岛素的需求降低约35%，能让 II 型糖尿病患者（非胰岛素依赖性）对口服药物剂量的需求降低50%~75%，在某些情况下甚至能完全消除他们对药物的需求。之所以能达成这个效果，是因为健步走不仅能消耗卡路里，包括糖分，还能增加细胞对胰岛素的敏感性。因此，I 型糖尿病患者需要注射更少的胰岛素，而 II 型糖尿病患者会因为对自己的身体分泌的胰岛素更加敏感从而减少对口服药物的需求。

一旦胰岛素或口服药物剂量减少，糖尿病患者的心血管危险因素就会改善。糖尿病患者心脏病发作和中风的危险因素通常较高，健步走似乎能通过控制血糖的水平，降低血清胆固醇，使血液不易凝结，减轻总体体重，并且通过打开负责将血液输送到四肢、器官、组织、细胞，以及心脏肌肉自身的小毛细血管等益处来降低这些风险因素。糖尿病患者的运动计划需要在详细的医疗监督下进行，用药剂量在没有得到医生同意的情况下不得更改。

一般来说，糖尿病患者应避免剧烈运动，因为它可能加速糖分的吸收，从而导致血糖的突降（低血糖），并可能导致昏厥或其他严重的并发症。尤其是当糖尿病患者尝试在饭后立即进行运动时，这些症状更易出现，糖尿病患者在饭后至少应休息60~90分钟才能开始运动。健步走方案的妙处就在于，它是一个强度适中的有氧类运动，不会出现任何剧烈运动可能造成的危害。这对于糖尿病患者来说尤为重要，因为他们特别容易受到剧烈运动副作用的伤害。

健步走避免了剧烈运动经常导致的血糖突降。健步走消除了高强度运动对四肢的神经末梢和血管造成强大压力，因此尤其适合那些极易在高强度运动中受伤的糖尿病患者。健步走消耗热量的速度较为温和，因此能较为平缓地降低血糖，这使得糖尿病患者在自己的身体逐渐适应了精彩的健步走世界之后，能最终减少胰岛素或口服药物的剂量。健步走不仅能让你脚踏实地，还能让你的血糖维持较低状态。

健走能战胜肥胖

在大多数情况下，肥胖是过少的运动量和饮食中过多的脂肪摄入量共同造成的后果。许多医学研究表明，超标的体重会引发心血管疾病并导致死亡率增加。这些医学研究同样表明，体重的减轻会相应地延长预期寿命。肥胖人群的高血压发病率明显高于非肥胖人群，超标的体重需要更高的心脏血液输出量（心脏泵出的血液量）以满足超重人群更高的新陈代谢需求，这些额外的工作量反过来又会导致左心室的逐渐肥大，肥胖、高血压和心室扩展的共同作用最终可能诱发心脏衰竭从而导致的死亡。低脂肪、高纤维的饮食加上健步走可以帮助降低血压并减少肥胖和高血压引发的并发症出现的几率。

肥胖会导致体内的化学过程和代谢过程的改变。血糖的显著上升加上肥胖症状常常会导致糖尿病的发生，血液中的尿酸成分会随之升高，而这常常会导致肾结石和痛风的发作。肥胖者体内的甘油三酯（脂肪糖）的含量较高，且血液中"有害的"低密度脂蛋白（LDL）胆固醇的含量也较高，此外，他们血液中"有益的"的高密度脂蛋白（HDL）胆固醇的含量也较低，血液脂肪含量出现的这些变化最终会导致心脏和血管疾病。如果能在永久性并发症发生之前就减掉体重，血液中这些非常态化学构成是可以逆转回正常水平的。弗雷格明翰心脏研究中心最近发布的报道声称："肥胖自身作为一个独立的因素，已经被列为冠状动脉心脏疾病的危险诱因之一。"这项研究指出，仅是肥胖本身就足以导致冠状动脉心脏疾病风险的显著增加，并导致男性和女性的过早死亡。健步瘦身饮食和健步方案是战胜肥胖的唯一方法：

- 瘦身饮食计划：包含40克脂肪/40克纤维的饮食方案（每天）。

- 瘦身健步计划：有氧的健步运动计划，每天40分钟，每周坚持6天，或将每天健步走运动拆分成两个单次20分钟的小节进行。

- 高效塑身计划：有氧的健步运动计划，每天40分钟，每周坚持6天。加上每天手持重物的40分钟健步走，每周进行3天。在这个计划中，将每天的运动拆分成两个单次20分钟的小节进行也能取得一样的效果。这个计划能有效锻炼你的骨骼和肌肉，有效减轻体重并降低血脂，从而降低你因心脑血管疾病而过早死亡的风险。

进行健步走，远离A型人格

情绪紧张可诱发无冠状动脉疾病史的男性和女性人群的心脏病。A型行为（表现为高度紧张和好斗的性格）也被证明与冠状动脉心脏疾病的发病率增加有关，且是完全独立于其他冠心病危险因素之外的一个因素，患有冠状动脉心脏疾病且表现为A型行为的病人均表现出的动脉疾病症状比患有冠状动脉心脏疾病但呈现出B型行为（非侵略性的，更放松型的性格）的病人更严重。在现代美国公司中，表现为A型性格的女性公司高管和同类型男性公司高管的人数不相上下。随着公司中职位的上升，这些男性和女性也进入了一个中风和心脏病发作的高危人群类别，在家庭责任和工作之间的挣扎也额外增加了女性高管的压力，我们所需要做的就是腾出时间来让自己放松。与其将所有的时间都花费在电脑前，你还不如走出家门，进行一次让人神清气爽且氧气充足的健步走。

新的研究表明，情绪紧张可引发冠心病，并加重心脏疾病患者的病情。减少精神压力通常能防止冠状动脉心脏疾病和高血压在正常患者人群中的发病率，并能控制已有心脏或血压问题的病人的病情。压力管理技巧能改善A型行为的症状，这些技巧包括个人心理咨询，避免紧张情况的出现，以及进行健步走这一真正忠实又忠诚的老朋友。健步走能显著地减少压力和紧张，减轻愤怒和敌意，减少疲劳和不适，并控制焦虑和抑郁等效果已经被一遍又一遍地证实了。今日走出压力的阴霾，明日保证心脏的健康。

进行健步走，远离高血压

美国心脏协会表示，超过四分之一的美国人患有高血压，且女性的发病率高于男性。在年龄为65岁以上的人群中，约三分之二的人患有高血压。据美国心脏协会高血压研究理事会表示，大约有5770万美国人患有高血压，除非接受治疗，否则其中许多人出现中风、心脏病发作、心脏衰竭和肾脏疾病的风险相当大，女性特别容易出现与高血压相关的并发症。不幸的是，大多数患有高血压的人不会表现出任何症状，从而导致患病多年之后才会被诊断出来。请记住，一定要定期地检查自己的血压。

在很多情况下，轻度高血压无需通过药物来控制。不通过药物来控制高血压的方法包括：减轻体重、限制盐分摄入量、戒烟、限制酒精摄入量、减少饮食中的饱和脂肪和胆固醇、舒缓压力和适当运动。这里需要指出的是，关于运动在降低血压方面的益处，大多数研究都认为健步走是最适合用来降血压的中等强度运动，跑步和其他剧烈运动在运动时反而会导致血压的升高。

发表在最近一期《美国医学协会杂志》上的两篇重点报道已经证明，规律性的运动，尤其是健步走，毫无疑问地可以将心脏疾病的发病风险和高血压的风险降低超过50%。第一份报告研究了6000多名没有高血压病史的男性和女性，在为期4年研究期内，那些不经常运动的人出现高血压的风险高达52%。第二份报告对1.7万名女性和男性进行了为期16年的调查研究，研究表明，那些经常运动的人群中，因心脏疾病和高血压引发的死亡率只占到了总数的一半。这项研究的结果还显示了运动人群中血压和死亡率的下降，经常进行健步走的女性人群的下降趋势更为显著。

运动降低血压的功能和效果主要通过几种生理机制来实现和体现，包括心血管输出血液量的加大，外周血管对血液流动阻力的减小，脉搏速度的放缓，小动脉的扩张，血液黏稠度的降低以及儿茶酚胺和血管紧张素（导致高血压的荷尔蒙）释放量的减少。然而，不管背后存在何种生理原因，健步走可以降低血压是个不争的事实。你只需要记住：只要你前行的脚步不停，你的血压就不会飙升。

打败心脏疾病

冠状动脉心脏疾病是每年导致超过150万美国人死亡的罪魁祸首，每年因心脏疾病导致的死亡比所有癌症导致的死亡人数还要巨大。在美国，已经有超过5150万的女性和男性被确诊为患有冠心病。据估计，至少还有2150万的美国人患有冠状动脉心脏病但尚未得到确诊，其中很多人的年龄不足50岁。最近的研究证明，尚未绝经的女性也面临心脏疾病的风险。以前的误区是，只有绝经后的女性才会因为缺乏雌性激素的分泌而面临心脏疾病的风险。

冠状动脉疾病是由脂肪在动脉中的积聚和沉积（动脉粥样硬化）引起的。这种疾病的发病期早，症状发展缓慢，病理症状不明显，因此通常只有到了中年才会被确诊。这种脂肪在动脉中的积聚和沉积，通常被称为血斑，意识到这个事实对女性来说尤为重要，因为女性的冠状动脉的直径比男性冠状动脉的直径小。不幸的是，通常要等到女性遭受一次心脏病发作之后这种症状才可能被探知，而第一次的心脏病发作就可能是致命的。虽然我们已经在心脏病发作的治疗上取得了长足的进步，因此治疗的重心应放在如何预防这种缓慢发展的发展性疾病（动脉粥样硬化）的发生。据统计，美国每年会花费超过600亿美元在冠状动脉心脏疾病的治疗上，但每年在此类疾病的预防上的花费不足100万美元。

为了预防或延缓动脉粥样硬化疾病的发展，我们必须了解会诱发或加速这种疾病发展的10个危险因素。我们无法控制的一个风险因素是遗传，但这些有着显性心脏疾病遗传家族史的人应特别留意那些我们可以控制和调整的风险因素。我们可以自行控制或通过配合医生治疗进行控制的剩余9个风险因素包括：吸烟、过量饮酒、过量摄入咖啡因、肥胖、高血压、高血脂、糖尿病、压力过大和缺乏运动。每一个危险因素都会增加25%的心脏病发作风险。如果你同时具备了两个风险因素，心脏病发作的风险就会增加35%。同时具备三个风险因素会将风险增加45%，而四个风险因素则会将心脏病风险增加到55%~60%。你是不是特别想要一举消除或减少所有的危险因素？如果你能以一种生死在此一举的心态开始健步走计划，就没有必要再担心这些危险因素。相信我，健步走就是这么万能！

这是怎么实现的？因为运动中的身体不会想要或需要抽烟或饮酒或摄入咖啡因。进行健步走的人能维持自己理想的体重，健步走还能降低血压和血液中胆固醇的水平。如果你是一名糖尿病患者或有患糖尿病的倾向，健步走将有助于改善和调节你的血糖新陈代谢，健步走是一个可以抵御压力和紧张情绪的弊端的可靠方法。最后，每天进行健步走能彻底消除运动不足这一会导致冠心病的危险因素。而当你遵循了费城健步瘦身饮食法，就能轻松搞定会诱发心脏疾病的全部9个危险因素。

千万别因中风而倒下

在美国，中风是造成死亡的第三大原因。造成中风的最常见因素是高血压，约有65%的中风发生在那些从来都不知道自己患有高血压的人或那些知道自己患有高血压但没有遵医嘱正常用药的人身上。

高血压会加速动脉粥样硬化的进程（"血管硬化"），未经治疗的高血压会损害动脉的内壁并导致脂肪积聚和沉积在动脉里，这进而成为血块在脑部血管中形成的准备期，进而导致中风。高血压也可能会弱化易感个体血管壁的弹性，从而导致球囊或动脉瘤在血管中的形成。高血压与身体的极度劳累（如跑步、举重等）的双重压力可能导致血管中的动脉瘤破裂，这会使得大量的出血进入大脑，并造成另一种形式的中风。

幸运的是，在过去的10年中，美国因中风诱发的死亡率已下降了近45%，这主要得益于全美范围内高血压的成功治疗。人们已经开始意识到，为了预防中风的发生，人们必须坚持遵医嘱服用自己的降高血压药物。

戒烟对预防中风的发生也非常重要，吸烟时产生的一氧化碳会损害血管壁并加速动脉粥样硬化的进程，尽早地治疗糖尿病和肥胖症也有助于减缓会导致高血压和中风的动脉硬化过程。此外，减少盐分的摄入和减缓压力都有助于降低血压，从而降低中风的风险。大多数的医疗权威都表示，定期进行强度适中的运动在高血压的控制和中风的预防中极为重要。是的，你没有听错，就是强度适中的运动！关于高血压的控制和治疗，医师最经常开出的运动医嘱就是进行健步走。健步走能切实降低你的血压，并帮助预防中风和心脏病发作。

运动与大脑

《内科医学年鉴》的一项近期研究表明，经常运动可延缓老年痴呆症的发生。适量的运动可以将老年痴呆症的风险降低近40%。在为期6年的调研期内，1750名65岁以上没有任何认知功能障碍的成年人被列为了调查对象。被调查的参与者每两年汇报一次自己的运动模式，包括散步、游泳、登山、健美操、水中有氧运动、伸展练习、重量训练，或其中一个或多个活动的组合。

每周运动三次的受调查者中，每1000人的老年痴呆症发病率为13%，与之相较的是，每周运动少于三次的受调查者中，每1000人的老年痴呆症发病率为19.7%，那些获益最大的人反而是那些在研究刚开始时体质最差的人。对这一结果的正确解读应该是，老年人应该"即使脑子已经开始逐步退化，也要时刻使用它"，因为运动可以减缓年龄相关的疾病，包括老年痴呆症的发展。该研究之前的其他研究报道的体力活动和老年痴呆症之间的关系与该研究的结果是相互矛盾的，这是首次有研究表明体力活动和大脑功能，包括对患痴呆症的风险水平之间存在着真实的关系。这项研究指出，目前针对所有成年人，包括老年人在促进身体健康，降低慢性疾病和过早死亡风险等方面的建议应包括每天至少进行60分钟的强度适中的运动。他们还进一步指出，这些运动方面的建议可能还有助于防止中老年人出现认知能力下降和神经退行性疾病。

健步走是迄今已知最好的中等强度的有氧运动，如能与力量训练和持重练习相结合，似乎更能增强体质，预防老年痴呆症和阿尔茨海默病，游泳和水中有氧运动也都可被视为健步走运动计划的备选或补充运动以达成最佳的锻炼效果。

运动和动脉

一项在宾夕法尼亚大学进行的研究显示，经常性运动的患者表现出了流入人体动脉中的血液量增加的效果。很明显，这个效果能够出现主要是因为运动有助于通过减少动脉壁内炎症的几率来保持患者血管的开放，从而促进血液的流通，这种出现在动脉中的炎性过程是衰老导致的自然过程之一。发生在血管中的炎症会导致血管库膨胀，使胆固醇斑块沉积于动脉壁上，这会直接压缩动脉壁的空间，从而迫使血液流通量减少，血液流通量的减少可能会成为心脏病发作、中风或血栓的诱发因素。

动脉炎症还可能使关节炎患者出现关节肿胀等问题，医生通常会给关节炎患者开可的松以减少关节发炎的几率。在消炎层面，运动能起到与可的松类似的效果，它能帮助关节炎患者减少关节炎症出现的几率，还能减少很容易就会诱发心血管疾病的动脉炎症的几率。这里的运动不一定是剧烈运动，适度的运动，如健步走，同样有助于通过减少血管壁内的炎症量来保持血液流动的畅通。事实上，无数的研究反复证明，适量的运动有助于减少动脉的炎性过程，且效果明显比剧烈运动要显著，因为剧烈运动自身可能直接导致人体的动脉出现更多的炎症。

甩掉体重和忧愁

最近的一项研究显示，长期待在家里的超重女性抑郁症的发病率显著增加。该研究还进一步指出，经常性的健步走运动能有效地缓解前述的超重和抑郁症两种症状。这项研究还发现，年龄在25~35岁的超重女性，如长期待在家里，则出现抑郁症的几率明显高于在外工作的同龄女性，超重可能已经成了继缺乏社交和智力刺激后最为显著的抑郁症诱导因素。该研究的结果与其他一些关于运动和情绪的研究的结果一致，即运动和情绪正相关。

参与该项研究的女性均在20~40岁，且超重的程度较轻，尚未达到严重超重的程度，她们都表现出了轻度或中度的抑郁症倾向。这些女性被随机分成了健步走运动组和不进行健步走的参照组，在12周的时间内，健步走小组每天会进行45分钟的健步走，每周进行5天，而对照组则不进行任何运动或锻炼。相较于对照组，进行规律的健步走的女性体重减轻了，且抑郁程度也有所缓解。这一结果也证实了其他研究的发现，即体育运动，尤其是强度适中的健步走运动，是治疗轻度到中度抑郁症的一个合理方法，对那些作为全职妈妈或那些工作涉及家庭职责的超重女性来说尤为有效。对于那些倾向于进行非药物治疗的抑郁症女性来说，这一健步走运动方案可以成为一种药物替代方案，或作为抗抑郁药物的一种辅助，而体重减轻这一事实对于这些女性而言是一项能明显改善抑郁症状的有效因素。

健步走，正如我们所看到的那样，能改善情绪。通过增加大脑中内啡肽的水平和降低大脑的食欲控制机制（食欲平衡中枢），健步走就成为一种天然的抗抑郁药物，并能自然起到食欲控制的作用。常规型的健步走也能保证氧气在持续地输送到身体细胞的同时清除身体毒素，特别是自由基这种往往会导致人体发生退行性衰退的因素。这些自由基不仅可以物理地改变大脑细胞以导致抑郁，还可能导致大脑中抑制食欲的机制发生故障，从而增加你的饥饿程度，进而导致过食性肥胖。

总的来说，进行健步走的女性不太可能出现抑郁或超重等症状，无论是待在家里的全职母亲，还是在家做全职工作的女性，甚至是那些外出工作的女性，进行健步走的女性能轻松地战胜肥胖和抑郁症。

每日走一走，关节炎不用愁

对于大多数患有各种类型关节炎的患者来说，健步走可能是最好的运动方式。大多数的风湿病学专家都认为，多数的关节炎患者可以从定期的运动中受益，且大多数医生建议其关节炎患者进行的运动就是健步走。步行能锻炼和改善依附于患有炎症的关节上的肌肉和韧带，这有助于减轻骨头相互摩擦时发生的疼痛，健步走也可以防止一些类型的关节炎和由关节炎引起的关节畸形。健步走过程是关节温和的运动，可缓解关节的疼痛和肿胀。只要确保你能轻松地控制运动量并经常休息，不要在感到疼痛后仍继续步行。

久坐不动不仅不能减轻大多数关节炎患者的疼痛，往往还会导致更严重的关节肿胀和更严重的行动不便。而另外，处于其在生物化学层面和心理上改善情绪的效果，健步走对于关节炎患者来说可谓是一剂天然的抗抑郁药物。健步走能奇迹般改善关节炎患者的幸福感，并能缓解循环反复出现的恶性疼痛、患者的抑郁情绪和行动不便等后果和症状。

在尝试运动时，患有任何一种类型关节炎的患者都必须在医生的密切监控下进行。作为独立的个体，每个关节炎患者对各种形式的运动的反应也各不相同。正如久坐不动可能导致关节炎的恶化一样，过量的运动，尤其是剧烈运动，也可能对关节炎患者造成不利的影响。听从自己医生的意见，但是，大多数的医生都会向广大关节炎患者推荐一个循序渐进的健步走运动方案。不要让关节炎的疼痛阻拦你迈出家门的脚步，勇敢地走出去，并通过健步走战胜可恶的关节炎！

健步走和结肠癌

美国纽约州立大学最近的一项研究结果，将结肠癌归因于缺乏体育锻炼。

在过去，结肠癌通常被认为是由低纤维、高脂肪的饮食引起的，然而，现在的研究结果表示，从事久坐不动工作（巴士司机、出纳、会计、电脑操作员等）的男性罹患结肠癌的可能性比那些从事更多体力劳动的男性（码头工人、邮递员和机械工程人员等）的几率要高60%。

这项研究将500名患有直肠癌或结肠癌患者的职业与超过1400名其他疾病患者的职业进行了比较，结果显示，从事久坐不动职业超过20年的女性罹患结肠癌的风险是那些从事更为活跃职业的女性的两倍。此外，从事活动程度较低工作的女性罹患结肠癌的风险是那些从事活跃职业的女性的1.5倍。

体育运动，尤其是规律性的健步走运动，看起来能刺激结肠蠕动并排泄人体的废弃物，减少了废弃物中潜在的致癌物质与结肠壁接触的时间，这一理论与解释了为何高纤维、低脂肪的饮食有助于预防结肠癌的理论相似。

运动能降低乳腺癌和子宫癌的风险

一项来自哈佛大学公共卫生学院的研究发现，在年轻时就开始锻炼或进行体育运动的女性所发生的身体变化有助于减少患乳腺癌和子宫癌的风险，这些研究结论是基于锻炼能让年轻女性月经初潮的时间推迟几年这一事实得出的，过早的月经初潮被认为是诱发乳腺癌和子宫癌的潜在危险因素。研究也注意到，从事体育运动的活跃年轻女性的月经周期较短也较轻，而这通常意味着较少雌性激素的分泌，这一事实可能是活跃的年轻女性出现乳腺癌和子宫癌风险降低的因素之一。

在成年后继续进行体育运动的女性体内的脂肪较少且拥有更多的肌肉群，这些女性在成年后也更倾向于进行低脂肪的饮食。一个众所周知的事实是，饮食中过量的饱和脂肪会导致过量雌激素的分泌，从而增加患乳腺癌的风险。这项调查了超过5000名女性的研究还发现，体型苗条且运动活跃的女性不仅分泌的雌性激素比不经常运动的超重女性少，雌性激素对她们的作用也明显弱于后者。相较于雌性激素在超重女性身上的作用强化，这种雌性激素在运动女性身上的作用弱化引发乳腺癌和子宫癌的几率较小。久坐不动的女性比运动的活跃女性患子宫癌的风险高2.5倍，患乳腺癌的风险高两倍。

运动能改善前列腺癌症患者的治疗效果

新的研究表明，运动作为治疗的补充手段可适用于任何一种前列腺癌治疗方案。《临床肿瘤杂志》的一篇研究报告采用了数据库研究方法，并在18年间跟踪调查了2705名被确诊为前列腺癌症患者的卫生习惯。研究人员发现，在被确诊后进行各种形式运动的前列腺癌症患者的整体死亡率出现了下降，这一研究结论独立于这些患者曾接受过的任何一种前列腺癌症治疗方案之外。

该报告显示，与那些每周健步走时间不足90分钟的男性相比，每周健步走90分钟或更长时间的男性由于各种原因导致的死亡率降低了46%。报告结果证明，与每周运动时间不足一小时的男性相比，每周进行三个小时或更长时间的积极锻炼的男性总体死亡率降低了49%，由于前列腺癌症导致的死亡率降低了61%。该报告还显示，那些在确诊前后进行了运动锻炼的男性取得的治疗效果比那些在确诊后才开始运动的男性更好。

不同年龄的健身情况

《美国医学会杂志》最近发表的一篇文章显示，心肺功能较差的青少年和青壮年出现心血管疾病的风险相当高。有确凿的证据显示，较低水平的体能活动与由各种原因，包括心血管疾病和癌症导致的较高发病率和死亡率呈正相关。人口研究表明，美国人，尤其是青少年和青壮年人群的体育运动水平极低。

这项研究表明，相较于那些进行经常性锻炼的受调查者，锻炼水平较低的青少年和青壮年超重的几率可能是前者的两到四倍，身体健康素质较低的青少年和青壮年更容易出现高血压和高胆固醇。在研究中，较低的健康水平也被证明与所谓的"代谢综合征"有关，代谢综合征是高血压、高血脂、肥胖、糖尿病或胰岛素耐受不良等疾病共同作用的结果。

该报告指出，青少年和青壮年人群的较低健康水平已经成为美国一个重要的普遍存在的公共卫生问题，较低健康水平与心血管疾病之间的正关联性可能会引发死亡率，以及由肥胖或缺乏运动造成的慢性疾病的发病率的潜在上升趋势。

虽然我们通常认为青少年不存在短期内出现心血管疾病的风险，他们在青春期和青年时期可能埋下心脏疾病的危险因素，并在导致疾病在自己的中年和老年时期的暴发。毫无疑问，身体健康状况较差或超重的青少年随着年龄的增长，罹患心血管疾病的风险也会显著增加。许多调查了成年男性和女性的研究报告显示，较低的身体活动水平和因心血管疾病或其他疾病，包括癌症造成的死亡率之间存在关联。

诸多研究进一步证明，在任何年龄段开始的规律性运动都能提高身体的健康水平，并降低罹患心血管疾病等衰老退化性疾病的风险。为了预防青少年和青壮年中普遍存在的肥胖症状，我们需要在学校和工作场所开展教育宣传活动，以扭转这些有害健康的行为和趋势。这些肥胖的人需要通过接受教育来了解体育锻炼对身体健康的好处，这是改善心肺功能和预防青少年和青壮年肥胖症所必须的。

没错，女人和男人确实不同

"没错，女人和男人确实不同"是最新一期《医学论坛报》的首页大标题，终于有新研究证明男人和女人在生理上存在显著的差异。这些差异远远超出了表征的生殖生物学的差异范畴，这些差异几乎影响了人体的每一个器官系统，包括心脏、脑、消化道、神经系统，甚至是皮肤。就拿心脏系统来说，在身体处于休息状态时，女性的心跳比男性的要快。此外，心脏中输导组织的电学行为也因性别不同而各异，这或许可以解释为何女性的正常心电图与男性的正常心电图之间的差异。之前的研究已经发现，女性的冠状动脉小于男性。在进行女性心脏疾病的诊断、治疗和预防的过程中，这些因素都必须被纳入考量范围。医生们刚刚意识到女性冠心病治疗应区别对待，因女性患者在遭受心脏病发作时呈现出来的症状与男性患者不同。

医学上长期存在的一个谬误是，任何针对男性病患进行的研究结果，如对不同药物的生理机能和生理反应，都被认定为可同样适用于女性患者，这真是一个错得离谱的结论。举例来说，女性对不同药物的代谢过程不同于男性，这一点在女性患者的治疗过程中必须慎重考虑。许多疾病和药物对女性产生的影响易于男性，且这些差异在为各类疾病制定不同类型的治疗方案是必须被纳入考虑范围的。没错，女人和男人确实不同，现在，医疗机构也应该开始意识到并直面这一重要的差别了。

男女之间在生理层面存在的诸多差异也可以用来解释女性对健身的反应为何会异于男性。最大摄氧量被定义为运动中人体可以从大气中摄入且利用的最大氧气量，这一指数通常被用于界定个体的心肺功能状况。虽然男性整体的肌肉质量高于女性，女性拥有更持久的耐力。在某种程度上，这可以理解为在稳定和持续的运动过程中，女性有更强的能力在更长的一段时间内维持自己的最大摄氧量。

而男性则会经常从事那些需要在短时间内消耗大量能量的运动，如跑步、壁球和剧烈的举重运动等，这些类型的剧烈运动无法将男性的最大摄氧量能力（摄入氧气并分配到全身器官的能力）的增强保持足够长的时间以最终发挥最大的有氧健身益处。与之相反，女性发展有氧健身的速度慢于男性，但女性的体能和耐力水平较男性更平稳和更持久。在许多情况下，与进行剧烈运动的女性相比，进行适度体育锻炼，如健步走、固定自行车、跑步机等的女性更容易保持健康的心肺功能。

降低女性心血管疾病，效果可媲美剧烈运动

《新英格兰医学杂志》近期发表的一篇报告表示，绝经后进行健步走的女性，降低心脏疾病风险的程度丝毫不亚于进行更剧烈运动的女性，如跑步或体育运动等。作为有据可循的证据，这项研究证实了经常性的健步走可帮助女性预防心脏病发作。

这项研究调查了超过7万名年龄在50~79岁的女性，受调查者需要提供她们每周进行的身体活动类型的相关信息。在该调研刚开始时，没有一位受调查女性有过心血管疾病的病史。在接下来的3年调查期内，仅有345名女性患上了心脏疾病。

无论是经常性进行健步走的女性，还是经常性进行剧烈运动锻炼的女性，她们患上心脏疾病的风险都远远低于久坐不动的女性，且前述两种运动方式在降低心血管疾病风险方面具有同样的效果，每周进行至少2.5小时轻快健步走或剧烈运动的女性罹患心脏疾病的可能性分别降低了30%。

这项研究还得出了这样的结论，即久坐不动似乎会抵消任何类型的运动带来的好处，且久坐不动时间较长的女性比其他人更容易患上心血管疾病。

健步走能改善脑功能

经常进行健步走的女性不太可能出现记忆力衰退和衰老造成的其他大脑

功能下降问题，这些研究结果是在美国神经病学学会最近的一次会议上进行的发布。这项研究涉及了对约6000名年龄在65岁以上的女性的调查，所有这些受调查的女性在参与研究之前都进行了认知功能测试，并在8年之后再次接受认知功能测试。即便在调整了年龄和其他并存的医疗条件之后，得出的数据仍表明经常进行健步走运动的女性记忆力衰退的程度要低于那些来自运动量较低的对照组的女性。研究人员认为，身体的活动与大脑内的化学活动有着显著的关联性。正如我们在前述关于抑郁症的研究中所看到的那样，运动有能力增强特定脑神经递质（血清素）和提升情绪的大脑化学物质（β-内啡肽）的可用性。因此可以十分肯定地表示，在衰老的过程中，经常进行健步走的女性的脑功能维持得更好。

来一场身心愉悦的健步走

美国又出现了前所未有的健步走狂潮，健步走成为美国成年人中最流行的运动方式。目前，有超过5200万美国人是健步走的忠实追随者，且这一人数还在不断地增加，因为越来越多来自各个年龄阶段的男性和女性正为了健康、健身和乐趣而进行健步走。作为一种运动方式，健步走终于迎来了属于它的时代。有什么理由不进行健步走呢？它是一项如此简单、安全、有趣的运动，不仅能让你身体健康，还能让你看起来更完美。

最新的罗珀民意调查显示，超过50%的受访费城居民表示健步走是他们最喜欢的锻炼方式，美国大部分城市的调查结果显示了大致相同的百分比。觉得很吃惊？无须惊讶！但是，健身行业希望我们不要有这种想法，这就是为什么每年会有数亿美元的资金花在为健康和健身俱乐部、慢跑服装、有氧运动中心、健身器材和其他任何运动噱头的广告上，这些广告能让广告商掏空你的钱包。但是，咱们得振作起来，这些广告商可以欺骗一些人一时，却没法欺骗所有人一世。健身中心和健身房不会为健步走做广告，因为他们不会因此赚到一毛钱。

健步走是一项可以结伴进行的运动，不管参与者的身体状况差异有多大。进行这项可结伴进行的运动，你既享受了同伴的陪伴，又得到了运动能提供的所有益处。健步走还是一个伟大的逃离机会，你可以远离手机，逃离办公室或暂时地逃离家庭的烦恼，并可以在此期间充分地放松自己。健步走既能让你想出一个问题也能让你忘掉一个问题，健步走可以成为镇静剂，帮助我们放松；也可以作为一种兴奋剂，让我们充满能量和活力。已故著名心脏病专家保罗·达德利·怀特博士曾说："对于一个情绪低落的健康成年人来说，一次充满活力的3英里健步走产生的效果胜过这世界上所有的灵丹妙药和心理咨询。"不要陷入"走路这么简单的运动不可能成为有效的锻炼"这种常见的误区，与这种错误理解相反的是，健步走不仅是世界上最安全的运动，也是最有效的运动。如果你属于超重人群，那么健步走就是你最佳的运动选择，因为它不会给你的韧带、肌肉和关节带来过度的压力和负担。

通过一个人行走的方式便可看出他/她是感到快乐、悲伤，还是愤怒，还能看出他/她是有事业心的人，还是一个懒惰的人。步幅较长，手臂摆动幅度较大且步伐弹力十足的人一定是快乐的、有野心且自信的人，而步幅短小，脚步拖拖沓沓且手臂摆动幅度很小的人往往是郁闷、不开心或易愤怒的人。关于女性的近期研究表明，手臂摆动的状况是体现一个人情绪最具指标性的因素。手臂摆动的幅度越大，说明这个人就越快乐，越有活力且越不容易郁闷。反之手臂摆动幅度很小就意味着这个人很生气、沮丧和不满。因此，无论何时何地，在进行健步走时，大胆地大步迈出你的步伐，摆动你的手臂并让每一步都充满活力。进行这样的健步走，你就能一路走向健康的身体、成功的事业和一个长寿又快乐的人生。相信我，健步走就是这么有效！

健步走的美妙世界

大多数的运动生理学家在适度、稳定基础上进行的运动能具有安神效果这一结论上都达成了共识，有节奏的运动，如40分钟的健步走，似乎是产生这种安神作用的最有效方法。学者们曾提出好几种理论来解释这种安神作用，当前比较流行的一个理论是，体温的微升能影响脑干并形成大脑皮质层内的有节奏的电学活动，作为运动的直接结果，这将产生一个更放松的状态。运动能增加脑部化学物质，特别是一组被称为内啡肽的化学物质的分泌。这些物质似乎有镇静和安神的作用，从而让整个人都放松下来。

在《新英格兰医学杂志》最近发表的一项研究中，研究人员表示，经常锻炼可以增加两种分别被称为β-内啡肽和β-促脂素的化学物质的分泌。这些物质可作为化学性的止痛药或镇静剂，从而可以影响人体的新陈代谢，并给人带来宁静和幸福的感觉。这项研究指出，运动会促使这些化学物质水平的提高，剧烈运动会更明显地促使这些物质的分泌，这在某种程度上可以解释"奔跑者的亢奋"或进行高强度运动时产生的兴奋感。研究人员指出，这也可以用于解释为何跑步者在奔跑过程中出现了骨折而不觉得疼痛这一现象。

与之相反的是，健步走只会缓慢地提升大脑中这些化学物质的水平。这将产生一种身心放松的状态，并对整个神经系统都起到镇静安神的作用。健步走不是一项剧烈运动，运动时大脑中这些化学物质的水平不会升得太高，从而避免了剧烈运动会产生的镇痛或止痛的效果。这让进行健步走运动的人能感觉到任何一种疼痛，例如，在健步走过程中扭伤脚踝或脚掌的疼痛。与此相反，鉴于大脑中这些化学物质的高水平导致了极高的愉悦和镇痛效果，跑步者可能在运动过程中无法感知任何一种疼痛，如心脏病发作导致的胸痛等，因此，该跑步者可能已经遭受了冠心病损害而不自知。在这个特殊案例里，大脑中此类化学物质的过高水平也侧面地证实了好事过头反成坏事这一真理。

精彩的健步走世界给你创造的魔法刚刚好足够你应付日常的压力和紧张，健步走给你带来的平静和平和，能缓解紧张、不安、焦虑和压力等情绪。迈进健步走这一美妙的世界，跟随它走上一条宁静、放松和平和的道路。

超级健步走的益处

- 健步走有助于降低高血压及所有与其相关的心血管并发症的风险。

- 健步走有助于降低血管内疾病，如中风和心脏病发作等的风险。

- 健步走有助于减少成人发病型 II 型糖尿病及其后续并发症，如眼部疾病和血管疾病的发病风险。

- 健步走还有助于降低血糖水平，降低肥胖、糖尿病和心脏疾病的风险。

- 健步走已被证明有助于缓解焦虑和抑郁，还可以改善情绪和心理的健康状况。

- 健步走也有助于预防一些神经退行性疾病，如阿尔茨海默病和退行性关节疾病，如关节炎。

- 健步走有助于降低多种类型的癌症，结肠癌、前列腺癌和乳腺癌的发病危险。

- 健步走能增加骨密度，降低骨质疏松症的风险。

- 健步走能让你感觉上和实际上都变得更年轻。

- 健步走不仅能延年益寿，还能增添生命活力。

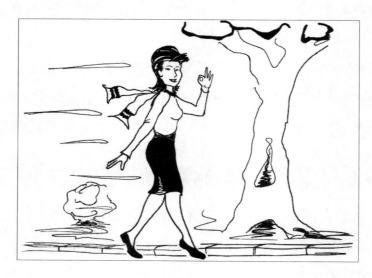

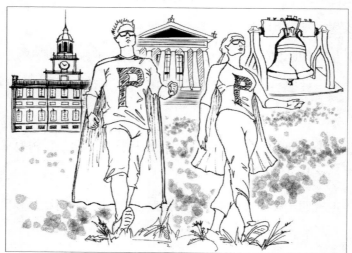

■ "我们在这个星球上的使命就是让这些每天久坐不动的地球人站起来，每天进行健步走，这样就可以逆转他们的衰老过程了。让我们从这个叫作费城的城市开始吧。"

PHILLY'S FIT-STEP WALKING DIET

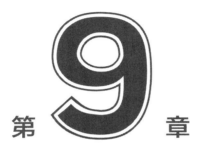

第 **9** 章

看起来更年轻的秘密
LOOK YOUNGER & LIVE LONGER

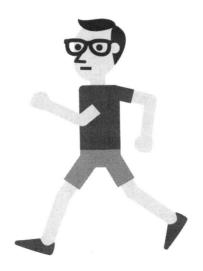

氧气：至关重要的元素

随着计算机时代的来临,大多数人都被迫从事越来越少的体力劳动。体力劳动的减少是为了储存更多的能量以用于其他的活动,这听起来很合乎逻辑。但是,你曾多少次感受到自己动得越少,反而会越累;而自己活动得越多,反而越有精力去做其他的事情?运动能改善肺部、心脏和循环系统摄入氧气并输送到整个身体的能力和效率,氧气是人体燃烧所摄入的燃料(食物)以产生能量的必备催化剂,因此,我们摄入的氧气越多,我们为身体各项活动能产生的能量也就越多。

氧气是极其重要的元素,事关我们的存亡。由于氧气无法储存,为了保持健康,我们的身体细胞需要保证氧气的持续供应。健步走能增强我们身体从空气中摄入氧气的能力,并增加向身体所有器官、组织和细胞输送的氧气量。健步走实际上能增加血液总量,从而提供更多的红血细胞来将氧气和营养输送到身体组织中,并同时带走人体细胞中的二氧化碳和废弃物。小血管的开放作为健步走的另一直接好处,也有助于增加人体细胞的氧饱和度。每天进行健步走,能通过血管为饥饿的身体细胞稳定地供应新鲜的氧气。不要忽视细胞这些小家伙们的需求，因为你依赖它们的程度不低于它们依赖你的程度。

行走的天性

很多时候，人都没有办法坚持进行那些对自己身体益处最大的事情，其中包括进行各项运动。最近的一项调查显示，来自全美各地的受访者中有94%的人声称知道健步走对身体健康有好处。受访者称健步走是减肥和预防心脏疾病的好方法，并知道健步走可以减少焦虑和抑郁症的发生率。然而，79%的受访者表示自己应该多出去走走，并有35%的受访者称自己现在步行的量远远小于5年前的步行量，美国疾病控制和预防中心建议人们每周应至少健步走15分钟。

如果人们想要拥有良好的健康状态和强健的体魄，并预防由缺乏运动而导致的各类疾病，他们就应该改变自己久坐不动的生活方式。健步走可减少高血压、心脏疾病、中风、衰老的神经系统疾病和某些癌症的发病率，这已经是一个众所周知的事实。人类的身体天生就是为了行走而设计的，所以，你没有任何借口不去进行健步走。

每天都神清气爽

健步走会让你的身体内部产生无数有益的变化。你的血液量和血红细胞数量会增加，你的心脏能更有效地泵出血液，你的肺活量会变大，能同时摄入和输送更多的氧气。你的肌肉变得更紧实，让你的身材变得更结实。你的能量水平变得更高，让你觉得自己强壮而健美。这些结果共同作用，能让你的身材变得更苗条，身姿变得更完美。随着每日健步走的进行，你的整体外貌也会变得越来越完美，因为健步走能改善你的血液循环，从而让你由内而外变得更完美。你的皮肤、肤色和头发的质感也将随着健步走的进行而提高，因为健步走能改善输送到皮肤和头发毛囊的血液循环。健步走能让你的肤色真正红润透亮，让你能全天都保持一种健康而又神清气爽的气色。

经过一段时间的健步走后，你会发现身体的肌肉变得紧实，之前沉积在大腿和臀部的大部分脂肪的体积开始变小。你的腹部变得平坦，小腿、大腿和臀部的肌肉会变得更加的紧实和有线条。之所以会出现这些改变，是因为在连接到脊柱的肌肉和韧带变得紧实的过程中，肌肉张力得到了提高。

你无须为了保持身形健美、身材苗条和身体健康而把自己累得半死，因为健步走能提供比跑步或其他剧烈运动更好的长期体型控制和健身的好处，还不会造成任何的危害和危险。请永远记住，不一定是痛苦或令人不舒服的运动才是有效的运动。

大多数人久坐不运动

试想一下，我们每天在电视机前浪费了多少时间。或想象一下，我们每天花了多少个小时坐在办公桌前埋首工作。我们每天从这里到那里，到任何地方都开车，想象一下我们在车里花费了多少时间。我们曾经出去步行过吗？没有！我们每天就是登录互联网，然后花费一小时又一小时的时间寻找那些无意义的事情，这在现实中看起来更像是"无所事事"。不管你怎么美化这种状况，事实就是我们"久坐不运动"。那么，我们变成一个人人超重、运动严重缺乏的社会还有什么奇怪的？"久坐不运动"成为一些疾病、残疾，甚至是过早死亡的一个主要诱因，这还有什么值得质疑的吗？某种程度上，技术的进步使我们在"久坐不运动"的文化和社会环境中成长，这使得我们几乎没有什么机会从事涉及任何形式的身体运动的活动。

我知道你们中的许多人都曾经加入过健身俱乐部，并一度真正为运动做出了努力。但我相信大多数人已经发现，健身房运动所需的时间和我们的艰苦努力只会导致挫折和厌倦感。在工作了一整天后，有几个人能跟上20岁出头的年轻健美教练的节奏？有几个人能有精力从一个训练器械马不停蹄地转到下一个训练器械，直到身体的每一块微小的肌肉都得到了最大化的训练？有哪个神智正常的人会试图去举起那些即便是希腊神话中的大力士赫拉克勒斯都会觉得吃力的重量？还有，有哪个人在上班的地方辛苦一天之后，还能鼓起勇气来跑步，甚至跑得比只进行机械运动的跑步机这个机器怪兽还快，甚至让我们的血压急剧上升，我们的肌肉、韧带和关节无声地呐喊"痛，痛，痛"？那么，大多数人最终放弃了我们在家里的室内运动计划或是我们的健身俱乐部会员资格，然后最终回归到坐而休息这件天生就会的终生大事，这是否依然还会让你觉得惊奇？"就让我们坐着吧，我们真的需要休息，我们真的没有时间去运动或健身。对于我们这样的人来说，这些健身机器过于强大和有力了。是的，我们承认自己败给了机器，还是让我们就坐着休息吧。"

　　且慢，我们还是不能这么早就让自己安于现状。我们其实不必"久坐不运动"。尽管输给了运动器械，仍应对自己仍然活着这一事实充满信心，即便已经残废或虚弱不堪。不管你信不信，运动器械甚至不会对我们的身体产生丝毫影响。但是，亲爱的运动者们，请振作起来，因为我们的身体天生就内置了一个秘密机器。这个机器不会带来害处和伤害，这个机器也不会破坏你的骨骼和四肢。这台机器不会将你的血压和心跳提高到一个危险的水平，这是一台你个人专属的身体机器，它在你的生命中一直陪伴在你左右，却很少有人了解到它的力量和好处。是的，这台机器由你的血液、心脏、韧带、关节、肌肉、骨骼和人体其他组织构成，这台机器就是你个人专属的温和的步行机制。

　　健步走会改善维持生命所必需的血液循环，为身体里的所有细胞提供氧气。健步走能辅助消化，新陈代谢，以及呼吸和血液循环。健步走有助于润滑和强健你的肌肉、关节和韧带，健步走有助于保持心脏健康，并能为身体里的所有细胞供应氧气和营养物质。健步走能保证脑部的氧气供应，这也能最终让你清醒地意识到自己多年以来将步行这一功能强大的机器隐藏在大脑某个不知名的角落是多么的不明智。而且，健步走还是一个秘密代码，可以用来克服我们的"只想坐着不动弹"遗传基因和天性，我们可以通过健步走战胜大脑给我们传递的应该"坐着不动弹"的信号。事实上，我们现在已经掌握了可以对"坐而休息基因"进行重新编程的科学技术，并在一定意义上改变了我们的基因。有了这个技术，我们终于能够摆脱椅子、车子，离开电脑和电视机，并驱使自己不断地前进，使我们终于可以在无须监督或限制的情况下自由地移动，然后我们终于可以说："是的，我真的可以在21天内减掉14斤的体重，并不知不觉就能保持健康。"

轻松穿回旧日的牛仔裤

说到运动，毫无疑问，每一个人的心里都觉得运动真的是一件无趣的事情，且大多数的运动都是既费劲又费时，跳起来，举起来，蹲下去，跑起来或一个或十几个无用的身体摇摆除了让我们气喘吁吁之外毫无用处。或者，你被要求在这台或那台运动器械上跟兔子似的来回跳来蹿去，只为了确保你锻炼的每一台机器都能锻炼身体的某一小块肌肉。为了确保身体的每个肌肉群都能得到独立的锻炼，你基本上需要跳上一百多个不同的机器。然后，你就会开始思考，"我刚刚锻炼的是我的肱三头肌，还是肱二头肌？""我是已经在那台机器上锻炼过了，还是正需要过去锻炼？""说实话，所有这些机器看起来都一个样。""我要被这些机器搞疯了，我现在需要从头再来，因为我已经不记得自己是从哪儿开始的了。""或许我应该使用自有重量训练，但自由重量训练到底是什么玩意儿"……所有这些看起来都让人无比困惑，而简单的费城健步瘦身饮食法可以轻松地补救这些弊端。

研究一再表明，剧烈运动不仅无益，实际上还有害我们的健康。剧烈运动和超大重量的举重训练实际上会导致我们的血压升高，让我们更容易出现心律不齐等症状，当然还有那些过度狂热的运动者一次又一次遭受的肌肉、关节和韧带损伤等问题。他们难道都不会汲取教训吗？我很怀疑。人们都已经被洗脑了，他们坚定地相信，一项不会造成疼痛的或不剧烈的运动，就一定不会给你带来好处，这就是所谓的"没有痛苦，就没有收获"的运动谬论。没有比这更离谱的结论了，医学研究一再表明，适度的体育锻炼与那些让人精疲力竭、极度痛苦和四肢酸痛的运动相比，带来的健康益处更多，损害更少。

你真的无须为了运动而加入健身房或健身俱乐部，你也无须进行气喘吁吁、肌肉痉挛、心脏狂跳的无氧或有氧运动来达到减肥和锻炼身体的目的。即便所谓的健身大师已经成功地让每一个人都被洗脑，并相信痛苦的运动才是减肥和健身必不可少的条件，你也无须让自己的身体受制于这些痛苦的运动。那么我们能怎么办？坐着旁观吗？当然不是！答案其实很简单，你无须只是坐着旁观，你所需要做的仅仅是遵循费城健步瘦身饮食法，它包括了一个易于遵循的节食和运动方案，并能让你在短短的21天内轻松减掉14斤的体重，缩小2.2寸的腰围并轻松穿回旧日的牛仔裤。

快步走出全新的生活

在松软的表面进行健步走，如沙子、泥土或草地上可以帮助你在40分钟内额外燃烧100卡路里的热量，这种类型的健步走应限制到每周仅进行一天或两天。将爬坡健步走作为健步走运动方案的一部分，并每周进行两到三天，可以帮助你在40分钟内额外燃烧150卡路里的热量。在鹅卵石或不平坦的表面进行的健步走使用的肌肉与在平坦的表面进行的健步走不同，且能燃烧比后者更多的热量。重要的是，在这些不平整的表面进行健步走时，要格外注意以防止踝关节或脚部过度疲劳或扭伤，此外，要格外注意不要出现意外的失足或滑倒。

间歇性调整步行速度，尽可能快速步行2分钟，然后放慢到每小时步行3英里的正常健步走速度，正常速度健步走5分钟后再进行2分钟的最快速度健步走。在40分钟的健步走期间进行三到四次这样的交替，具体的次数取决于你个人的疲劳程度。如果你变得疲劳或呼吸急促，那么步速交替的间隔可缩短为1分钟。如果出现乏力、气短、胸痛或任何其他症状，应停止快速健步走并立即去看医生。

在加快步速时，要格外小心且不要试图把步幅伸展得太大。如果步幅伸展过大，你在步行的过程中很容易失去平衡，并对膝盖和胫骨造成额外的压力。除了每天进行35分钟的健步走运动之外，每天额外进行10分钟的上下楼梯训练，这会每天额外燃烧100卡路里的热量。将健步走速度提至每小时3.5英里到4英里，坚持10分钟，然后回到每小时3英里的健步走速度，并走完剩下的40分钟健步走路程。健步走时，可以使用计步器来计算行走的距离和速度。

想要燃烧更多的热量，将健步走的速度从每小时3.5英里提高到每小时4.5英里，坚持10分钟，然后回到每小时3.5英里速度。舒展前进的步伐，让脚跟首先着地，顺着步幅前进的趋势重心前移直到整个脚掌着地，然后脚尖发力迈出下一步。步幅的这种伸展能调节和强化腿部的肌肉，并燃烧额外的卡路里。

在健步走时，注意向内收腹，坚持几分钟，然后松开腹部肌肉。这能燃烧额外的卡路里，并有助于消除腹部脂肪。在进行不同类型的运动时，不存在"局部减肥"这种说法。举例来说，在爬楼梯和空气漫步机运动不会仅仅消除臀部堆积的脂肪，而且，做仰卧起坐也不会消除堆积在你腰部的多余脂肪。当你进行一项全面运动，如健步走或轻量持重健步走（详见第10章）时，堆积在全身各个部位的脂肪将会被逐渐地燃烧掉。将每天40分钟的健步走时长延长到每天45~90分钟，这能让你每天显著燃烧更多的热量。第7章的内容向你展示了如何通过延长每天健步走的时间来更快速有效地减轻体重，采用这些方法，你就能超级迅速地穿回旧日的牛仔裤。

简单3步骤，轻松实现减重和塑形

费城健步瘦身饮食法是一种真正简单、安全、有效的运动方法，能让你在短短21天内减掉14斤体重。只要你继续坚持这个简便易行的减重和健身运动方案，你就能保持身体健康并塑造完美身形。费城健步瘦身饮食法可分成三个简单的步骤。

步骤1

瘦身饮食法：40克脂肪/40克纤维膳食法，由一个低脂肪、高纤维，适量精益蛋白的饮食构成，以每天膳食中的脂肪不超过40克，纤维不低于40克为标准。你无须遵循既定的特殊菜单，也无须烹饪复杂的菜肴，更无须限制自己品尝美味且营养丰富的食物。这一饮食方案不仅适用家里的饮食，也适用于外出就餐的情况。从本书提供的膳食计划中很容易就能看到，你可以轻松地调整和改变这些饮食计划以满足自己的个性化需求和口味。你可以根据个人喜好，为任意一餐随意混合搭配任何数量的有益、营养丰富且口感美味的食物。种类繁多的食物可供你选择，这能让你乐开花。而那些只会卖弄噱头的饮食计划，要求你必须遵循的饮食条条框框可以被抛到九霄云外。费城健步瘦身饮食法是一个真正有趣的饮食和运动方案，同时还是一项轻松又安全，且可以终身坚持的方案。你只要记住，每天至少摄入40克纤维，至多摄入40克脂肪即可。

步骤2

费城健步瘦身饮食法的第二个步骤就是瘦身健步走：40分钟运动方案。这个步骤要求你每天进行一个简单的、强度适中的40分钟有氧健步走，且每周需要坚持6天，你可以随时、随地在任何场合进行这项运动。只要你觉得时间方便，你可以在上午、午饭或晚饭之后随时进行，这是你个人专属的运动计划，且确实简单易行。你只要以一个较为轻快的步伐，保持每小时3.5英里的步速，每天坚持40分钟健步走且每周坚持6天即可。如果单次运动时间有限，可拆分为两个单次时长20分钟的小节，同一天完成即可，选择和决定权永远在你手上。

步骤3

简易的力量训练，与每天40分钟的有氧健步走相结合：在健步走的过程中，手持一磅重的手持力量训练器械，间隔一天进行且保证每周进行3天。这些手持力量训练器械有多种类型和形状可供选择，有一种看起来像是指节铜环翻转过来，然后你用双手的手指紧紧抓住器械带垫子的凹槽即可。其他的手持力量训练器械在你手握时，会多出一个带子绕过你的手背帮助固定，这些手持力量训练器械看起来像微型的哑铃。每周只可进行三天手持重物力量训练与每天40分钟的健步走的结合，且不应该连续3天进行，因为这会导致上半身的肌肉负担过重。

这种手持重物力量训练与健步走的结合让你能产生双重引爆脂肪和卡路里燃烧的效果，背后的原理是，你在进行有氧健步走的时候已经燃烧了卡路里，而在健步走过程中的手持重物训练能锻炼你的上半身肌肉，并在此过程中燃烧更多的卡路里。在某种意义上，你成功地将有氧运动与力量训练完美地结合在这个40分钟的健步走运动中。听起来特别容易？没错，它就是这么简单易行！相信我，这项运动中不会出现剧烈运动或使用大型重量训练器械进行力量训练和肌肉锻炼运动所造成的任何一种危险或危害（详见第10章）。

如何确保身体在休息时仍继续燃烧卡路里

耶鲁大学最新的一项研究表明，即便在身体处于休息状态下，运动仍能带来身体益处，这些研究人员同时调查了运动员和久坐不动的人小腿后肌的氧气利用情况。肌肉利用氧气的这种现象被称为氧化速率，主要用来显示在身体休息状态下，肌肉燃烧卡路里的速度有多快。研究人员发现，运动员肌肉燃烧卡路里的速度比久坐不动的人快54%。然而，研究人员也发现，运动员和久坐不动的人都会产生等量的ATP，即储存能量的一种化学形式。这一发现可能有助于解释为什么运动员们能够保持更紧实和苗条的身材，因为他们的身体即便在休息状态下，也会持续燃烧额外的卡路里。

吃饭快，增重也快

来自日本大阪大学的研究人员对3500名年龄在30~69岁的男性和女性的饮食习惯和体重进行了研究，那些吃饭很快的人，出现肥胖的风险会翻倍。如果吃饭速度过快，大脑的食欲控制机制就完全来不及意识到其实你已经吃饱了，所以当饥饿机制最终反应过来并发出你已经吃饱了的信号时，你摄入的食物量已经远远超过了身体必须的量。超重意味着你患上高血压、心脏疾病、中风，甚至是某些类型癌症的风险很高。这项研究强调，如果你立志减肥，就应该细嚼慢咽地吃饭，并在感觉完全吃饱之前就停止食物的摄入。

通过有效的呼吸来练出平坦的腹肌

能帮助你收紧腹部并练出扁平肌肉的一个简单练习是：深吸一口气，同时收紧你的腹部肌肉。保持腹部肌肉紧绷状态3~5秒，然后慢慢呼气，并随之逐渐放松腹部肌肉。你随时随地都可以进行这个简单的练习，坐在办公桌前时，看电视时，甚至是开车时，都可以进行。刚开始时，以5次腹部收紧锻炼为一组，每天进行3~4次，然后在14天内，逐渐将重复的次数增加到每天10~12次。一旦你在前2周内成功地实现了每天进行10~12次腹部收紧的深呼吸训练，就应该开始每隔一日进行腹部肌肉训练，这种间隔能让你的腹部肌肉在进行收紧训练期间得到适当的休息。请记住，与进行任何力量训练或负重训练时一样，在腹部收紧训练过程中，肌肉也需要时间来愈合和再生。10~12次的腹部紧致呼吸训练每天应重复三到四次，但这些重复之间应有间隔。如果你感觉三到四次的重复量过大，让自己觉得很疲惫，那么就将重复次数减到你个人感觉舒适的程度。

塑造完美身形的健步走

在进行21天的健步瘦身饮食法后，你就会注意到它给你带来的下列物理和生理效应。肌肉张力是我们首先要注意到的一个最重要效果，完成每天40分钟的健步走运动后，你会发现自己的肌肉变得更加结实和紧致，而当你持续进行一段时间的健步走后，就会发现身体许多的脂肪凸起和沉积开始减少。你的腹部会趋于平坦，你的小腿和大腿会变得细长，你的臀部肌肉会变得更加紧致。这些诸多的变化首先要归功于脊柱的强化，其次就是肌肉张力的提升。

● **更平坦的腹部** 腹部肌肉会变得更紧实有力且能更好地支撑腹腔内的器官，这在外观上就表现为一个更加平坦的腹部。

● **更修长的大腿**　腿部肌肉的强化和大腿肌肉内脂肪的燃烧会明显地缩减大腿内侧和外侧的尺寸。

● **更挺翘的臀部**　臀部的大片肌肉被称为臀大肌，臀大肌会变得更紧致，并提升臀线，使臀部看起来更加紧致和挺翘。

● **更精瘦和修长的上臂**　上臂的肌肉，包括肱二头肌和肱三头肌的肌肉张力会得到提升。结合上臂肌肉中脂肪成分的燃烧，能让上臂显得更加修长，线条也更美。

● **更加紧致和坚挺的胸部**　即使胸围的实际尺寸没有增加，胸部胸大肌的锻炼也会提升胸部的外观，让它们看起来更大。

● **更高的能量水平**　随着有氧运动量的提高，肺部、心脏以及循环系统都能得到相应的改善，不仅能提高效率，还能为每天的日常生活提供更多的能量。

● **更高质量的睡眠**　规律性的健步走运动能有助于睡眠，让你无须再依赖镇静剂或安眠药。

通过健步走消除压力

经常锻炼可以帮助减轻压力对身体造成的心理和生理的双重影响。在强压情况下，你的身体会通过分泌应激激素（肾上腺素和皮质醇）以及释放通常作为能量生产的燃料来源的脂肪酸和葡萄糖作为反应。身体以应激激素和燃料来源物质的组合来应对压力，这就产生了一种"战或逃现象"。无论是短期压力的情况，还是长期紧张的环境，都可能导致高血压、冠心病和中风，还会造成消化、头痛、焦虑、失眠、抑郁症等问题，且长期的压力情况会导致免疫系统的弱化。

通过燃烧这些应激激素（肾上腺素和皮质醇）和通过分泌被称为内啡肽

的放松的激素，体育锻炼可以帮助身体对抗压力的影响。内啡肽镇定人体神经系统的作用，有助于改善情绪，提升心情。经常性的运动，尤其是强度适中的健步走运动计划，能帮助身体战胜日常生活的压力。有氧健步走运动能让你心情舒畅，从而保持好气色和好身体。其他有助放松的活动，如瑜伽和冥想等，也可以帮助对抗压力。

在进行费城健步瘦身饮食法时，通过手持重物进行力量训练，并将其与常规的有氧健步走运动相结合，将让你的身体分泌更多的内啡肽，从而帮助身体分解应激激素，这是处理压力和紧张的最好方法之一。只要能够坚持进行，你的身体就能持续地燃烧卡路里并加快新陈代谢率。新陈代谢率的加快会减少压力激素分泌，增加具有放松作用的荷尔蒙分泌的同时提升身体的能量水平。健步走能让你轻松摆脱压力和紧张，并让你的身体充满能让人自我感觉良好的荷尔蒙。

强健骨骼和肌肉

跑步中，落地时跑步者受到的冲击力是其自身体重的三到四倍，跑步者比步行者更容易出现运动损伤。步行是人体最自然的功能之一，人体的肌肉骨骼系统以及脊柱的形状和柔韧性使得人体的构造完美地契合了步行运动。

步行时，肌肉和骨骼系统会协调统一地行动。人体弯曲且灵活的脊椎有着类似弹簧的功能，脊椎由许多小块的脊椎骨构成，每一个小块脊椎骨之间由一个极小的缓冲垫（椎间盘）隔开和连接，这一构造让脊椎骨能吸收冲击力，这些椎间盘也赋予了脊柱弹性和灵活性。步行时，你会使用到脚掌、脚踝和膝盖中的铰链状关节，而臀部的球窝关节则能行云流水般毫不费力地移动。

附着在腿部长胫骨和骨盆上的肌肉是专为步行而设计的，腿部、臀部和背部的肌肉被作为身体前行时的支撑和推动机制。腿部的长胫骨形成了一个杠杆框架，通过附着其上的肌肉进行移动，并进而推动身体前行。腹部肌肉在步行时负责支撑腹部器官的重量，而胸壁和膈肌则负责协助呼吸。

步行时，双腿向前迈进的动作实际上是为了追赶上半身的向前运动，行走这种自然的运动实现了重力的力量与人体向前推力之间的完美平衡。因此，行走成为一种几乎毫不费力的生物力学机理，在结构上比任何人造的机器都更加有效。请记住，在健步走时要自然地摆动你的手臂。正如你将看到的那样（详见第10章），将每周6天、每天40分钟的健步走运动与每周3天的手持重量器械的力量训练相结合，能让你燃烧更多的卡路里，并能有效地塑造和强化你上半身的肌肉和线条。费城瘦身健步力量训练运动激发也因此成为一个完美的塑形方案，不仅能强健和优化肌肉线条，还能迅速地减轻体重。

修身健步：沙滩塑形健步走

在沙滩而非坚硬的地面上进行健步走让你能燃烧近两倍的卡路里，这一效果的原理是：健步走时你的脚会陷入沙子中，因此你的肌肉、韧带和关节需要更用力才能将脚抬出沙子。在沙滩上进行30分钟的健步走，能额外燃烧掉100~150卡路里的热量。

沙滩上进行的健步走能更有效地锻炼小腿、大腿、臀部、腹部等领域的肌肉，特别有利于塑造完美的海滩身材，并让你拥有更完美的比基尼效果。

穿一双低帮的运动鞋，以防止脚步受到贝壳、岩石、玻璃等杂物的伤害。穿着轻便的袜子来保持双脚的干燥，以防止起水泡。如果你足够勇敢且足够小心，赤脚在沙滩上行走也能带来许多的乐趣。不要忘了使用效果良好的防晒霜，保护皮肤免受阳光紫外线的伤害。如果你有任何一种背部、膝关节或踝关节的问题，要格外小心，因为沙滩健步走作为一种强度很大的运动，会对这些部位造成很大的压力。此外，在沙滩上行走可能遇到凹凸不平的表面，这也有可能对这些问题部位造成不利影响。如果身体任何部位出现疼痛，停下来休息，然后再继续。由于沙滩健步走增加了运动难度，你可能更容易感到疲劳。如果确实感到疲劳，那么停下来休息，并在充分休息后再继续。

健步瘦身饮食法之伸展运动

伸展运动可以改善关节、肌肉和肌腱的灵活性，从而使身体不容易受伤。伸展运动也增加了被拉伸肌肉中的血液流动量，并有助于促进进行抵抗重力的拉伸运动的骨骼生长。有越来越多的证据表明，伸展运动还具有放松大脑中枢神经系统的作用，因为它能将外周神经系统的放松信号通过化学神经递质通路传递给大脑。

伸展运动应缓慢地进行，且可取的做法是每次只拉伸一组肌肉。例如，在身前拉伸双臂，保持这个姿势30秒，然后慢慢放下双臂，并休息30秒。重复双臂的伸展运动，将双臂从身体两侧抬起，拉伸30秒，缓慢放下并休息30秒。然后，将双臂抬至头顶，重复这一拉伸、放松的过程。十指交叉放于脑后，双臂弯曲向后用力拉伸。在进行前述任意一项运动时，轻轻地舒展双臂，先通过实际的推或拉让双臂远离身体，然后再慢慢地收回身体两侧。动作要保证舒缓，如果感到疼痛，则表示你过度地拉伸了肌肉。

用同样的方法来锻炼颈部肌肉。抬头向上看，保持30秒，然后放松，头部回到正常位置，休息30秒。分别向左看和向右看，重复同样的步骤，向下重复同样的步骤，向下看时，下巴抵到胸前，维持这一姿势30秒，然后回到正常头位，休息30秒。伸展腿部肌肉和韧带的最好方法是坐在椅子上，向正前方抬起一条腿，伸展30秒，然后放松肌肉，弯曲膝盖，保持这一姿势30秒，再放松肌肉，把脚放回地面回到原位。换另外一条腿，重复同样的步骤，你也可以在坐飞机、火车、公共汽车或在办公桌前借助脚踏板来进行类似的训练。

这些简单的伸展训练的目的在于锻炼和提高肌肉、韧带和关节的灵活性，虽然没有瑜伽或太极那么复杂，这些简单的伸展练习仍是有效的放松和准备练习。这些拉伸步骤能帮助身体在精神和体能层面都准备好，在你进行这些缓慢、放松和拉伸的步骤时，你能更深入地接触和了解自己的身体。为了达到最好的放松效果，在进行伸展运动的过程中记得要缓慢地进行深呼吸。你可以自己探索出更适合个人身体的伸展运动，而无须局限于上述的那些动作。拉伸是一项非常个性化的运动，适合一个人的动作，不一定适合所有人。在进行上述简单的伸展运动时，你可以双手十指交叉，进行身前、头顶或身后的拉伸练习。

要记住，如果拉伸练习产生痛感，无论是在拉伸过程中还是在拉伸完成后，都意味着你的拉伸过度了。下一次进行伸展运动时，将程度稍微调低一些。如果拉伸正确，在伸展运动完成后，你的肌肉应感觉放松，而非绷紧或紧张。费城健步瘦身饮食法的伸展运动的主要优点是，你可以随时、随地地在任何场合进行。如果你没有时间进行健步走或外面的天气过于恶劣，伸展运动是放松身体的另一个可行方法，你也可以在进行40分钟的健步走前进行伸展运动作为热身。

身体活跃的老年人

在《美国医学协会杂志》发表的一项研究中，来自美国国家卫生研究院的研究人员表示，身体活跃的老年人的寿命大大长于不经常运动的老年人。这项研究调查了超过300名老年人，并测量了他们日常生活中常规活动所消耗的能量，如打扫房间、爬楼梯、打理花园、购物、烘烤、在家里或外出工作，或跟在孙子孙女们身后到处乱跑等活动。在为期六年的调研期内，那些全天消耗能量最多的老年人的死亡风险比那些消耗能量少的老年人降低了30%。正如我一遍又一遍强调的那样，不管你通过什么方式进行的运动，是去健身房，去健步走还是留在家里做家务，取得的健身效果是一样的。你不必为了健身而去跑马拉松，你所需要做的仅仅是通过每天日常的工作和活动来消耗能量。这项研究还发现，那些被认为身体最活跃的老年人，是那些至少爬了两层楼梯的人。

延年益寿&永葆青春

1. 健步走通过下列方法来降低血压

（1）扩张（打开）动脉，让更多的血液可以流通；

（2）改善血管弹性，降低血液流通的阻力；

（3）降低血液中可导致血压升高的化学物质（儿茶酚胺和血管紧张素）的含量；

（4）提高回流心脏的血液量，使心跳变缓且心脏工作更高效；

（5）增加向身体所有组织和细胞的输氧量；

（6）减少肾脏中钠的重吸收率。

2. 健步走通过下列方法来保护心脏

（1）降低心脏中血栓形成的风险；

（2）增加从腿部静脉回流到心脏的血液量；

（3）增加流经冠状动脉的血液量；

（4）通过增加有益的高密度脂蛋白（HDL）胆固醇的含量，从而防止心脏和动脉中出现脂肪沉积（斑块）；

（5）改善心脏的心输出量（心室每分钟射出的血液总量）；

（6）有助于保持侧支循环开放，以应对紧急情况。

3. 健步走通过下列方法来提高肺的效率和呼吸容量

（1）调节主管呼吸的肌肉（胸壁和膈肌）；

（2）开放更多的可用肺空间（肺泡）；

（3）提高肺部从空气中摄取氧气的效率。

4. 健步走通过下列方法来改善体循环

（1）增加体内血液总量和红血细胞的数量，从而提高血液流通时的携氧量；

（2）扩张血管，从而改善血液流动；

（3）增加血管的弹性，从而降低血压；

（4）通过健步走中的肌肉收缩运动来压迫腿部和腹部的静脉，以帮助更多的血液回流到心脏；

（5）在出现动脉阻塞等紧急情况时，通过腿部的小血管来调整血液流通路线（侧支循环）。

5. 健步走通过下列方法来防止动脉出现脂肪沉积（斑块）积聚

（1）降低血清甘油三酯（脂肪糖）水平；

（2）减少血液中低密度脂蛋白（LDL）（有害胆固醇）的含量；

（3）增加血液中高密度脂蛋白（HDL）（有益胆固醇）的含量；

（4）防止血液变得过于浓稠，从而降低血栓形成的风险。

6. 健步走通过下列方法来实现体重减轻和体重控制

（1）直接燃烧卡路里；

（2）调节大脑中枢（食欲平衡中枢）来控制食欲；

（3）重新引导血液流向，让其从消化道流向锻炼中的肌肉，从而降低食欲；

（4）将血液中的脂肪而非血糖作为能量的来源。

7. 健步走通过下列方法来控制压力

（1）增加大脑中放松激素（β-内啡肽）的含量并减少应激激素（肾上腺素）；

（2）增加脑部的氧气供给并减少二氧化碳的含量；

（3）通过调节胰岛素的分泌来更有效利用体内的血糖；

（4）真正的通过健步走摆脱压力。

8. 健步走通过下列方法来达到更健康长寿的效果

（1）强化心脏肌肉，调节心输出量（更慢的心跳，但更高的心脏工作效率）；

（2）降低血压，从而预防中风、心脏发作和肾脏疾病；

（3）提高肺部从空气中摄取氧气的效率；

（4）提高人体所有器官、组织和细胞的氧气输送效率；

（5）加强整个身体的肌肉纤维，从而提高反应时间和保持肌肉张力；

（6）通过保持骨骼中矿物质的含量来维持骨骼强健，从而预防骨质疏松症（骨质疏松）。

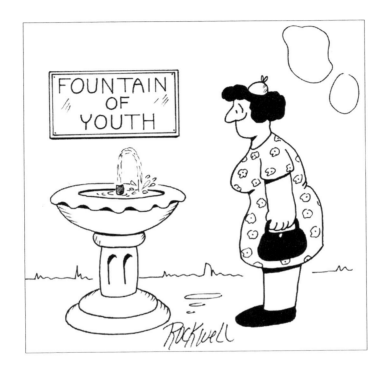

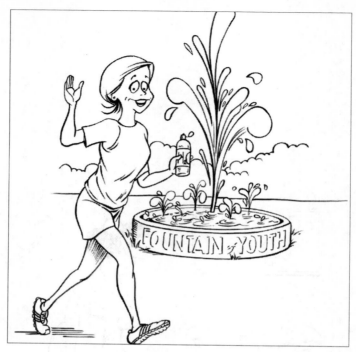

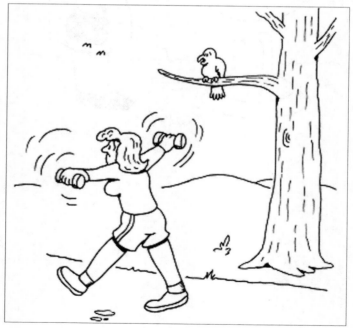

■ "拎着这些沉重的东西，你怎么可能飞得起来呀！"

PHILLY'S FIT-STEP WALKING DIET

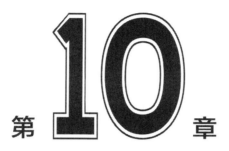

第**10**章

塑造全身肌肉群

EASY BODY-SHAPING PLAN

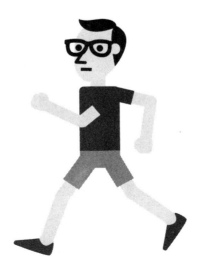

让自己变得更健康，更紧实&更强壮

如果你跟别人说健步走可以让你拥有平坦的腹部、纤细的臀部和修长的大腿，他们大多数人的反应是告诉你，你疯了。他们还会坚定地告诉你："你需要进行剧烈的健美操和运动，才能减掉堆积在这些身体部位的脂肪。"你可以告诉他们别那么肯定！因为如果遵循费城健步瘦身饮食法，你就能更快得锻炼出一副更苗条也更有线条的好身材。首先，当你以均匀的步伐进行轻快的健步走时，你就在不断地收缩和放松胸部、背部和腹部的肌肉。随着腿部每一次的迈步动作，这些部位的肌肉都需要收缩以保持身体的直立。腹部肌肉会自动地收紧，程度与进行剧烈的仰卧起坐时一样，但不同的是，你不会给自己的背部肌肉造成任何的负担。当你在步行过程中摆动上臂时，与上腹壁肌肉相连接的上胸壁肌肉也会帮助收紧腹部肌肉。

上身和下腹部肌肉的共同收紧正是实现一个紧致、平坦腹部的必备条件。随着手持重物的健步走运动的反复进行，肌肉也会不断地反复收缩，直到你的腹部肌肉变成无论是否进行健步走都能保持十分的紧实和紧致为止。只要你坚持经常性的健步走，腹部肌肉的这种紧实和紧致状态就能一直持续。此外，随着你的步伐，两边髋关节向前和向后的运动也能拉伸臀部的肌肉，髋关节的运动也会牵动下腹部的肌肉，从而进一步让你的腹部变得更平坦。

现在，我们要拿那些凹凸不平、坑坑洼洼堆满脂肪的臀部和大腿怎么办？首先，不要相信任何人跟你胡扯的"橘皮组织沉积"，橘皮组织这玩意儿根本就不存在！这根本就是一个被节食倡导者发明出来的一个词汇，主要目的是煽动人们购买那些节食噱头食品以消除这些传说中的细胞膜质。脂肪的微观研究表明，脂肪细胞是通过结缔组织连接在一起的。一旦这些结缔组织被拉伸，它们就会失去弹性，并最终导致脂肪不可控制地呈现出一种凹凸不平的形状。正常的脂肪细胞和所谓的橘皮脂肪堆积在显微镜下根本无法区分，脂肪就是脂肪！而所谓的橘皮脂肪组织根本就是胡扯！同样，规律性的健步走结合手持重量的力量练习可以将这些凹凸不平的臃肿臀部和大腿变得苗条。

由于健步走是一种温和的有氧运动，它燃烧的是脂肪而非肌肉组织，而直接成效就是：更匀称的臀部和更纤瘦的大腿。当这种步行加脂肪燃烧的过程与负重训练（手持重量练习）相结合，你就能减掉那些难看的块状脂肪堆积。听起来太容易了？它就是这么容易！

能导致下腹部肌肉收紧的腿部向前运动，还能让下背部和臀部的肌肉也产生收紧效果，这种肌肉群的交替收缩和放松能让臀部的肌肉变得更加紧实。这个紧实的效果会实际上提升臀部，从而改变肥胖臀部的下垂外观。你的大腿也会变得紧实而修长，这种效果能一直持续。

当你在健步走过程中进行手持重量练习时，你的肩膀和背部肌肉也会得到锻炼，这能改善你的行走姿势。你的头部将回归直立的位置，你的背部和脊柱会被拉直。你的臀部和大腿肌肌肉会收紧并变得更加紧实，而上臂肌肉松弛的状态和外观也会得到改善。你的身材将逐渐地变得越来越有型，而你会显得更加的年轻，感觉更好，也能比以前更健康。

然而，必须指出的是，只有在坚持这些运动并将其与膳食中摄入的脂肪量的缩减相结合的情况下，这些变化才会发生。

力量训练能燃烧脂肪

在2008年试验生物学会议上进行汇报的研究表明，短时间、简单易操作的重量训练运动有助于帮助所有年龄段的男性和女性减轻体重，并能长期有效地保持该减重效果。研究还显示，重量训练还能强化人体的免疫系统并降低血压。通过遵循低脂肪、适量蛋白质和复合碳水化合物的饮食，结合14周的简单重量训练运动，该项研究的所有参与者都减掉了脂肪和体重，并提高了肌肉与体重的比例。此外，这些参与研究的男性和女性在血压、心率和有氧健身方面都表现出了显著的改善和提高。

基础代谢率，即使在你停止健步走之后，也仍会持续进行。人体正常的基础代谢率在身体处于休息状态时每分钟大约会燃烧1卡路里的热量（CPM），在进行常规的步速为3.5英里每小时的40分钟健步走时，你的基础代谢率会提高到每分钟燃烧5卡路里的热量。当停止步行后，你的基础代谢率并不会跌回休息状态下的每分钟1卡路里的水平。身体的新陈代谢率在40分钟的健步走过程中加速如此之高，以至于在你完成健步走后的6小时内，身体的新陈代谢率仍会维持在一个较高的水平。完成健步走后，新陈代谢提高的水平不会维持在每分钟5卡路里的水平。但在接下来的6小时内，新陈代谢的水平会停留在每分钟燃烧2~3卡路里热量的状态。这意味着什么？这意味着，如果利用午餐休息时间来进行半个小时的健步走，当你回到办公室，并困在电脑桌前度过一天剩下的时间，你身体的新陈代谢率仍能维持在每分钟燃烧2~3卡路里热量的高水平，而不是跌掉久坐不动状态下每分钟仅燃烧1卡路里热量的水平。如果你能在晚餐后进行半个小时的健步走，同样的效果也会出现。

这就意味着，你在美梦中也能每分钟额外燃烧2~3个卡路里的热量，而不是正常休息状态下每分钟仅燃烧1卡路里的热量。这实际上意味着，进行健步走，你每天就能燃烧更多的热量，无论是在健步走过程中，还是在健步走完成后。实际上，你已经发现了一个双重引爆脂肪燃烧的秘诀。你在运动中消耗热量，并能在运动结束后继续燃烧卡路里，这是身体对你运动的奖励。

力量训练的重要性

美国心脏协会的一项新研究建议人们进行抗阻训练，无论是否患有心血管疾病。研究显示，除了具备一项常规的有氧训练健步走运动方案的所有益处之外，抗阻训练在提升肌肉力量方面有着莫大的好处，举重或抗阻发力训练已经成为减轻重量和保持心血管健康的整体运动计划的一个不可或缺的组成部分。

抗阻训练和有氧运动（健步走）二者都能给身体的健康发展带来不同的积极影响，例如：

● 有氧运动（健步走）能对体内脂肪比例产生温和的影响，而对心血管健康产生重大影响。

● 抗阻训练对减轻体重能产生温和影响，并对肌肉力量产生重大影响，而有氧运动对这二者的影响都很小。

● 有氧运动和抗阻训练二者都能对高密度脂蛋白（HDL）胆固醇和低密度脂蛋白（LDL）胆固醇产生相似的有益效果，而有氧运动在降低血清甘油三酯上的影响更大。

抗阻训练目前在心脏康复计划中已经获得了较高的认可度，患过心脏衰竭或有心脏病史的患者可以通过在自己的有氧健步走锻炼计划中增加力量训练来提高自身的功能能力、体力、耐力以及生活质量。患者，尤其是中老年人，在进行这种包括了力量训练的运动时，一定要遵循医学监督的指导。

生命不息，力量训练不止

据美国心脏协会表示，力量训练甚至能帮助住在养老院里的老年人获得正常进行日常生活的力量。经过一项为期10周的抗阻训练项目，养老院中的老年人，甚至是那些有过心脏病发作或心脏衰竭病史的老年人，他们的力量都已被证明提高了43%，而他们每6分钟能步行的距离提高了49%。这些抗阻训练运动包括仰卧起坐，轻重量的哑铃推举，并在健步走时使用手持重物。这项研究建议，老年人的力量训练应先从较低水平开始，并逐渐增加运动的重复次数，然后再逐渐增加额外的重量或阻力。

这项特殊的研究也发表在了最新一期的《循环杂志》上。研究还声称，抗阻力量训练，无论是做仰卧起坐还是举重，都应作为某种规律性的有氧运动计划的补充，以获得最大的心血管益处。要注意的是，这些老年患者在进行抗阻力量训练之前、之中、之后，都一定要遵循仔细的医学监督的指导。

锻炼肌肉质量

男性和女性在35~40岁之后会开始以每年约三分之一磅的速度失去肌肉质量，力量训练运动能让你的肌肉更强壮，并强化骨骼。连接到骨骼上的肌肉和韧带会在你进行运动时对骨骼产生牵引和收紧作用，这种牵引会强化骨骼，并帮助通过血液输送将更多的钙质送入骨骼中。这个过程增加了骨骼的矿物质含量，从而强化你的骨骼，使它们不易碎裂。

有氧运动虽然能极大地改善心肺功能并燃烧卡路里，但它并没有锻炼身体肌肉组织的作用。除非我们进行锻炼，否则随着年龄的逝去，我们的肌肉会被脂肪所取代。力量训练的必要性在女性身上体现得更加明显，因为女性身体就比男性拥有更多的脂肪细胞和更少的肌肉组织。因此，对于年龄已经超过35~40岁的所有人来说，力量训练对控制体重，强壮筋骨和实现整体身体强健和健康而言都至关重要。

许多研究表明，进行力量训练的人在经过一段时间的锻炼之后，骨骼和肌肉质量出现了明显的提升，而那些久坐不动的人反而失去了相当大一部分的肌肉质量。进行力量训练的人骨矿物质密度也增加了1.5%，而久坐不动的人则降低了2.5%。此外，这些研究还表明，无论是男性还是女性，他们的肌肉质量都通过力量训练增加了4%，脂肪却降低了8%。这就意味着，你在感到自己变得更强壮的同时，你的肌肉就会变得更加的匀称和轮廓分明，并实际上变得更强健。你的关节会变得更灵活，你在健步走时也会有更多的能量。你的骨骼结构会更加强健，而且，你在自己老年阶段罹患骨质疏松症或骨质变稀薄的可能性也会降低。

负重抗阻练习也能锻炼你全身的肌肉质量，被改善的肌肉质量能通过加速新陈代谢来让你的身体燃烧更多的热量。当你锻炼出身体瘦肌，哪怕你进行的不是力量训练或力量抗阻练习，实际上也可以在进行其他运动时额外燃烧35%的热量，肌肉细胞能比脂肪细胞更有效地燃烧卡路里。

相反的是，如果你仅节食而不进行任何运动，反而可能失去肌肉质量，随即导致基础代谢率的降低。这意味着，基础代谢率效果的降低，这样即使减少了卡路里的摄入量，你能减掉的体重可能极少，甚至无法减掉任何体重。如果你仅仅是在节食的基础上进行健步走，那么就能将身体基础代谢率提高至每分钟燃烧5卡路里的热量。而如果你还能补充额外的力量训练运动，就能在建设肌肉质量的同时，把身体基础代谢率提升至每分钟燃烧6~7卡路里的热量。这就是为何大多数只节食不运动的人无法减重的主要原因，也能解释为何这些哪怕在初期成功减重之后会直接进入减重瓶颈期并出现了体重的长期不减。只有通过结合一项有氧运动，如健步走与一项无氧运动，如手持重物的力量训练，你才能真正有效减掉体重并持续地保持这一减重效果。也只有这样，你才能真正地打破每一个节食方案都会出现的所谓的不可能打破的减重瓶颈期，并实现真正的减重。

秘密肌肉练成器

你可能以为，锻炼肌肉的唯一方法就是进行力量或重量训练运动，或者你可能也认为需要从膳食中摄入更多的蛋白质以增强肌肉质量。你的两种观点都没错，但是，还有另外一个不为人知的安全可靠的方法能帮助你锻炼肌肉质量，这个方法就是摄入含钾丰富的食物，如香蕉、哈密瓜、红薯、南瓜、鳄梨、柑橘、西红柿、红薯、冬瓜和杏子。

钾似乎能有效地抗衡某些可能导致肌肉中出现氨基酸残基并导致身体肌肉萎缩食物，如肉类、精制谷类食品和面包等。与之相反的是，这些水果和蔬菜在体内消化时会变成碱性，从而能有效地中和其他食物的酸度。

随着年龄的增长，我们的肌肉质量会在45岁以后缓慢下降，但在最近的研究中，50岁以上且大量摄入富含钾的食物的人，获得的瘦肉组织肌肉质量比那些钾摄入量仅有一半的人要多约2.5磅。

引爆双重卡路里燃烧效果

重量抗阻练习可以包括举重、仰卧起坐、俯卧撑、有氧运动、带脚蹼游泳，或者配合了手持重物训练的健步走运动。在所有这些重量抗阻练习中，配合了手持重物训练的健步走运动是最有效和最安全的重量抗阻练习，这是因为它结合了健步走的有氧健身好处和手持重物进行的力量训练的好处，配合手持重物训练的健步走运动能让你达到引爆双重卡路里燃烧的效果。首先，有氧的健步走能燃烧卡路里。其次，通过力量训练来锻炼肌肉的过程也会燃烧额外的卡路里。手持重物的力量训练也是一种最安全的重量训练，因为你无须进行剧烈运动或超大重量练习，从而也不容易受伤。

这种能引爆双重卡路里燃烧和能量提升的运动还能让你获得双重的身体回报，正如我们在前面章节中提到的那样，在完成健步走之后，你的基础代谢率并不会降回休息状态下每分钟燃烧1卡路里热量的水平。在结束健步走之后，基础代谢率会在长达6个小时的时间里维持在每分钟大约燃烧2~3卡路里热量的水平。但因为你现在将重量抗阻训练以手持重物练习的方式补充到了健步走运动方案中，你实际上能锻炼出额外的肌肉质量。正如我们前面提到的那样，肌肉细胞燃烧卡路里的速度快于脂肪细胞，因此你能够额外燃烧更多的热量，即使在手持重物练习完成之后。这意味在身体休息状态下，你能燃烧的热量每分钟比仅仅进行健步走的状态要多出1卡路里。换算过来就是，当进行手持重物的健步走运动后，你的身体在休息状态下每分钟能燃烧3~4卡路里的热量。你有没有注意到有些人明显比超重的人吃得更多，但身材更健康、修长且肌肉更紧实，原因在于这些人无论是在运动时还是在休息时，他们的身体都在不断地燃烧热量。

持重健步走

我通常的建议是，采用1磅重量的带缓冲垫手持重物器械，无论是提供了可绕过手背固定的器械，还是提供了可供手指卡位的手套和凹槽的器械均可。如果想要实现更好的肌肉强健和身体塑形效果，你可以在4~6周后将重量增加至2磅。如果你感觉2磅的手持重量过重，可以回到手持1磅重量的常规健步走运动。这些重量训练器械应衬有软垫，并外套橡胶或聚乙烯，这使它们不会生锈，也不会在寒冷天气里拿着感觉太冷。你也可以购买那些带软衬垫、软泡沫把手以及安全护手带的舒适手持重物器械。

加速卡路里燃烧的一个安全可靠的方法是进行手持重物健步走。手持重物训练能让你消耗更多的能量并改善心血管的调节，同时锻炼你的上肢力量。在进行手持重物练习之前，一定要咨询医生的意见，尤其当你正患有任何一种特殊医疗症状时。尤其是当你有背部或关节问题时，在进行手持重物练习之前要格外注意医嘱。在进行健步走的过程中，一旦你发现运动导致了任何疼痛或不适，应立即停止手持重物练习。

在手持重物健步走运动的初期，在开始的前7天，每隔一天进行10分钟的手持重物健步走，这可以避免过度拉伸肌肉和关节。然后在第二个7天内，将手持重物健步走的时间逐步增加到每隔一天进行20分钟。完成这个7天周期后，在接下来的7天内，每天进行30分钟的手持重物健步走。从第21天起，你就可以进行每周3天的40分钟手持重物健步走。在进行手持重物健步走的前6周内，不要进行爬坡健步走，以避免肌肉和关节的负担过重和拉伸过度。

手持重物健步走时，手臂的摆动要正常和自然，就像没有手持重物健步走时一样，手臂也要紧贴身体两侧进行短弧度的自然摆动。要注意手臂摆动的弧度不可过于夸张，因为如果手持重物的摆动过大，可能增加肌腱、韧带和肌肉损伤的风险，尤其是当持重的手臂摆幅高于肩膀时，找到一个自己感觉舒适的健步走步幅和手臂摆动幅度是很重要的。在持重健步走时，手臂摆动的频次不要快于没有持重的健步走时手臂自然摆动的速度。要注意，持重健步走时手臂摆动的速度也不要低于无持重健步走时手臂的自然摆动速度，可以放缓的速度会对韧带和关节造成负载，从而使它们容易受伤。

只要每周进行三次持重健步走，你就能锻炼上肢力量并强健肌肉质量，你在完成持重健步走后，身体燃烧卡路里的速度甚至也高于无持重健步走的热量燃烧速度。这是因为在结束运动之后，你的新陈代谢能继续燃烧多余的卡路里，进行费城瘦身健步走饮食运动方案的步行者在手持重物健步走的情况下能大约额外燃烧25%的卡路里。此外，持重健步走能锻炼身体瘦肌，且每增加1磅肌肉就会额外燃烧50卡路里的热量。持重健步走是一项适用于所有年龄阶段的运动，并有助于保持强健的肩袖和肩部肌肉。持重健步走有助于养成良好的肌肉张力，这能提高人体在进行健步走时的平衡性和稳定性。此外，手持重物健步走可帮助你养成良好的姿势，练出强大的胸部和腹部肌肉。

简易力量训练运动是一项有氧运动的理想组合，也是一项有助于增强上肢力量的运动。你没有必要进行剧烈的有氧运动或去健身房进行大重量举重练习（无论是自由重量或器械既定重量的训练），也一样可以实现心血管健康、体重减轻和身体瘦肌群改善的效果。你的身体会在减轻体重的同时燃烧脂肪，你将能锻炼出修长和紧实的身材，这是燃烧脂肪的有氧健步走运动与锻炼肌肉的手持重物健步走运动共同作用的结果。对于那些已经处于减重瓶颈期的人来说，手持重物健步走是燃烧脂肪的最理想方法。

这些变化之所以能实现，得益于燃烧脂肪的有氧健步走运动与将力量训练和上肢肌肉建设训练相结合的手持重物健步走运动共同作用的结果。这是一个不可复制的完美运动组合，你不必在不同的时间段或不同的日期里分别进行有氧运动或力量训练运动，因为所有这一切都融合在了一个简单、操作简便的运动中。这些运动还能预防骨质疏松症，因为手持重物的健步走会给骨骼和肌肉带来必要的张力，而这也是防止骨质流失必不可少的条件。费城瘦身健步走的持重力量训练健步走计划是帮助减肥，改善心血管健康，降低血压和帮助降低心脏疾病和中风发病率的必备方法。

一定要咨询医生并确定自己的身体状况是否足够健康或适合进行手持重物健步走。

力量训练

美国心脏协会最近的一项研究表明，力量训练运动可以显著地降低血压，经常进行轻重量举重锻炼的人收缩压（心脏肌肉收缩时的压力）和舒张压（心脏肌肉放松时的压力）都出现了显著的降低。这些人，如无论身材大小，体重高低，无论是采用了大重量锻炼、长时间休息的运动模式，还是轻重量锻炼、短时间休息的运动模式，他们的静息血压都出现了下降。换句话说，采用费城瘦身健步走饮食方案建议的轻重量锻炼方法，能达成与那些进行大重量举重锻炼的人同样的降血压效果。而实际上，大重量的举重锻炼对健康的害处极大，因为从长远来看，它们实际上会导致血压的升高。重量抗阻练习，不仅是安全的，还是有效的，同时还能实现减轻体重和强健骨骼和肌肉的效果。

美国心脏协会最新的一项研究结果表明，重量抗阻练习的强度应该适中。换句话说，所谓的"没有痛苦，就没有收获"的运动箴言是一种谬论，而真理就跟我一直对自己的病人强调的："要锻炼，不要受伤"。持重健步走让你的身材变得更苗条，你的肌肉变得更紧实且轮廓分明。此外，持重健步走还能构建更强壮的骨骼和肌肉，拉直你的姿势，并强化你的关节和韧带。这一运动方案还能促进新陈代谢，从而帮助你减去体重。最后，力量训练能增强你的幸福感和自信心。所以，这些力量训练运动不仅能让你外表上感觉和看起来更健康，还能内在的增强你的心脏和降低你的血压。

瘦身健步走塑身秘诀

1. 健步走锻炼

无论你健步走的时间是长是短，你的上半身，尤其是你的手臂、肩膀和胸部以及上腹部，都能顺带得到锻炼。但仅通过健步走来锻炼上肢力量是远远不够的，哪怕你在健步走过程中大力地摆动你的双臂，你的上半身也不会变得更强壮，这是因为你在健步走的过程中，上肢并没有遭受任何阻力。但是，通过瘦身健步走，你的腿部会变得更强壮，因为它们不断地遭受并克服了地面带来的阻力以支持身体的重量。换句话说，进行费城健步瘦身饮食法，你的腿部会变得更强壮，你的大腿和臀部都变得更加的紧实，且你的腹部会变得更加平坦。

通过进行手持重量健步走来增加重量阻力训练是让手臂锻炼起来的一个极佳方式，并能强化你的上身肌肉，这种手持重物与健步走的结合可以让你变成一个更强壮的步行者。一个步行者的上半身应该着眼于力量和耐力的提高，而不是肌肉块的建设。换句话说，我们想要雕刻和塑造你的上半身（手臂、背部和胸部）。健步瘦身饮食法的锻炼关键就是在每周进行6天的常规40分钟健步走的基础上，增加每周3天的手持重物轻重量健步走运动。如果对你来说更加便捷，可将40分钟的健步走拆分成两个单次20分钟的小节进行，费城健步瘦身饮食运动法提供了力量训练和有氧身体素质训练效果的完美结合。

2.重量训练会让你变成肌肉女吗

很多女性都有这样的误解，即重量训练会导致身体出现大量丑陋的肌肉块。事实远非如此。在实际的锻炼中，只要遵循费城健步瘦身饮食方案，女性就无须担心会出现大块丑陋的肌肉，因为身体的基础代谢率大大地加快了。力量训练实际上能更多的燃烧卡路里而非身体脂肪，因此肌肉组织能取代脂肪细胞，从而让身体的肌肉变得更加紧实。因为女性拥有比男性更多的身体脂肪，她们从一开始就根本不可能锻炼出像男人那样的大块肌肉。在进行费城健步瘦身饮食法的力量训练运动后的短短21天内，女性参与者就能看到自己肌肉张力和力量的改善。肌肉会变得更加的紧实且轮廓分明，这能让男性和女性的身体都变得更加的修长和结实。

3. 健步瘦身饮食法是如何帮助你减去体重的

当你进行手持重物的轻重量健步走时，你会建立肌肉群，这从而加速你的新陈代谢。肌肉组织能比脂肪细胞燃烧更多的卡路里，因此建立肌肉有助于提高你的静息新陈代谢率。静息新陈代谢率的提高，需要归功于肌肉质量的增加以及肌肉自身代谢活动的增加。通过结合常规的40分钟健步走与手持重物的力量训练运动，你就能获得"引爆能量"的好处，并更快速地燃烧脂肪也减去体重。与此同时，你实际上正在让身体里的肌肉质量变得更加的紧实和协调。首先，当你以每小时3.5英里的步速按照健步瘦身运动计划进行健步走时，每小时能消耗大约350卡路里的热量，或每40分钟能消耗约235卡路里的热量。费城健步瘦身饮食方案里的力量训练运动能每小时额外燃烧200卡路里的热量，或每30分钟额外燃烧100卡路里的热量，这一效果能达成仅仅是因为人体的基础代谢率被提高了。所以你会意识到，手持重物的健步走实际上能让你更快速地减掉更多的体重。

4. 什么样的人能从手持重物健步走中获益

简单的重量训练运动能帮助所有年龄阶段的男性和女性减轻体重，并永久地保持减重的效果，重量训练也被证实可以强化人体的免疫系统并有效降低血压。通过遵循一个低脂肪，适量蛋白质和复合碳水化合物的饮食，加上14周简单的重量训练运动，该项研究的所有参与者都减掉了身体脂肪和体重，并提高了肌肉与体重的比例。此外，这些男性和女性研究参与者还表现出了血压、心率和有氧身体素质状况的显著改善。另一项类似研究表明，经常进行健步走，并结合了轻重量的重量练习的中年和老年人锻炼出了更强壮的肌肉和更健康的免疫系统，参与这项研究的多数中年人和老年人在项目启动时都属于中度肥胖范畴。12周后，大多数的肥胖研究参与者除了增加了肌肉质量之外，都减掉了大量的体重。这些人除了增强了肌肉力量和提高了能量水平之外，还锻炼出了更好的心血管健康状态。

5. 哪些人不宜进行持重健步走

有健康问题，如冠状动脉疾病、心脏疾病、严重的高血压、脑血管或血管疾病，以及医生认为不宜进行持重健步走的其他健康状况的个人不适宜进行持重健步走。此外，患有神经系统疾病、退化性或神经肌肉疾病，或在任何关节或脊柱上患有严重关节炎的个人也不应进行持重健步走。任何人，无论是否持重进行健步走，都应咨询医生并做一个彻底的全身检查。

6. 增强肌肉的力量和张力

瘦身健步饮食法的力量训练计划实际上就是一个有氧的健步走运动与上肢的力量训练运动的结合。当你进行手持重物的健步走时，你燃烧的卡路里比无持重的健步走要额外多25%。手持重物的健步走能建设身体的瘦肌，这一过程自身就会在每增加一磅肌肉的过程中每小时额外燃烧50卡路里的热量。持重健步走还有助于养成良好的肌肉张力，这有助于改善步行时的平衡性和稳定性。最后，持重健步走还能帮助锻炼出强壮的手臂、肩膀、胸部和上腹壁肌肉，从而显著改善你的姿势。

7. 推进能量水平，提高身体素质

你无须为了进行大重量举重练习（自由重量或机器设定重量）而去健身房或从事剧烈的有氧运动。你只需进行简单的健步走，并每周进行3天的40分钟手持重物健步走，或拆分成两个单次20分钟的小节进行，就可以达到最佳的心血管健康水平，燃烧卡路里，减掉体重并提高身体的瘦肌质量。你将会加快身体的新陈代谢率，燃烧脂肪，减轻体重并提高能量水平。燃烧脂肪的有氧健步走与手持重物的力量训练相结合，是让你迅速减掉体重、锻炼出精瘦紧实身材并发展强健筋骨和肌肉的最本质原因。这一运动方案也将有助

于改善心血管功能，降低血压，减少心脏疾病和中风的发病率。

步行锻炼方案

1. 手臂的自然摆动

这是你在进行健步走时最常用到的手臂自然运动的模式。如果你在健步走时不进行手持重物，你的手臂应该以一种自然的，不可以使力的方式在身体两侧摆动。当你进行手持重物健步走时，你的手臂也应该下垂在身体两侧并靠近身体，持重物的双手应该掌心朝向身体。在步行的过程中，轻轻地交替摆动你的双臂，肘部弯曲的程度要非常轻微，这就是你将运用到每天40分钟、每周六天的瘦身健步走步行方案的手臂自然摆动模式。这种自然的手臂摆动是一种最适合你的运动方式，在这种简单的手臂摆动模式中加入手持重物能强化你的肱三头肌和上半身的肩部肌肉。

2. 手臂的快速牵引摆动

当跑步者或步行者以很快的速度奔跑或步行时，你就能看到这种手臂的快速牵引运动。保持手臂紧贴身体，弯曲手臂保持肘部的角度为90度，双手在身前微微握拳。手持重物时，掌心朝向身体。现在，开始做前后交替的牵引式摆动！开始交替的前后摆动你的手臂，这种运动能强化你的上臂、三头肌和肩部肌肉。

在40分钟的健步走过程中，只需要进行几分钟的手臂快速牵引摆动，然后就可以回归到手臂的自然摆动。在进行持重健步走几个星期之后，当你的上肢力量得到强化之后，就可以尝试延长自己进行这种手臂快速牵引摆动的锻炼时间。如果一开始就造成的肌肉拉伤或酸痛，那么不要继续这项运动。如果采用了循序渐进的方式慢慢地让自己适应这种运动，你就能够逐步地强化自己上半身的力量。

3. 锤式弯举摆动

这个动作的起始步骤跟第一点中手臂自然摆动运动一样，保持你的手臂自然的垂在靠近身体的两侧，掌心朝内的握住重物。在健步走时，自肘部开始弯曲手臂，然后交替朝肩部抬起上前臂，然后放下手臂回到身体两侧的位置。在此过程中一定要保持手臂紧贴身体两侧，就好像你在双臂交替的往木头里捶打钉子或用拳头交替捶打桌面那样，这个练习能强化你的前臂和肱二头肌肌肉。

重要的是，在40分钟的健步走过程中，这个练习只能维持几分钟的时间，只有在进行多个星期的运动方案并慢慢地提高上肢力量之后才能逐步延长进行这个锤式弯举摆动训练的时间。在结束锤式弯举摆动训练之后，记得恢复到手臂自然摆动的运动状态。如果导致了肌肉疼痛或紧张，停止这项训练，并在日后再进行尝试。

在健步走时进行这项训练比进行传统的二头肌屈接要安全得多。在进行二头肌屈接时，你的掌心会朝外且你的手腕需要向外翻转。在健步走时进行锤式弯举摆动能避免出现传统的二头肌屈接可能导致的重物跌落，从而防止腿部的撞伤。此外，通过这项练习，你可以得到更好的肌肉强化和紧实效果。

锻炼运动技巧

● **从单手持重1磅开始**　在开始运动的21天内，每周进行3次单手持重1磅的重量训练。如果你有志于进一步强化肌肉和身体的线条，就可以将单手持重的重量增加到2磅。但是，如果你发现单手持重2磅过于沉重，或极易让你感觉疲惫，那么就继续单手持重1磅的训练。研究表明，即使手持重量很轻，也能得到同样的肌肉强化、紧实和塑形效果。事实上，仅持重1磅的大多数人也能得到很不错的锻炼效果。

● **收紧腹部肌肉**　当你在健步走过程中做这些练习时，间歇性的收紧腹部肌肉，这有助于为你上半身和背部的肌肉提供支撑，同时帮助让你的腹部肌肉变得更加的精瘦、紧实和扁平。

● **减轻步行的负担**　在你进行40分钟的健步走过程中，你希望怎样来减轻自己的负担？除了使用手持重物之外，你还可以偶尔双手各一瓶20盎司的塑料瓶装水来进行训练。然后，在进行40分钟健步走的过程中，交替喝两个瓶子里的水，直到每个瓶子变得越来越轻。这么做可以让你在结束锻炼之后，保持一个神清气爽且水分充足的状态。如果你决定进行两个单次20分钟的健步走，你每只手握一个12盎司的塑料瓶装水即可。

● **每项训练应该重复多少次**　你可以根据个人的耐受程度来为自己量身定制每项训练的重复次数。在费城健步瘦身饮食方案的前21天内，针对每项训练进行一组10~12次的重复训练即可。这个力量训练的量是充足的，因为你会从一项训练替换到下一项。在轮番完成所有的训练项目之后，你应该在40分钟的健步走或两个单次20分钟的健步走剩余时间内恢复到手臂自然摆动的状态。请记住，在刚开始步行锻炼的运动时，缓慢地开始手臂训练，不断重复，直到达到你的耐受程度为止。在开始运动的前3周内，你可以根据自己的耐受程度逐渐增加或逐渐减少重复的次数。

如果你发现，无论是快速手臂牵引摆动或锤式弯举摆动都会造成手臂或肩膀的疼痛，停止进行这些训练并回归正常的手臂摆动。持重健步走需要以循序渐进的方式进行，只有这样才能在不造成不适感的情况下锻炼肌肉的力量。

● **持重健步走的频率应该多高**　运动生理学的许多研究表明，因为重量抗阻训练会造成肌肉组织的紧张且肌肉组织在运动后需要时间来恢复，因此每周进行2~3天的力量训练能防止出现肌肉损伤。此外，通过进行不同类型的力量训练来锻炼不同的肌肉群，能有助于以一种循序渐进的方式为上半身所有的肌肉提供锻炼。进行高效的瘦身健步力量训练运动的伟大之处就在于，你在健步走的过程中手持很轻的重量即可完成，这大大地降低了肌肉和韧带损伤的可能性，也无须去健身房进行耗时量大、腰酸背痛的举重运动。运动生理学最新的研究已经证明，每周针对不同的肌肉群的进行2~3次的锻炼能带来与每周进行3~4次同样锻炼同等的力量提升和肌肉紧实的好处。因此，在进行常规的费城健步瘦身饮食方案时，你将需要每天进行40分钟的健步走，每周进行6天。在开始的时候，你只需要在进行常规健步走锻炼的基础上，每周进行两天的手持重物健步走。随着运动的持续推进，你可以在完成21天的运动之后，将持重健步走的天数增加至每周3天。在常规步行锻炼的基础上每周进行3天的手持重物健步走能让你的肌肉得到更强的锻炼，变得更紧实，更有线条感且更具力量。但是，如果你感觉每周进行3天的持重健步走太累或你的肌肉变得疼痛，那么就每周只进行2天的持重健步走并只使用单手1磅的重量。

● **简易塑身锻炼** 这些塑身锻炼不涉及超重的自由重量举重运动或在健身房复杂的举重机上的训练。这个简单的计划的最大特点是别具一格的结合了每周6天的40分钟或两个单次20分钟的有氧健步走运动计划和每周2~3天的手持重物健步走的力量训练计划，这些较轻的重量能在你步行的同时加强和建设你的上身肌肉和骨骼，还能同时加速你的新陈代谢，并燃烧额外的卡路里。有氧运动和力量训练的结合实现了一个双重引爆卡路里燃烧的效果，并完全实现了心血管的健康、体重减轻和塑形效果的最大化。

● 确保你在开始费城健步瘦身饮食方案的任意阶段锻炼之前，咨询了自己的医生并进行了**彻底的全身检查**，尤其是在开始力量训练之前。

健步走锻炼的最佳时间

你可以利用一天中任何个人感觉方便的时间来进行有氧的健步走运动，这完全取决于你个人的行程安排，所以在你觉得合适的时间进行即可，你还可以根据个人的工作日程或家庭活动时间安排来随时调整自己每天进行锻炼的时间。根据所谓健身运动专家的意见，我们整理出下列不同时间段进行锻炼的各项利弊。无须全盘接受这些意见和建议，根据自己个人的行程表和喜好来量身定制个人专属的运动计划。

早晨　清晨运动的最大阻碍是从床上爬起来。一旦起床了，你可能要预留出足够的运动后时间从容地完成其他事项，尤其是在你必须赶去工作或完成其他的家庭事务时，不过这能否实现实际取决于你起床的早晚。由于在清晨时干扰事务出现的几率较小，在清晨进行健步走的男性和女性通常能够进行较长一段时间的健步走而不被打断。另外，能在大清早就完成运动锻炼能给人带来巨大的成就感，而这种心理上的满足感会让许多人更倾向于选择在一天初始之际进行运动。

下午　很多人在下午两点到三点之间会感觉到能量的低迷，这与人体的自然生理节奏有关，刚刚吃完午饭也可能是部分原因。有些运动生理学家说，在一天的中午时段进行健步走，可以通过增加某种激素的分泌让你顺利度过这一能量低迷的时段，并让你能在接下来的几个小时内保持振奋的状态。但是，要记住，直接在午饭后进行运动或不吃午餐就进行运动不是一个好主意。进行一个30分钟的健步走，然后吃一顿清淡的午餐能让你在接下来的时间里都保持较高的能量水平。

傍晚　由于生物周期的变动，人体在下午较晚时候或傍晚时分的呼吸会更容易，因为肺部的气道在这些时间段会开得更大，肌肉力量也因体温变得较高而增强，关节和肌肉都处于最灵活的状态。一些运动生理学家也认为，这是一天中最适合进行健步走的时间。但是，如果你的一天已经过得极其艰难，并且累得半死，那么试图让自己清醒起来并进行运动看起来更像是一件苦差事，而不是一项乐趣。此外，永远不都要在睡前进行运动，因为运动后能量会被提升，这可能导致难以入眠。根据自己的生物钟和感觉以及自己的日程安排来确定自己锻炼的最佳时间，这是你的身体，所以倾听来自它的信号，它也会在你进行费城健步瘦身饮食法之后给你无穷的能量作为回报。

心肺训练和力量训练组合

当你能在同一项运动中同时进行心血管锻炼和力量训练时，就能够节约大量的时间，这对于大多数时间有限的人来说是一个至关重要的考量因素。

心肺训练和力量训练的组合能提高心血管的益处，并在锻炼上半身肌肉的同时增加健步走运动有氧燃烧卡路里的量。这种双重引爆卡路里燃烧的效果让你能仅在一般的时间内就减掉更多的体重，更不用说能带来提升心血管功能等附加健康益处。

轻重量的手持重物健步走是一项完美结合了心血管训练和力量训练的运动，不幸的是，也有一些人通过给跑步机或空气漫步机的控制台缠上弹性臂带来改变这种心肺和力量训练。这种剧烈的运动组合会导致心跳和呼吸过快，以至于对你的心肺系统造成过度的压力。这些松紧带也可能影响跑步机的正常步态，从而导致你燃烧的卡路里变少，因为这种做法会导致你的速度变慢。此外，这种不正常的运动组合可能对上半身的韧带和肌腱造成额外的压力和负担，让你更容易出现压力性损伤。

此外，大多数带可前后推拉的手臂杠杆的空气漫步机、固定自行车和跑步机在锻炼上肢力量方面的效果很差，它们只能提供被动的上臂运动，并实际上可能因此打乱正常的步态，从而导致肩膀、上身和手臂的损伤。

健走运动效果持久不反弹

"如果我没法一直保持规律性的锻炼怎么办"，"如果我的生活中发生了一些让我无法继续锻炼的事情，导致我不得不停止几天或一个星期甚至更长时间的运动怎么办"，正是这种想法，让很多男男女女根本就不愿意开始进行一项运动，也让很多人放弃重拾那些他们曾经进行过的运动。不要担心，本书给你的回答是："身材再度走形的时间肯定要比塑形所需的时间要长得多。"

费城健步瘦身饮食法是极其宽容的，即使你在一个月内错过了几天或一周或几周的锻炼，你也无须担心。一旦你的身材塑造成功，它再度走形所需要的时间会远远长于那些你用来成功塑形的时间，身材再度走样的速度取决于你运动时间的长短和身材的健美程度。人体的伟大之处就在于它往往会在你停止运动之后的很长时间内仍坚持不放弃这些已经获得的健身益处，大多数男性和女性肌肉力量退化的速度大约是他们获取力量速度的一半。所以，如果你进行了三个月的有氧健步走运动和力量训练运动，并处于某种原因不得不停止的话，你的身体大约在六个月之后才会退化到你开始运动之前的状态。

在停止运动的两到三个星期后，你的有氧代谢能力就会开始退化，但可能需要长达6~8个月的时间，你的身体才会退化到开始运动之前的体能素质水平。在你开始健步走运动2~3个月之后，有氧运动（健步走）就会开始降低低密度脂蛋白（LDL）（有害胆固醇）的水平并提高高密度脂蛋白（HDL）（有益胆固醇）的水平。研究表明，在运动停止后，这些胆固醇水平需要至少三个月才会恢复到其在进行健步走锻炼前的初始水平。

这是个相当不错的结果了，尤其是考虑到你已经完全停止了所有的健步走运动。当步行者们重新拾起他们的健步走运动时，他们只需要花费一半的时间就可以回归到原始的体能水平。所以，当你由于某种原因不得不停止一段时间的健步走运动时，不要担忧。你费尽千辛万苦才取得的健身效果是持久的，且你在重拾运动之后只需要花费一半的时间就可以轻易回到以前的效果。费城健步瘦身饮食法是很宽容的，它会坚持不懈给你带来各种源源不断的好处。

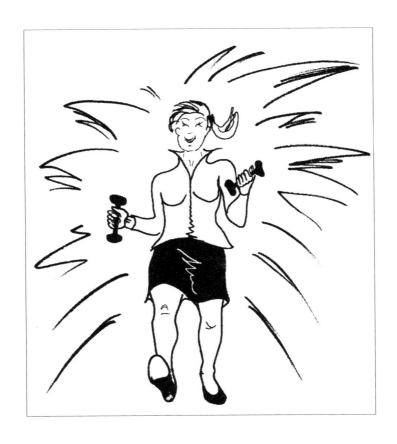

APPENDIX

附 录

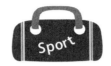

—— 脂肪和纤维计量表 ——

食品标签解读

- 无糖：每份食物含糖量不足1/2克

- 不含热量：每份食物卡路里含量不足5卡

- 无盐：每份食物含钠量不足5毫克

- 低钠：每份食物含钠量不超过140毫克

- 脱脂：每份食物脂肪含量不足1/2克

- 低脂：每份食物脂肪含量不足3克

- 减脂：脂肪含量比对照食品至少少25%

- 低饱和脂肪：每份食物中饱和脂肪含量不超过1克

- 减少的饱和脂肪：饱和脂肪含量不超过对照食物的50%

- 淡：与类似食物的普通做法相比，脂肪含量少于前者1/2脂肪，卡路里

含量比前者少1/3

面包和面粉

项目	食物分量	脂肪总含量（克）	饱和脂肪总含量（克）	胆固醇总含量（毫克）	纤维总含量（克）
百吉饼，原味	1 中份	1.1	0.2	0	2
百吉饼，加肉桂葡萄干	1 中份	1.2	0.2	0	2
大麦面粉	1 杯	0.5	1.3	0	3
小圆饼干					
纯饼干	1 中份	6.6	1.9	3	1
配脱脂酸牛奶	1 中份	5.8	0.9	2	1
调制而成	1 中份	4.3	1.2	3	1
面包					
脱壳麦	1 片	1.0	0.2	0	1
法式	1 片	1.0	0.2	0	1
意大利式	1 片	0.5	0.1	0	1
无酵饼	1 片	0.5	0.1	0	0
综合谷类	1 片	0.9	0.2	0	2
多类谷物，"低盐的"	1 片	0.5	0.0	2	3
全麦皮塔饼	1 大份	1.2	0.3	0	4
粗制裸麦面包	1 片	0.8	0.0	0	2
葡萄干面包	1 片	1.1	0.3	0	1
黑麦面包	1 片	0.9	0.2	0	2
发酵面包	1 片	0.8	0.2	0	1
外购小麦面包	1 片	1.1	0.3	0	2
小麦面包，"低盐的"	1 片	0.5	0.1	0	3
外购的原味面包	1 片	1.0	0.2	0	0
原味面包，"低盐的"	1 片	0.5	0.5	0.1	0
外购全麦面包	1 片	1.2	0.3	0	3
面包屑	1 杯	1.5	1.3	0	2
面包棍	2 小份	0.5	0.2	0	0
玉米面包	1 片	5.5	2.0	12	1.5
干玉米面	1/2 杯	2.3	0.3	0	6
玉米淀粉	1 茶匙	0.0	0.0	0	0
薄脆饼					
芝士薄脆饼	5 片	4.9	1.6	4	0
乳酪片	13 块	3.2	1.2	3	0
芝士配花生酱	2 盎司/小包	13.5	2.9	7	1
鱼，任意口味	12 块	2.0	0.7	1	0
全麦	2 方块	1.3	0.4	0	0
成熟麦子	4 块	3.6	1.1	0	1

项目	食物分量	脂肪总含量（克）	饱和脂肪总含量（克）	胆固醇总含量（毫克）	纤维总含量（克）
梅尔巴吐司	1 片	0.2	0.0	0	0
牡蛎	15 块	2.1	0.3	0	0
米糕	1 片	0.2	0.2	0	0
里兹	3 块	3.0	3.0	1	0
里兹奶酪	3 块	3.9	3.9	2	0
纯黑麦薄脆	2 块	0.2	0.2	0	2
芝麻黑麦薄脆	2 块	1.4	1.4	0	3
梳打饼	2 块	0.7	0.7	0	0
芝麻华夫饼	3 块	3.0	3.0	0	0
卡夫小麦饼干	5 块	0.0	0.0	0	1
苏打饼干	5 块	1.9	1.9	0	0
美滋味饼干，配花生酱	1.5盎司/小包	10.5	10.5	2	0
蔬菜薄脆	7 块	4.0	4.0	0	0
小麦薄脆	4 块	1.5	1.5	0	0
小麦，配芝士	1.5盎司/小包	10.9	10.9	1	0
可丽饼	1 中份	12.5	12.5	37	0
羊角面包	1 中份	11.5	11.5	30	1
外购烤碎面包块	1/4 杯	1.8	1.8	0	1
丹麦早餐包	1 中份	19.3	19.3	30	1
甜甜圈					
蛋糕	（1）2 盎司	16.2	16.2	24	1
发酵	（1）2 盎司	13.3	13.3	21	1
英式松饼					
纯松饼	1	1.1	1.1	0	1
配葡萄干	1	1.2	1.2	0	1
全麦	1	2.0	2.0	0	2
面粉					
荞麦	1 杯	3.0	3.0	0	8
大米	1 杯	1.3	1.3	0	3
黑麦	1 杯	2.2	2.2	0	11
大豆	1 杯	16.0	16.0	0	4
各种用途的白面粉	1 杯	1.2	1.2	0	4
全麦	1 杯	2.3	2.3	0	12
法式吐司					
冷冻品种	1 片	6.0	6.0	54	0
自制的	1 片	10.7	10.7	75	1
油炸饼	4 个/克	12.8	12.8	48	1
松饼					
香蕉坚果	1 中份	5.0	2.2	20	2
蓝莓，调制而成	1 中份	5.1	1.1	9	1
米糠，自制的	1 中份	5.8	1.2	16	3

项目	食物分量	脂肪总含量（克）	饱和脂肪总含量（克）	胆固醇总含量（毫克）	纤维总含量（克）
玉米	1 中份	4.8	0.9	18	2
白面粉，原味松饼	1 中份	5.4	1.1	12	1
薄煎饼					
蓝莓，调制而成	3 中份	15.0	4.3	80	4
荞麦，调制而成	3 中份	12.3	3.9	75	3
脱脂乳，调制而成	3 中份	10.0	3.2	80	2
"低盐"，调制而成	3 中份	2.0	0.6	20	5
全麦，调制而成	3 中份	3.0	1.0	30	6
薄生面饼	2 盎司	6.4	0.5	0	1
馅饼皮，纯面	1/8 派	8.0	1.9	0	0
淡烤酥饼	1	5.0	2.6	51	0
卷					
羊角面包卷	1 小份	6.0	3.5	21	0
法式	1	0.4	0.1	0	1
汉堡包	1	3.0	0.8	1	1
硬式面包	1	1.2	0.3	1	1
热狗	1	2.1	0.5	1	1
葡萄干	1 大份	1.9	0.5	0	1
黑麦，黑色	1	1.6	0.1	0	2
黑麦，低盐，硬式	1	1.0	0.1	0	2
三明治	1	3.1	0.4	0.4	2
芝麻粒	1	2.1	0.6	1	1
发酵面	1	1.0	0.0	0	1
小麦	1	1.7	0.4	0	1
外购原味面包	1	2.2	1.0	1	0
全麦	1	1.1	0.2	1	3
椒盐脆饼	1 中份	1.5	0.7	2	1.5
馅料					
面包，调制而成	1/2 杯	12.2	6.0	0	0
玉米面包，调制而成	1/2 杯	4.8	2.5	43	0
适于炉面烹制的	1/2 杯	9.0	5.0	21	0
小甜面包，冷冻	1 中份	7.9	2.1	20	1
烤面包，糕点	1	5.0	0.8	0	0
墨西哥薄饼					
玉米（非油炸）	1 中份	1.1	0.2	0	1
面粉	1 中份	2.5	1.1	0	1
半圆卷饼，水果内馅	1	15.0	3.7	0	1
华夫饼					
冷冻的	1 中份	3.2	0.8	11	1
自制的	1 中份	9.5	4.1	50	1
调制而成	1 中份	8.5	3.0	48	1

谷类食品

项目	食物分量	脂肪总含量（克）	饱和脂肪总含量（克）	胆固醇总含量（毫克）	纤维总含量（克）
全麸面粉	1/3 杯	0.5	0.1	0	10
100%米麸	1/2 杯	1.9	0.3	0	9
混合米麸	1 杯	1.2	0.2	0	9
40%麦麸	1 杯	0.7	0.1	0	6
脆玉米	1 杯	0.1	0.0	0	1
玉米片	1 杯	0.1	0.0	0	1
奶油小麦，不含脂肪	1/2 杯	0.3	0.0	0	0
水果和纤维配大枣、葡萄干					
核桃	2/3 杯	2.0	0.3	0	5
配桃子、大杏仁	2/3 杯	2.0	0.3	0	5
水果类麸皮	2/3 杯	0.0	0.0	0	5
水果圈	1 杯	0.5	0.0	0	1
燕麦麸，煮熟的麦片					
不含添加脂肪	1/2 杯	0.5	0.1	0	2
燕麦					
即食	1 包	1.7	0.2	0	1
不含添加脂肪	1/2 杯	1.2	0.2	0	1
膨化小麦	1 杯	0.1	0.0	0	1
葡萄干小麦片	1 杯	0.8	0.1	0	1
早餐脆米片	1 杯	0.1	0.0	0	1
大米脆片	1 杯	0.2	0.0	0	0
磨碎小麦	1 杯	0.3	0.0	0	2
早餐脆小麦片	1 杯	1.2	0.2	0	6
小麦干	1 杯	0.5	0.1	0	2

乳制品（乳酪）

项目	食物分量	脂肪总含量（克）	饱和脂肪总含量（克）	胆固醇总含量（毫克）	纤维总含量（克）
美式乳制品					
精加工型	1 盎司	8.9	5.6	27	0
减少热量型	1 盎司	2.0	1.0	12	0
蓝纹奶酪	1 盎司	8.2	5.3	21	0
芝士汁	1/4 杯	9.8	4.3	20	0
卡夫软干酪	1 盎司	6.0	3.8	16	0

项目	食物分量	脂肪总含量（克）	饱和脂肪总含量（克）	胆固醇总含量（毫克）	纤维总含量（克）
白软干酪					
1% 脂肪	1/2 杯	1.2	0.8	5	0
2% 脂肪	1/2 杯	2.2	1.4	10	0
起泡奶酪	1/2 杯	5.1	3.2	17	0
奶油奶酪					
卡夫脱脂奶油奶酪	1 盎司（2 茶匙）	0.0	0.0	5	0
低盐奶油奶酪	1 盎司（2 茶匙）	6.6	4.2	20	0
常规	1 盎司（2 茶匙）	9.9	6.2	31	0
卡夫美式奶酪片	1 盎司	7.5	4.3	25	0
卡夫脱脂奶酪片	1 盎司	0.0	0.0	5	0
卡夫淡奶酪片	1 盎司	4.0	2.0	15	0

蛋类

项目	食物分量	脂肪总含量（克）	饱和脂肪总含量（克）	胆固醇总含量（毫克）	纤维总含量（克）
水煮蛋	1	5.6	1.6	213	0
加1/2汤匙人造黄油煎蛋	1 大份	7.6	2.7	240	0
煎蛋卷					
2盎司奶酪，3枚蛋	1	37.0	12.3	480	0
纯蛋卷，3枚蛋	1	21.3	5.2	430	0
西班牙式，2枚蛋	1	18.0	5.9	375	1
炒蛋卷，配牛奶	1 大份	8.0	2.8	214	0
替代品，冷冻	1/4 杯	0.0	0.0	0	0
纯蛋清蛋卷	1 大份	0.0	0.0	0	0
蛋黄	1 大份	5.6	1.6	213	0

牛奶和酸奶

项目	食物分量	脂肪总含量（克）	饱和脂肪总含量（克）	胆固醇总含量（毫克）	纤维总含量（克）
脱脂乳					
1% 脂肪	1 杯	2.2	1.3	9	0
干型	1 茶匙	0.4	0.2	5	0

项目	食物分量	脂肪总含量（克）	饱和脂肪总含量（克）	胆固醇总含量（毫克）	纤维总含量（克）
巧克力奶					
2% 脂肪	1 杯	5.0	3.1	17	0
全脂	1 杯	8.5	5.3	30	0
炼乳					
脱脂	1/2 杯	0.4	0.0	0	0
1/2杯	1/2 杯	9.5	5.8	37	0
热可可					
添加水混合	1 杯	3.0	0.7	5	0
添加脱脂牛奶混合	1 杯	2.0	0.9	12	0
添加全脂牛奶混合	1 杯	9.1	5.6	33	0
低脂奶					
1/2% 脂肪	1 杯	1.0	4.0	10	0
1% 脂肪	1 杯	2.6	1.6	10	0
2% 脂肪	1 杯	4.7	2.9	18	0
奶昔					
浓稠，巧克力味	1 杯	6.1	3.8	24	1
浓稠，香草味	1 杯	6.9	4.3	27	0
脱脂奶					
脱脂奶	1 杯	0.4	0.3	4	0
脱脂干奶粉	1/4 杯	0.2	0.2	6	0
全脂奶					
3.5% 脂肪	1 杯	8.2	5.0	34	0
干奶粉	1/4 杯	8.6	5.4	31	0
酸奶					
冷冻低脂	1/2 杯	3.0	2.0	10	0
冷冻无脂	1/2 杯	0.2	0.0	0	0
水果口味，低脂	1 杯	2.6	0.1	10	0
原味酸奶					
低脂	1 杯	3.5	2.3	14	0
脱脂（无脂）	1 杯	0.4	0.3	4	0
全脂酸奶	1 杯	7.4	4.8	29	0

甜点

项目	食物分量	脂肪总含量（克）	饱和脂肪总含量（克）	胆固醇总含量（毫克）	纤维总含量（克）
苹果贝蒂	1/2 杯	13.3	2.7	0	3
果仁蜜饼	1 片	29.2	7.2	7	2
巧克力蛋糕					
巧克力，原味	1	5.0	1.5	14	0

项目	食物分量	脂肪总含量（克）	饱和脂肪总含量（克）	胆固醇总含量（毫克）	纤维总含量（克）
巧克力加糖霜	1	9.0	1.5	20	1
巧克力加坚果	1	7.3	1.8	10	1
蛋糕					
天使蛋糕	1/8 块	0.1	0.0	0	0
香蕉蛋糕	1/8 块	14.5	2.5	50	1
黑森林蛋糕	1/8 块	15.0	2.0	50	1
胡萝卜蛋糕，有糖霜	1/8 块	18.0	3.6	53	3
巧克力蛋糕，有糖霜	1/8 块	16.0	4.0	77	2
椰丝蛋糕，有糖霜	1/8 块	17.0	5.4	51	2
咖啡蛋糕	1/8 块	6.1	1.0	42	1
恶魔蛋糕，"淡口味"调制而成	1/8 块	2.8	1.1	42	0
德式巧克力蛋糕，有糖霜	1/8 块	17.0	4.1	72	2
柠檬奶油蛋糕	1/8 块	3.0	0.7	3	0
牛油蛋糕	1/8 块	8.2	4.0	50	1
香料蛋糕，有糖霜	1/8 块	10.2	2.8	48	1
海绵蛋糕	1/8 块	2.0	0.5	50	0
清蛋糕，有糖霜	1/8 块	13.1	3.0	30	1
白蛋糕，"淡口味"，调制而成	1/8 块	2.6	0.5	15	0
黄蛋糕，"淡口味"，调制而成	1/8 块	3.0	1.2	35	0
黄蛋糕，有糖霜	1/8 块	14.0	4.0	50	1
传统芝士蛋糕	1/8 派	22.0	10.4	36	0
曲奇饼干					
动物造型	15 块	4.7	1.2	0	0
奶油泡芙	1	2.0	1.0	<5	0
巧克力味	1	3.3	1.0	6	0
巧克力薄脆，自制的	1	3.7	2.0	8	0
巧克力薄脆	1	2.5	1.4	<5	0
巧克力味夹心饼干（奥利奥类型）	1	2.1	0.4	0	0
甜点型脱脂饼干	1	0.0	0.0	0	0
无花果饼干棒	1	1.0	0.2	0	1
无花果甜点	1	1.0	0.3	0	0
薄脆姜饼	1	1.6	0.3	0	0
全麦酥饼，外裹巧克力	1	3.1	0.9	0	0
蛋白杏仁饼干，椰子	1	3.4	1.3	0	0
燕麦饼干	1	3.2	0.6	0	0
燕麦葡萄干饼干	1	3.0	0.8	0	0
花生酱饼干	1	3.2	1.0	6	1

项目	食物分量	脂肪总含量（克）	饱和脂肪总含量（克）	胆固醇总含量（毫克）	纤维总含量（克）
脆米片饼干棒	1	0.9	0.3	0	0
酥饼	1	2.3	0.4	2	0
纸杯蛋糕					
巧克力味，有糖衣	1	5.5	2.1	22	1
黄色纸杯蛋糕，有糖衣	1	6.0	2.3	23	1
奶油纸杯蛋白，烘焙	1/2 杯	6.9	3.4	123	0
大枣棒	1 根	2.0	0.7	2	1
水果馅纸杯蛋糕	1 片	15.1	5.5	8	2
泡芙（巧克力糖衣&奶油冻）	1 小个	15.4	5.7	115	0
水果蛋糕	1 片	6.2	1.4	11	1
水果糖衣，意式风味	1/2 杯	0.0	0.0	0	0
乳糖蛋糕	1 根	0.4	0.2	3	1
麦棒	1 根	6.8	1.5	0	1
冰淇淋					
巧克力口味（10% 脂肪）	1/2 杯	7.3	4.5	23	1
巧克力口味（16% 脂肪）	1/2 杯	17.0	8.9	44	0
低热量冰淇淋，无糖	1/2 杯	3.5	1.3	27	0
香草味软雪糕	1/2 杯	11.3	6.4	76	0
草莓口味（10%脂肪）	1/2 杯	6.0	4.0	28	0
香草口味（10%脂肪）	1/2 杯	7.0	5.4	28	0
香草口味（16%脂肪）	1/2 杯	11.9	7.4	44	0
雪糕					
外裹巧克力糖衣	1 根	11.5	10.0	23	0
裹太妃糖碎	1 根	10.2	7.0	9	1
冰淇淋蛋糕卷	1 片	6.9	4.0	52	0
冰淇淋蛋卷（仅有蛋卷）	1 中份	0.3	0.1	0	0
冰淇淋鸡腿	1	10.0	4.1	14	1
冰淇淋三明治	1	8.3	4.4	12	0
牛奶冰淇淋					
巧克力风味	1/2 杯	2.0	1.3	9	0
软雪糕，各种口味	1/2 杯	2.3	1.4	7	0
草莓味	1/2 杯	2.5	1.2	7	0
香草味	1/2 杯	2.8	1.5	8	0
果冻牛奶冰淇淋	1/2 杯	0.0	0.0	0	0

项目	食物分量	脂肪总含量（克）	饱和脂肪总含量（克）	胆固醇总含量（毫克）	纤维总含量（克）
手指饼口味	1	2.0	0.5	80	0
柠檬棒	1 根	3.2	7.0	13	0
巧克力慕斯口味	1/2 杯	15.5	8.7	124	1
拿破仑冰淇淋蛋糕	1 片	5.3	2.6	10	0
馅饼/派					
苹果派	1/8 块	16.9	2.3	3	3
香蕉奶油或奶酱派	1/8 块	14.0	10.0	35	1
蓝莓派	1/8 块	17.3	4.0	0	3
樱桃派	1/8 块	18.1	5.0	0	2
巧克力奶油派	1/8 块	13.0	4.5	15	3
椰子奶油或奶酱派	1/8 块	19.0	7.0	80	1
青柠檬派	1/8 块	19.0	6.8	10	1
松软柠檬派	1/8 块	13.5	3.7	15	1
柠檬蛋白酥派，传统风味	1/8 块	13.1	5.1	50	1
桃子派	1/8 块	17.7	4.6	3	3
南瓜派	1/8 块	16.8	5.7	109	
葡萄干派	1/8 块	12.9	3.1	0	1
食用大黄派	1/8 块	17.1	4.5	2	3
草莓派	1/8 块	9.1	4.5	2	1
甘薯派	1/8 块	18.2	6.0	70	2
棒冰	1/8 根	0.0	0.0	0	0
布丁					
除巧克力外的任何口味	1/2 杯	4.3	2.5	70	0
面包布丁，加葡萄干	1/2 杯	7.4	2.9	79	1
巧克力布丁加全脂牛奶	1/2 杯	5.7	3.1	17	1
调制口味加脱脂牛奶	1/2 杯	0.0	0.0	0	0
大米布丁加全脂牛奶	1/2 杯	4.4	2.5	16	1
无糖布丁品种	1/2 杯	2.2	1.4	10	0
木薯布丁加2% 脂肪牛奶	1/2 杯	2.4	1.5	8	0
布丁棒冰，冷冻	1 根	2.0	1.0	10	2
果汁牛奶冻	1/2 杯	1.0	0.5	7	0
烘焙果馅卷	1/2 杯	1.2	0.1	2	1
糕点装饰配料					
奶油糖果/焦糖	3 匙	0.1	0.0	0	0
樱桃	3 匙	0.1	0.0	0	0
巧克力乳脂软糖	2 匙	4.0	2.0	0	0

项目	食物分量	脂肪总含量（克）	饱和脂肪总含量（克）	胆固醇总含量（毫克）	纤维总含量（克）
好时巧克力糖浆	2匙	0.4	0.2	0	0
棉花糖	3匙	0.0	0.0	0	0
牛奶巧克力乳脂软糖	2匙	5.0	2.9	5	0
山胡桃加糖浆	3匙	2.8	1.1	0	0
菠萝	3匙	0.2	0.0	0	0
草莓	3匙	0.1	0.0	0	0
发泡的糕点装饰配料					
喷雾	1/4 杯	3.6	1.4	0	0
调制口味	1/4 杯	2.0	1.2	4	0
冷冻，杯式	1/4 杯	4.8	3.6	0	0
无脂	1匙	0.0	0.0	0	0
冷冻酸奶					
低脂	1/2 杯	1.9	1.2	10	0
无脂	1/2 杯	0.0	0.0	0	0

糖果

项目	食物分量	脂肪总含量（克）	饱和脂肪总含量（克）	胆固醇总含量（毫克）	纤维总含量（克）
奶油糖果					
糖果	6 个	1.3	0.4	0	0
糖块	1 盎司	8.3	6.8	0	0
蜜饯					
杏子	1 盎司	0.1	0.0	0	1
樱桃	1 盎司	0.1	0.0	0	1
橘皮	1 盎司	0.1	0.0	0	1
无花果	1 盎司	0.1	0.0	0	2
单独包装的块状糖（普通规格）	1 盎司	8.5	4.5	5	1
牛奶硬块糖					
原味或巧克力味，加坚果	1 盎司	4.6	2.2	10	0
原味或巧克力味，不含坚果	1 盎司	3.0	1.3	9	0
巧克力糖衣樱桃硬糖	1 盎司	4.9	2.9	1	1
巧克力糖衣冰淇淋馅硬糖	1 盎司	4.9	2.6	1	1
巧克力糖衣薄荷小片糖	1 小份	1.5	0.8	8	0
巧克力糖衣花生糖	1 盎司	11.7	4.6	8	2

项目	食物分量	脂肪总含量（克）	饱和脂肪总含量（克）	胆固醇总含量（毫克）	纤维总含量（克）
巧克力糖衣葡萄干糖	1盎司	4.9	2.9	3	1
好时巧克力糖	6块	9.0	5.0	6	1
玉米花生糖	1杯	3.3	0.4	0	0
英式太妃糖	1盎司	2.8	1.7	5	0
乳脂软糖					
巧克力味	1盎司	3.4	1.5	1	0
巧克力味坚果软糖	1盎司	4.9	1.2	1	0
橡皮软糖	28块	0.2	0.0	0	0
小熊软糖	1盎司	0.1	0.0	0	0
水果硬糖	6块	0.3	0.0	0	0
软心豆粒糖	1盎司	0.0	0.0	0	0
彩虹糖					
纯巧克力味	1盎司	5.6	2.4	3	1
花生味	1盎司	7.1	4.2	4	1
麦乳精牛奶糖球	1盎司	7.1	4.2	3	1
棉花糖	1大份	0.0	0.0	0	0
薄荷味	14粒	0.6	0.0	0	0
花生脆糖	1盎司	7.7	1.2	0	1
花生酱杯	1盎司	9.2	3.6	3	1
薄荷小片糖	1盎司	3.0	2.0	0	<1
葡萄干糖	1盎司	5.5	3.0	4	0
酸糖球	1盎司	0.0	0.0	0	0
太妃糖	1盎司	1.5	0.4	0	0
爱心糖果卷	1盎司	0.6	0.2	0	0
爱心糖果	1盎司	2.3	0.6	0	1

动植物油

项目	食物分量	脂肪总含量（克）	饱和脂肪总含量（克）	胆固醇总含量（毫克）	纤维总含量（克）
培根熬的油	1匙	14.0	6.4	0	0
牛肉，分离脂肪	1盎司	23.3	6.0	0	0
黄油					
液体	1匙	3.8	2.4	0	0
发泡奶油	1匙	2.6	1.6	0	0
生黄油，固态	2匙	0.0	0.0	0	0
黄油碎	1/2匙	0.0	0.0	0	0
鸡脂肪，生	1匙	12.8	3.8	0	0
奶油					
淡奶油	1匙	2.9	1.8	0	0

项目	食物分量	脂肪总含量（克）	饱和脂肪总含量（克）	胆固醇总含量（毫克）	纤维总含量（克）
中度奶油（含脂25%）	1匙	3.8	2.3	0	0
发泡淡奶油	1匙	4.6	2.9	0	0
其他类型奶油制品					
液体冷冻	1/2液体/盎司	1.5	1.4	0	0
粉状	1匙	0.7	0.7	0	0
一半液体&一半固体	1匙	1.7	1.1	0	0
人造黄油					
液体或软杯状	1匙	3.8	0.6	0	0
减少热量型杯装	1匙	2.0	0.3	0	0
固体（颗粒），棍状	1匙	3.8	0.6	0	0
无脂杯装	1匙	0.0	0.0	0	0
蛋黄酱					
无脂	1匙	0.0	0.0	0	0
减少热量型	1匙	5.0	0.7	0	0
常规型	1匙	12.0	1.3	0	0
油					
芥花油	1匙	13.6	1.0	0	0
玉米油	1匙	13.6	1.7	0	0
橄榄油	1匙	13.5	1.8	0	0
大红花油	1匙	13.6	1.2	0	0
大豆油	1匙	13.6	2.0	0	0
猪肉脂肪（猪油）	1匙	12.8	5.0	0	0
三明治酱（卡夫奇妙酱类型）	1匙	4.9	0.7	0	0
起酥油，蔬菜类	1匙	12.8	3.2	0	0
酸奶油					
发酵的酸奶油	1匙	3.0	1.9	0	0
无脂酸奶油	1匙	0.0	0.0	θ	0
半液体半固体发酵酸奶油	1匙	1.8	1.1	0	0
低脂酸奶油	1匙	1.8	1.1	0	0

鱼类（除非特别注明，所有鱼类的烘/烤都不含添加脂肪）

项目	食物分量	脂肪总含量（克）	饱和脂肪总含量（克）	胆固醇总含量（毫克）	纤维总含量（克）
罐头装鲍鱼	3盎司	5.2	0.3	80	0
罐头油装鳀鱼	3片	1.2	0.3	10	0

项目	食物分量	脂肪总含量（克）	饱和脂肪总含量（克）	胆固醇总含量（毫克）	纤维总含量（克）
鲈鱼					
淡水鲈鱼	3 盎司	4.5	0.9	60	0
咸水黑鲈鱼	3 盎司	1.0	0.2	50	0
咸水条纹鲈鱼	3 盎司	2.3	0.6	70	0
竹荚鱼类					
煮	3 盎司	5.2	1.3	50	0
炸	3 盎司	12.6	2.7	59	0
鲳鱼类					
海湾地区鲳鱼	3 盎司	2.6	0.7	60	0
美国北部鲳鱼	3 盎司	10.0	1.9	49	0
鲤鱼	3 盎司	6.0	1.4	72	0
鲶鱼	3 盎司	3.0	0.7	60	0
鲶鱼，裹上面粉油炸烹饪	3 盎司	13.0	2.9	75	1
鱼子酱，鲟鱼，颗粒状	1 茶匙	1.5	0.4	47	0
蛤蜊					
罐头，固体&液体	1/2 杯	0.7	0.1	25	0
不带壳蛤蜊肉	5 大份	1.0	0.2	42	0
软生肉	4 大份	0.8	0.1	29	0
鳕鱼					
罐头	3 盎司	0.6	0.2	45	0
煮	3 盎司	0.6	0.2	40	0
风干，盐腌渍	3 盎司	2.0	0.5	129	0
螃蟹					
罐头	1/2 杯	0.9	0.1	60	0
蘸芥末	3 盎司	10.0	3.5	40	0
炸，蟹饼	3 盎司	18.0	4.1	170	0
阿拉斯加帝王蟹	3 盎司	1.2	0.2	53	0
蟹饼	3 盎司	10.6	1.2	100	0
淡水鲶鱼	3 盎司	1.2	0.2	115	0
黄花鱼					
大西洋黄花鱼	3 盎司	3.0	1.0	60	0
白黄花鱼	3 盎司	0.6	0.3	60	0
冷冻鱼片					
蘸面糊	2 片	20.0	4.0	40	1
裹面粉	2 片	18.0	3.0	35	1
鱼饼，冷冻，油炸	3 盎司	13.8	3.9	102	2
比目鱼/鳎目鱼	3 盎司	0.4	0.2	30	0
鱼皮酿鱼丸面丸	3 盎司	2.0	0.5	50	1
石斑鱼	3 盎司	1.2	0.3	45	0
鲱鱼					
罐头或烟熏	3 盎司	16.0	6.0	66	0

项目	食物分量	脂肪总含量（克）	饱和脂肪总含量（克）	胆固醇总含量（毫克）	纤维总含量（克）
煮	3 盎司	11.0	2.0	70	0
无鳔石首鱼	3 盎司	3.0	0.8	68	0
龙虾					
黄油烤龙虾	12 盎司	15.1	8.6	100	0
蒸龙虾	3 盎司	0.5	0.1	70	0
海鲈					
煮	3 盎司	1.4	0.3	40	0
炸	3 盎司	11.4	2.8	62	0
章鱼	3 盎司	2.0	0.4	95	0
牡蛎					
罐头	3 盎司	2.0	0.8	54	0
炸	3 盎司	13.7	3.2	83	0
生食	5–8 枚	1.8	0.6	54	0
鲈鱼，淡水，黄色	3 盎司	0.8	0.4	80	0
梭子鱼					
蓝梭鱼	3 盎司	0.7	0.5	75	0
美国北部梭子鱼	3 盎司	1.0	0.7	40	0
玻璃梭鲈	3 盎司	1.0	1.0	80	0
鲳参鱼	3 盎司	9.5	5.0	55	0
沙丁鱼					
大西洋沙丁鱼，大豆油烹饪	4 条	7.0	0.8	67	0
去皮＆去骨	3 盎司	6.0	1.5	30	0
扇贝					
煮	3 盎司	1.0	0.2	30	0
冷冻，油炸	3 盎司	10.3	2.3	55	0
清蒸	3 盎司	1.2	0.2	40	0
海鲈鱼，白色	3 盎司	1.3	0.6	40	0
虾					
罐头，鱼干包装	3 盎司	1.4	0.5	155	0
罐头，新鲜包装	3 盎司	0.6	0.3	125	0
炸	3 盎司	10.5	0.9	120	0
生食或烧烤	3 盎司	1.0	0.5	150	0
单只，切片	3 盎司	0.3	0.2	30	0
鱿鱼					
烧烤	3 盎司	1.5	0.5	250	0
炸	3 盎司	6.4	1.6	275	0
生食	3 盎司	1.2	0.4	250	0
寿司和生鱼片	3 盎司	4.8	1.3	38	0
剑鱼	3 盎司	4.0	1.1	43	0
鲑鳟鱼					
英国鲑鳟鱼	3 盎司	3.5	0.9	60	0

项目	食物分量	脂肪总含量（克）	饱和脂肪总含量（克）	胆固醇总含量（毫克）	纤维总含量（克）
彩虹鲑鳟鱼	3 盎司	7.5	1.2	85	0
金枪鱼					
长鳍金枪鱼	3 盎司	7.3	0.2	70	0
罐头油装白金枪鱼	3 盎司	8.0	1.6	31	0
罐头水装白金枪鱼	3 盎司	1.5	0.5	25	0
黄鳍金枪鱼	3 盎司	3.0	0.5	57	0
白鲈鱼金枪鱼	3 盎司	3.7	0.7	65	0
涂白金枪鱼	3 盎司	3.0	0.4	70	0
黄金鲅鱼	3 盎司	5.2	0.9	75	0

水果

项目	食物分量	脂肪总含量（克）	饱和脂肪总含量（克）	胆固醇总含量（毫克）	纤维总含量（克）
苹果					
果干	1/2 杯	0.1	0.0	0	5
整只，带皮	1 中份	0.4	0.1	0	4
苹果酱，不加糖	1/2 杯	0.1	0.0	0	2
杏子					
果干	5 个半颗	0.2	0.0	0	6
新鲜	3 中份	0.4	0.0	0	2
鳄梨					
加州鳄梨	1（6盎司）	30.0	4.5	0	4
佛罗里达州鳄梨	1（11盎司）	28.0	4.3	0	4
黑莓					
新鲜	1 杯	0.6	0.0	0	7
冷冻，不加糖	1 杯	0.7	0.0	0	7
蓝莓					
新鲜	1 杯	0.6	0.0	0	5
冷冻，不加糖	1 杯	0.7	0.2	0	4
杂交波森莓，冷冻，不加糖	1 杯	0.4	0.0	0	6
哈密瓜	1 杯	0.4	0.0	0	3
樱桃	1/2 杯	0.8	0.2	0	2
蔓越莓，新鲜	1 杯	0.2	0.0	0	4
蔓越莓酱	1/2 杯	0.2	0.0	0	1
整颗干枣	1/2 杯	0.4	0.0	0	8

项目	食物分量	脂肪总含量（克）	饱和脂肪总含量（克）	胆固醇总含量（毫克）	纤维总含量（克）
无花果					
罐头装	3 枚无花果	0.1	0.0	0	9
果干，生食	10 枚无花果	1.1	0.4	0	10
新鲜	1 中份	0.2	0.0	0	2
罐头杂果与果汁一同装罐	1 杯	0.3	0.0	0	5
混合水果					
果干	1/2 杯	0.5	0.0	0	5
冷冻，不加糖	1 杯	0.5	0.2	0	2
新鲜油桃	1 中份	0.6	0.0	0	2
橙子					
新鲜脐橙	1 中份	0.1	0.0	0	4
新鲜伏令夏橙	1 中份	0.4	0.0	0	4
桃子					
罐头水装	1 杯	0.1	0.0	0	4
罐装于浓糖浆中	1 杯	0.1	0.0	0	4
罐装于淡糖浆中	1 杯	0.1	0.0	0	4
新鲜	1 中份	0.1	0.0	0	1
冷冻，不加糖	1 杯	0.3	0.0	0	4
梨					
罐装于浓糖浆中	1 杯	0.3	0.0	0	6
罐装于淡糖浆中	1 杯	0.1	0.0	0	6
新鲜	1 中份	0.7	0.0	0	5
菠萝片					
罐头装，切片	1 罐	0.2	0.0	0	2
新鲜	1 杯	0.7	0.0	0	3
李子					
罐装于浓糖浆中	1/2 罐	0.1	0.0	0	4
新鲜	1 中份	0.4	0.0	0	3
葡萄干					
深色无核	1/2 杯	0.4	0.2	0	6
金色无核	1/2 杯	0.4	0.2	0	6
树莓					
新鲜	1 杯	0.7	0.1	0	5
糖渍，冷冻	1 杯	0.4	0.0	0	10
食用大黄炖煮，不加糖	1 杯	0.2	0.0	0	6

项目	食物分量	脂肪总含量（克）	饱和脂肪总含量（克）	胆固醇总含量（毫克）	纤维总含量（克）
草莓					
新鲜	1 杯	0.6	0.0	0	3
糖渍，冷冻	1 杯	0.3	0.0	0	3
冷冻，不加糖	1 杯	0.2	0.0	0	3

果汁

项目	食物分量	脂肪总含量（克）	饱和脂肪总含量（克）	胆固醇总含量（毫克）	纤维总含量（克）
苹果汁	1 杯	0.3	0.0	0	1
杏仁甘露	1 杯	0.2	0.0	0	2
胡萝卜汁	1 杯	0.4	0.0	0	2
蔓越莓调和果汁	1 杯	0.2	0.0	0	2
蔓越莓苹果汁	1 杯	0.2	0.0	0	1.5
葡萄汁	1 杯	0.2	0.0	0	1
西柚汁	1 杯	0.2	0.0	0	1.5
柠檬汁	2 听	0.0	0.0	0	0
青柠汁	2 听	0.0	0.0	0	0
橙汁	1 杯	0.4	0.0	0	1
桃汁或桃枝甘露	1 杯	0.1	0.0	0	1
梨汁或梨汁甘露	1 杯	0.0	0.0	0	1
菠萝汁	1 杯	0.2	0.0	0	1
西梅汁	1 杯	0.1	0.0	0	3
番茄汁	1 杯	0.2	0.0	0	2
V8 果汁	1 杯	0.1	0.0	0	2

午餐/晚餐组合套餐

项目	食物分量	脂肪总含量（克）	饱和脂肪总含量（克）	胆固醇总含量（毫克）	纤维总含量（克）
烤豆炒猪肉	1/2 杯	1.8	0.8	8	4
豆子					
罐头装炸豆泥	1/2 杯	1.4	0.5	5	7
油炸豆泥	1/2 杯	13.2	5.2	12	7
无脂炸豆泥	1/2 杯	0.0	0.0	0	7
罐头	1 杯	1.0	6.0	15	7
牛肉					
牛肉炖蔬菜	1 杯	10.5	4.9	64	2

项目	食物分量	脂肪总含量（克）	饱和脂肪总含量（克）	胆固醇总含量（毫克）	纤维总含量（克）
牛肉浓汤，配面条	1 杯	13.9	3.6	87	2
砂锅牛肉面	1 杯	19.2	6.5	81	2
牛肉煲馅饼	8 盎司	25.0	6.4	40	2
牛肉蔬菜汤	1 杯	10.5	5.0	64	2
墨西哥卷饼					
芝士黄豆	1 大份	11.0	5.4	26	4
豆子，不含芝士	1 大份	6.8	3.4	3	4
牛肉	1 大份	19.0	10.1	70	2
菜卷，有牛肉和米饭	1 中份	6.0	2.7	26	2
意大利肉卷，肉&芝士	1 片	29.7	135.0	185	1
鸡肉					
皇家奶油鸡，自制的	1 杯	34.3	12.7	186	1
皇家奶油鸡配米饭，冷冻	1 杯	12.0	4.0	122	1
鸡肉和饺子	1 杯	10.5	2.7	103	1
砂锅鸡米饭	1 杯	18.0	5.1	103	1
旺火鸡肉炒蔬菜	1 杯	6.9	1.2	26	3
橄榄油炸仔鸡，冷冻	12 盎司	11.0	3.8	80	1
鸡油焖原汁肉块，自制的	1 杯	18.1	5.2	85	1
炸鸡排	4 盎司	23.4	6.8	115	0
砂锅鸡肉面	1 杯	10.7	3.2	59	2
意式鸡排，自制的	7 盎司	17.0	5.9	150	2
鸡肉派	8 盎司	25.0	8.4	45	2
鸡肉沙拉，常规做法	1/2 杯	21.2	9.1	56	0
焗烤鸡肉意粉	1 杯	19.6	6.9	50	1
腰果炒鸡肉，中式风味	1 杯	28.6	4.9	60	2
辣椒					
只加豆子	1 杯	12.0	4.0	35	7
辣椒与豆子，肉	1 杯	22.4	9.6	110	4
炒杂碎，配米饭或面条	1 杯	10.5	3.6	50	2
鸡肉炒面	1 杯	6.0	2.5	60	2
咸牛肉薯饼	1 杯	24.4	7.5	80	2
蟹饼	1 小个	4.5	0.9	90	0
奶油牛肉块	1 杯	23.0	7.9	44	0
炒蟹	1/2 杯	15.4	4.1	50	1
恶魔鸡蛋	1 大份	5.3	1.2	109	0

项目	食物分量	脂肪总含量（克）	饱和脂肪总含量（克）	胆固醇总含量（毫克）	纤维总含量（克）
酱炒芙蓉蛋	1 片	7.0	1.9	107	1
蛋卷	2	6.8	2.4	40	1
玉米卷饼					
豆子，牛肉&芝士	8 盎司	14.1	7.3	38	3
冷冻牛肉	8 盎司	16.0	8.7	40	2
冷冻奶酪	8 盎司	26.3	14.7	61	3
冷冻鸡肉	8 盎司	16.1	6.4	65	4
铁板烧					
鸡肉	1	15.3	3.0	41	4
牛肉	1	18.2	6.1	34	3
炸鱼和薯条，冷食晚餐	6 盎司	14.8	4.3	25	3
冷食晚餐					
牛肉粒拌面	12 盎司	15.1	6.2	75	4
牛里脊肉碎	12 盎司	30.1	14.3	130	5
炸鸡	12 盎司	29.6	7.4	110	6
肉糜卷	12 盎司	23.1	6.4	65	4
索尔斯伯利牛肉饼	12 盎司	27.4	13.5	126	4
火鸡和酱料	12 盎司	22.6	5.0	74	3
内塞米饭和牛肉的青椒	1 中份	13.5	5.8	52	2
汉堡砂锅饭	1 杯	21.0	7.7	57	3
火腿沙拉配蛋黄酱	1/2 杯	20.2	4.4	54	0
烤宽面条					
芝士	8 盎司	12.0	4.8	22	3
牛肉&芝士	1 片	19.8	10.0	81	2
龙虾					
粤式龙虾	1 杯	19.6	5.6	240	0
纽堡大虾	1/2 杯	24.8	14.7	183	0
沙拉	1/2 杯	7.0	1.5	36	0
中式捞面	1 杯	7.2	1.4	11	1
起司马克洛尼意大利面	1 杯	16.0	5.0	20	0
通心粉，奶酪&西红柿	1 片	11.8	6.0	61	2
肉丸（绞碎的牛肉粒/酱制成）	1 粒	5.1	2.0	30	0
肉丸配绞碎牛肉粒	3 盎司	20.2	8.5	102	0
蘑菇鸡片	1 杯	17.2	3.1	66	1
穆萨卡：肉和茄子做成的希腊菜	1 杯	8.9	2.8	98	3
洋葱圈	10个普通口味	17.0	6.0	0	1

项目	食物分量	脂肪总含量（克）	饱和脂肪总含量（克）	胆固醇总含量（毫克）	纤维总含量（克）
洛克菲勒焗牡蛎	6 只牡蛎	12.5	4.0	70	1
青椒牛排	1 杯	11.0	3.2	53	1
比萨					
芝士比萨	1 片	10.1	5.2	40	1
芝士比萨，法式面包，冷冻	5 盎司	13.0	6.7	37	1
混合肉类比萨	1 片	17.5	9.0	56	1
深盘比萨配芝士	1 片	13.5	6.9	45	1
意大利香肠比萨	1 片	16.5	8.5	44	1
纯番茄比萨	1 片	4.0	2.0	2	1
冷冻比卷	3 片	6.9	2.0	10	1
酸甜猪肉配米饭	1 杯	7.5	2.0	31	1
乳蛋饼					
洛林乳蛋饼	1/8 块	43.5	20.1	218	1
原味或蔬菜	1 片	17.6	8.8	135	1
普罗旺斯杂烩	1/2 杯	3.0	0.7	0	2
罐头馄饨	1 杯	7.3	3.6	20	3
肉馅馄饨&番茄酱	1 片	3.0	0.9	19	0
牛排浇淋肉汁	8 盎司	27.3	12.3	126	1
鲑鱼肉饼，传统风味	4 盎司	12.5	4.1	94	1
三明治（除非特殊注明，下列三明治都由全麦面包制成）					
面包夹烧烤牛肉	1	16.8	5.8	54	4
面包夹烧烤猪肉	1	12.2	3.7	56	4
培根、生菜、番茄三明治，配蛋黄酱	1	15.6	4.1	23	4
鸡肉配蛋黄酱加生菜	1	14.2	1.8	1191	4
腌牛肉配黑麦面包	1	10.8	3.2	34	4
奶油芝士和果冻	1	16.0	10.8	38	4
鸡蛋沙拉	1	12.5	2.5	228	4
原汁法式深盘三明治	1	12.5	4.8	58	4
奶酪三明治	1	24.0	12.4	56	4
火腿、芝士和蛋黄酱	1	16.0	7.3	29	4
火腿沙拉配蛋黄酱	1	16.9	4.2	40	4
花生酱和果冻	1	15.1	2.3	10	5
烤牛肉&肉汁	1	24.5	5.6	55	4
烤牛肉&蛋黄酱	1	22.6	4.9	60	4
调羹三明治	1	16.8	5.8	54	4
金枪鱼沙拉	1	17.5	2.9	17	4
火鸡配蛋黄酱	1	18.4	1.9	17	4
火鸡胸肉配芥末	1	5.2	1.2	15	4
虾仁沙拉	1/2 杯	9.5	1.6	69	1

项目	食物分量	脂肪总含量（克）	饱和脂肪总含量（克）	胆固醇总含量（毫克）	纤维总含量（克）
意大利面					
配纯番茄酱	1 杯	2.5	1.0	5	2
配肉酱	1 杯	16.7	5.0	56	2
配红色蛤蜊酱	1 杯	7.3	1.0	17	2
配番茄酱	1 杯	1.5	0.4	5	2
配白蛤蜊酱	1 杯	19.5	2.6	49	1
意大利面	1 杯	2.0	0.5	8	2
菠菜蛋奶酥	1 杯	14.8	7.1	184	2
金枪鱼沙拉					
油包，配蛋黄酱	1/2 杯	16.3	2.7	20	0
水包，配蛋黄酱	1/2 杯	10.5	1.6	14	0
帕尔马干酪小牛肉	1 杯	22.5	10.1	75	0
油炸小牛肉片	1 杯	20.4	7.3	132	2
威尔士干酪吐司	1 杯	31.6	17.3	NA	0

肉类（除非特别注明，下列所有肉类都不含添加脂肪）

项目	食物分量	脂肪总含量（克）	饱和脂肪总含量（克）	胆固醇总含量（毫克）	纤维总含量（克）
肋眼精瘦肉	3 盎司	4.0	1.5	52	0
牛肉，精瘦，5%~10% 脂肪，按重量计算（煮熟后）					
牛腩排，剔除肥肉	3 盎司	8.0	2.9	82	0
后腿肉，精瘦	3 盎司	9.2	4.0	76	0
上等腰肉牛排，精瘦	3 盎司	10.2	5.3	90	0
肋骨牛排，精瘦	3 盎司	9.2	5.0	80	0
下臀肉，精瘦	3 盎司	9.2	3.4	96	0
烧烤	3 盎司	7.2	2.7	81	0
臀肉，精瘦，锅烤	3 盎司	7.0	2.5	60	0
上腰肉，精瘦	3 盎司	6.2	2.2	89	0
牛排，精瘦	3 盎司	8.7	3.6	76	0
牛里脊，精瘦，烧烤	3 盎司	9.2	3.9	90	0
腰部嫩肉，精瘦，炙烤	3 盎司	11.0	4.2	83	0
上后腰肉，精瘦，炙烤	3 盎司	7.7	3.1	89	0
牛肉，肥瘦适中，11%~17.4%脂肪，按重量计算（煮熟后）					
肉块，肥瘦肉可剥离	3 盎司	15.0	6.2	105	0
小牛排，精瘦	3 盎司	12.7	6.1	90	0
立方牛排	3 盎司	15.2	3.3	85	0
汉堡					
超级精瘦	3 盎司	13.9	6.3	82	0
精瘦	3 盎司	15.7	7.2	78	0

项目	食物分量	脂肪总含量（克）	饱和脂肪总含量（克）	胆固醇总含量（毫克）	纤维总含量（克）
牛脊肉，精瘦	3 盎司	15.0	5.5	85	0
上部腰肉块，烧烤	3 盎司	15.0	3.2	85	0
牛肉，肥瘦适中，11%~17.4%脂肪，按重量计算（煮熟后）（接上表）					
匙骨，仅限精瘦肉	4 盎司	10.2	4.2	80	0
腰部嫩肉，五花肉	3 盎司	15.0	7.0	86	0
牛肉，高脂肪，17.4%~27.4% 脂肪，按重量计算（煮熟后）					
碎肉块	3 盎司	23.7	9.6	100	0
汉堡，一般规格	3 盎司	19.6	8.2	87	0
肉丸	1 盎司	5.5	2.0	30	0
上等腰肉牛排，精瘦&五花肉	3 盎司	19.5	8.2	80	0
肋骨牛排	3 盎司	14.5	6.0	81	0
臀肉，锅烤	3 盎司	19.5	8.2	80	0
小排骨，精瘦	3 盎司	19.5	8.2	80	0
牛腰肉，炙烤	3 盎司	18.5	7.7	78	0
牛腰肉块	3 盎司	26.5	9.3	84	0
匙骨，炙烤	3 盎司	26.5	10.5	90	0
牛肉，脂肪含量最高，= 27.5& 脂肪，按重量计算（煮熟后）					
牛腩，精瘦&五花肉	3 盎司	30.0	12.0	85	0
肉块，炖肉	3 盎司	30.0	12.0	85	0
腌肉，中等肥瘦	3 盎司	30.0	14.9	75	0
肉眼牛排，五花肉	3 盎司	38.6	12.0	90	0
牛脊肉	3 盎司	30.0	18.2	85	0
牛小排	3 盎司	31.5	10.5	90	0
羊肉					
精瘦	3 盎司	8.0	3.4	100	0
精瘦&五花肉	3 盎司	14.3	9.0	97	0
腰脊排					
精瘦	3 盎司	8.0	4.2	80	0
精瘦&五花肉	3 盎司	22.3	11.7	58	0
排骨肉					
精瘦	3 盎司	8.0	5.0	50	0
精瘦&五花肉	3 盎司	21.0	13.0	70	0
肝脏					
炖牛肝	3 盎司	4.8	1.9	400	0
炖小腿肉	3 盎司	6.8	2.3	450	0
猪肉					
培根					
熏制，炙烤	1 条	3.1	1.1	5	0
熏制，生肉	1 盎司	16.3	6.0	19	0
加拿大培根，炙烤	1 盎司	1.8	0.6	14	0

项目	食物分量	脂肪总含量（克）	饱和脂肪总含量（克）	胆固醇总含量（毫克）	纤维总含量（克）
火腿					
熏制，罐头	3 盎司	5.0	1.5	38	0
熏制，精瘦小腿肉	3 盎司	6.2	3.0	59	0
五花肉	2 片s	13.8	5.0	60	0
新鲜，精瘦肉	3 盎司	6.3	1.5	40	0
烟熏	3 盎司	7.0	2.7	51	0
烟熏，95% 精瘦肉	3 盎司	5.3	1.8	53	0
腰脊排					
精瘦	1 块	7.7	3.0	55	0
精瘦，略带肥肉	1 块	22.5	8.8	90	0
剔除肥肉的排骨肉	3 盎司	9.8	3.5	81	0
剔除肥肉的猪脊肉	3 盎司	10.0	3.6	83	0
香肠					
即食香肠	1 盎司	9.4	3.1	24	0
汉堡包	1	8.4	2.9	22	0
普通规格	1/2 盎司	4.7	1.6	15	0
牛脊肉，精瘦，烧烤	10.0	3.6	3.6	85	0
烧烤小肉排	6 根	35.0	11.8	121	0
腰部嫩肉，精瘦，烧烤	3 盎司	4.6	1.6	78	0
烧烤上腰肉，剔除肥肉	3 盎司	7.5	2.8	77	0
热狗/法式热狗					
牛肉	1	13.2	8.8	27	0
牛肉，无脂	1	0.0	0.0	0	0
鸡肉	1	8.8	2.5	45	0
97% 的无脂肉类	1	1.6	0.6	22	0
火鸡	1	8.1	2.7	39	0
火鸡，无脂	1	0.0	0.0	0	0
大香肠/短粗蒜肠	2 盎司/段	18.9	3.2	36	0
意大利辣香肠	1 盎司	13.0	5.4	25	0
香肠					
意式香肠	2 oz link	17.2	6.1	52	0
90% 无脂品种	2 盎司	4.6	1.6	40	0
波兰香肠	2 oz link	16.2	5.8	40	0
烟熏	2 oz link	20.0	9.2	48	0
火鸡胸肉，烟熏	2 盎司	1.0	0.3	23	0
火鸡肉火腿	2 盎司	2.9	1.0	32	0
火鸡面包	2 盎司	1.0	0.3	23	0
火鸡肉卷，淡肉	2 盎司	4.1	1.2	24	0

项目	食物分量	脂肪总含量（克）	饱和脂肪总含量（克）	胆固醇总含量（毫克）	纤维总含量（克）
牛仔肉					
精瘦	3 盎司	8.6	3.5	100	0
带肥肉的精瘦肉	3 盎司	16.5	7.0	100	0
炖胸肉	3 盎司	18.5	8.7	100	0
块，炖肥肉条	3 盎司	12.6	6.0	101	0
裹面粉炸肉排	3 1/2 盎司	15.0	NA	NA	0

坚果和植物种子

项目	食物分量	脂肪总含量（克）	饱和脂肪总含量（克）	胆固醇总含量（毫克）	纤维总含量（克）
杏仁	2 匙	9.3	1.0	0	2.5
巴西胡桃	2 匙	11.5	2.3	0	2.5
烤腰果	2 匙	7.8	1.3	0	2
新鲜栗子	2 匙	0.8	0.0	0	4
榛子（榛果）	2 匙	10.6	1.0	0	2
烤夏威夷果	2 匙	12.3	2.0	0	2.5
什锦坚果					
含花生	2 匙	10.0	1.5	0	2
不含花生	2 匙	10.1	2.0	0	2
奶油状花生黄油	1 匙	8.0	1.5	0	1
厚块状花生黄油	1 匙	8.5	2.5	0	2
花生					
碾碎	2 匙	8.9	1.0	0	2
蜂蜜烘烤	2 匙	8.9	1.5	0	2
带壳	1 杯	17.0	2.2	0	4
美国山胡桃	2 匙	9.1	0.5	0	1
松子（松仁）	2 匙	9.1	1.5	0	2
开心果	2 匙	7.7	0.8	0	2
罂粟籽	2 匙	3.8	0.3	0	2
南瓜籽	2 匙	7.9	3.0	0	2
芝麻混合坚果	2 匙	5.1	1.5	0	2
芝麻籽	2 匙	8.8	1.2	0	2
葵花籽	2 匙	8.9	1.0	0	2
什锦杂果，含植物种子，坚果，角豆	2 匙	5.1	0.9	0	3
核桃	2 匙	7.7	0.3	0	2.5

意面，面条和米饭

项目	食物分量	脂肪总含量（克）	饱和脂肪总含量（克）	胆固醇总含量（毫克）	纤维总含量（克）
通心粉					
粗粒小麦粉	1 杯	0.7	0.0	0	1
全麦	1 杯	2.0	0.4	0	3.5
面条					
干炸蜂窝面	1 杯	4.2	0.6	0	0
炒面	1 杯	8.0	1.6	0	0
鸡蛋	1 杯	2.4	0.4	50	1
菠菜意大利宽面	1 杯	2.0	0.5	0	2
碎肉和番茄汁的意大利通心面	1 杯	1.0	0.2	0	1
各种口味的日本拉面	1 杯	8.0	5.0	0	1
全麦意大利面	1 杯	1.5	0.5	0	3
浓缩意大利面	1 杯	1.0	0.0	0	1
米饭					
黑米	1/2 杯	0.6	0.0	0	2
油炸	1/2 杯	7.2	0.7	0	2
长粒野生米	1/2 杯	2.1	0.2	0	1
抓饭	1/2 杯	7.0	0.6	0	1
西班牙口味米饭	1/2 杯	2.1	1.0	0	0
白米饭	1/2 杯	1.2	0.0	0	0

家禽

项目	食物分量	脂肪总含量（克）	饱和脂肪总含量（克）	胆固醇总含量（毫克）	纤维总含量（克）
鸡肉					
鸡胸肉					
带皮油炸	1/2 鸡胸	10.7	3.0	87	0
去皮油炸	1/2 鸡胸	6.1	1.5	90	0
带皮烧烤	1/2 鸡胸	7.6	2.9	70	0
去皮烧烤	1/2 鸡胸	3.1	1.0	80	0
鸡腿					
带皮油炸	1 鸡腿	8.7	4.4	99	0
带皮烧烤	1 鸡腿	4.8	4.2	85	0
去皮烧烤	1 鸡腿	2.5	0.7	41	0

项目	食物分量	脂肪总含量（克）	饱和脂肪总含量（克）	胆固醇总含量（毫克）	纤维总含量（克）
鸡大腿					
带皮油炸	1 鸡大腿	11.3	2.5	60	0
带皮烧烤	1 鸡大腿	9.6	2.7	58	0
无皮烧烤	1 鸡大腿	4.5	2.4	45	0
鸡翅					
带皮油炸	1 鸡翅	9.1	1.9	26	0
带皮烧烤	1 鸡翅	6.6	1.9	29	0
鸭肉					
带皮烧烤	3 盎司	28.7	9.7	84	0
无皮烧烤	3 盎司	11.0	4.2	89	0
火鸡胸肉					
烧烤味	3 盎司	3.0	1.3	42	0
蜂蜜烧烤	3 盎司	2.6	1.1	38	0
烤箱烧烤	3 盎司	3.0	1.3	42	0
烟熏	3 盎司	3.3	1.4	49	0
深色火鸡肉					
带皮烧烤	3 盎司	11.3	3.5	89	0
无皮烧烤	3 盎司	7.0	2.4	75	0
肉碎	3 盎司	13.2	4.0	85	0
火腿	3 盎司	5.0	1.7	62	0
浅色火鸡肉					
带皮烧烤	3 盎司	8.2	2.3	76	0
去皮烧烤	3 盎司	3.2	1.0	55	0
浅色肉卷	3 盎司	7.0	2.0	43	0
冷冻，肉片浇汁	3 盎司	3.7	1.2	20	0

沙拉调味品

项目	食物分量	脂肪总含量（克）	饱和脂肪总含量（克）	胆固醇总含量（毫克）	纤维总含量（克）
法式风味					
无脂	1 匙	0.0	0.0	0	0
低卡路里	1 匙	0.9	0.1	1	0
常规	1 匙	6.4	0.8	0	0
调制而成，大蒜味	1 匙	9.2	1.4	0	0
蜂蜜芥末	1 匙	6.6	1.0	0	0
意大利风味					
乳脂状奶酪	1 匙	5.5	1.6	0	0
无脂	1 匙	0.0	0.0	0	0

项目	食物分量	脂肪总含量（克）	饱和脂肪总含量（克）	胆固醇总含量（毫克）	纤维总含量（克）
低卡路里	1 匙	1.5	0.1	1	0
油&醋	1 匙	75	1.5	0	0
牧场风格	1 匙	6.0	0.8	4	0
千岛酱					
无脂	1 匙	0.0	0.0	0	0
低卡路里	1 匙	1.6	0.2	2	0
常规	1 匙	5.6	0.9	0	0

调味料和肉汁

项目	食物分量	脂肪总含量（克）	饱和脂肪总含量（克）	胆固醇总含量（毫克）	纤维总含量（克）
烤肉调味酱	1 匙	0.3	0.0	0	0
罐装牛肉汁	1/2 杯	2.8	1.3	4	0
卤汁					
混合调制	1/2 杯	0.9	0.4	1	0
自制的	1/4 杯	14.0	6.5	5	0
番茄酱，番茄	1 匙	0.1	0.0	0	0
鸡肉汁					
罐头装	1/2 杯	6.8	1.7	3	0
混合调制	1/2 杯	0.9	0.3	1	0
内脏杂碎，自制的	1/4 杯	2.6	0.7	28	0
辣椒酱	1 匙	0.0	0.0	0	0
开胃沙司	1/4 杯	0.2	0.0	0	0
鳄梨沙拉酱	1 盎司	4.0	0.7	0	0
混合调制家常肉汁	1/4 杯	0.5	0.2	0	0
辣根酱	1/4 杯	0.1	0.0	0	0
墨西哥辣椒酱	1 盎司	1.1	0.4	60	0
蘑菇汁					
罐头装	1/2 杯	3.2	0.5	0	1
混合调制口味	1/2 杯	0.4	0.2	0	1
芥末					
褐色	1 匙	1.8	0.3	0	1
黄色	1 匙	0.7	0.0	0	0
洋葱酱	2 匙	6.0	3.7	13	0
混合调制洋葱肉汁	1/2 杯	0.4	0.2	0	0
香蒜酱	1/4 杯	29.0	7.3	18	1
混合调制猪肉汁	1/2 杯	1.0	0.4	1	0
酸奶油沙司	1/4 杯	7.6	4.0	28	0
酱油	1 匙	0.0	0.0	0	0

项目	食物分量	脂肪总含量（克）	饱和脂肪总含量（克）	胆固醇总含量（毫克）	纤维总含量（克）
少钠酱油	1匙	0.0	0.0	0	0
意大利面酱					
"有益健康的"/"淡"品类	1/2杯	1.0	0.0	0	3
自制的，加牛肉碎	1/2杯	8.3	2.3	23	2
海员沙司	1/2杯	4.7	0.7	0	3
肉类风味，罐	1/2杯	6.0	1.0	5	2
蘑菇酱，罐	1/2杯	2.0	0.3	0	2
油&大蒜	1/2杯	4.5	1.5	5	0
番茄酱	1/2杯	2.2	0.5	0	0
菠菜汁（酸奶油−蛋黄酱）	2匙	7.1	1.8	10	1

汤类

项目	食物分量	脂肪总含量（克）	饱和脂肪总含量（克）	胆固醇总含量（毫克）	纤维总含量（克）
芦笋汤					
奶油芦笋汤，加牛奶	1杯	8.2	2.1	10	1
奶油芦笋汤，加水	1杯	4.1	1.0	5	1
豆子					
加培根	1杯	5.9	6.0	3	4
加火腿	1杯	8.5	2.0	3	3
不加肉	1杯	3.0	1.5	2	5
牛肉，罐头装					
肉汤	1杯	0.5	0.2	1	0
粗块	1杯	5.1	2.6	14	2
牛肉大麦汤	1杯	1.1	0.5	6	1
砂锅牛肉面	1杯	3.1	1.2	5	1
豆豉	1杯	1.5	1.2	0	2
奶油花椰菜，加水	1杯	2.8	1.0	5	1
蔬菜罐头，不加肉	1杯	1.6	0.6	0	1
鸡肉					
粗块	1杯	6.6	2.0	30	2
奶油鸡肉汤，加牛奶	1杯	11.5	4.6	27	0
奶油鸡肉汤，加水	1杯	7.4	2.1	10	0
鸡肉&饺子	1杯	5.5	1.3	34	0
鸡肉&肉碎	1杯	1.8	0.7	5	1
鸡肉&野生米	1杯	2.3	0.5	7	1
鸡肉或牛肉或蔬菜面	1杯	3.1	1.2	5	1
鸡肉秋葵浓汤	1杯	1.4	0.3	5	1

项目	食物分量	脂肪总含量（克）	饱和脂肪总含量（克）	胆固醇总含量（毫克）	纤维总含量（克）
鸡肉蘑菇汤	1 杯	9.2	2.4	10	1
鸡肉块面条	1 杯	5.2	1.1	18	2
鸡肉汤面	1 杯	2.5	0.7	7	0
大块鸡肉蔬菜汤	1 杯	4.8	1.4	17	2
鸡肉蔬菜汤	1 杯	2.8	0.9	10	0
鸡肉面条，大块	1 杯	5.0	1.4	19	2
大块鸡肉米饭	1 杯	3.2	1.0	20	2
鸡肉粥	1 杯	1.9	0.5	7	1
蛤蜊浓汤					
清炖肉汤，加明胶	1 杯	0.0	0.0	0	0
玉米忌廉汤	1 杯	10.5	5.0	22	3.5
螃蟹	1 杯	1.5	0.4	10	0
奶油鱼片汤，加全脂奶	1 杯	13.5	5.3	37	1
海鲜浓汤	1 杯	3.9	2.7	40	3
扁豆浓汤	1 杯	1.0	0.2	0	3
龙虾浓汤	1 杯	14.0	5.5	35	1
蔬菜通心粉汤					
宽面	1 杯	2.8	1.5	5	2
加水	1 杯	2.5	0.8	3	1
蘑菇奶油汤					
浓缩	1 杯	23.1	10.1	30	1
加奶	1 杯	13.6	5.1	20	1
加水	1 杯	9.0	2.4	2	1
蘑菇大麦汤	1 杯	2.3	0.4	0	1
原汁蘑菇牛肉汤	1 杯	4.0	1.6	7	1
洋葱	1 杯	1.7	0.3	0	1
法式洋葱汤，加芝士	1 杯	7.5	2.5	15	0
水炖牡蛎汤	1 杯	3.8	2.5	14	0
全脂奶炖牡蛎汤	1 杯	17.7	2.5	14	0
豌豆					
剥粒	1 杯	0.6	0.2	1	1
剥粒，加火腿	1 杯	4.4	1.8	8	1
奶油土豆浓汤，加牛奶	1 杯	7.4	1.2	5	2
番茄					
加牛奶	1 杯	6.0	2.9	17	1
加水	1 杯	1.9	0.4	0	0.5
牛肉番茄面	1 杯	4.3	1.6	5	1
番茄饭	1 杯	2.7	0.5	2	1
土耳其面	1 杯	2.0	0.6	5	1
土耳其蔬菜	1 杯	3.0	0.9	2	1
大块蔬菜	1 杯	3.7	0.6	0	2
大块牛肉加蔬菜	1 杯	3.0	1.3	8	2

项目	食物分量	脂肪总含量（克）	饱和脂肪总含量（克）	胆固醇总含量（毫克）	纤维总含量（克）
蔬菜牛肉浓汤	1 杯	1.9	0.4	2	1
素食蔬菜汤	1 杯	1.2	0.3	0	1
馄饨	1 杯	1.0	<1.0	10	1

蔬菜

项目	食物分量	脂肪总含量（克）	饱和脂肪总含量（克）	胆固醇总含量（毫克）	纤维总含量（克）
苜蓿芽，生鲜	1/2 杯	0.1	0.0	0	0
朝鲜蓟，水煮	1 中份	0.2	0.0	0	3
朝鲜蓟心，水煮	1/2 杯	0.1	0.0	0	3
芦笋，煮熟	1/2 杯	0.3	0.1	0	2
鳄梨	1/2 杯	25.0	4.0	0	3.5
竹笋，生鲜	1/2 杯	0.2	0.1	0	2
豆类					
各种类型，煮熟，不加脂肪	1/2 杯	0.4	0.2	0	9
烤制，红糖&糖浆	1/2 杯	1.5	0.2	0	4
烘烤，素食者	1/2 杯	0.6	0.3	0	5
烤猪肉&番茄酱	1/2 杯	1.3	0.5	8	5
腌制甜菜根	1/2 杯	0.1	0.0	0	4
花椰菜					
煮熟	1/2 杯	0.3	0.0	0	7
凉拌，切块，煮熟	1/2 杯	0.1	0.0	0	2
与奶油干酪沙司凉拌	1/2 杯	1.5	1.0	<5	2
生鲜	1/2 杯	0.2	0.0	0	1
芽球甘蓝，煮熟	1/2 杯		0.0	0	2
黄油豆类罐头	1/2 杯		0.0	0	4
卷心菜					
中国卷心菜（白菜）	1 杯	0.2	0.0	0	2
绿叶，煮熟	1/2 杯	0.1	0.0	0	2
胡萝卜					
煮熟	1/2 杯	0.1	0.0	0	2
生鲜	1 大份	0.1	0.0	0	2
花菜					
煮熟	1 杯	0.2	0.0	0	3
生鲜	1 杯	0.1	0.0	0	4
芹菜					
煮熟	1/2 杯	0.1	0.0	0	1
生鲜	1 根	0.1	0.0	0	1

项目	食物分量	脂肪总含量（克）	饱和脂肪总含量（克）	胆固醇总含量（毫克）	纤维总含量（克）
中式凉拌蔬菜	1/2 杯	4.0	0.2	0	3
生鲜切碎细香葱	1 匙	0.0	0.0	0	0
玉米					
玉米棒子	1 中份	0.2	0.0	0	4
奶油风味，罐头装	1/2 杯	0.1	0.0	0	4
煮熟凉拌	1/2 杯	0.1	0.0	0	4
黄瓜					
带皮	1/2 中份	0.2	0.0	0	1
去皮，切片	1/2 杯	0.1	0.0	0	0
茄子，煮熟	1/2 杯	0.1	0.0	0	2
青豆					
法式风味，煮熟	1/2 杯	0.2	0.0	0	2
豆角，煮熟	1/2 杯	0.2	0.0	0	2
意式风味凉拌蔬菜	1/2 杯	5.5	0.2	0	2
蘑菇					
罐头装	1/2 杯	0.2	0.0	0	1
新鲜	1/2 杯	0.2	0.0	0	1
芥菜，煮熟	1/2 杯	0.2	0.0	0	2
秋葵荚，煮熟	1/2 杯	0.1	0.0	0	3
橄榄					
黑橄榄	3 枚	4.5	0.5	0	1
希腊橄榄	3 枚	5.0	0.9	0	1
绿橄榄	3 枚	2.5	0.2	0	1
洋葱					
切碎，新鲜	1/2 杯	0.1	0.0	0	1
荷兰芹，切碎，新鲜	1/4 杯	0.1	0.0	0	0
青豆，煮熟	1/2 杯	0.2	0.0	0	4
咸菜	1 中份	0.1	0.0	0	0
甜椒，切碎，新鲜	1/2 杯	0.1	0.0	0	2
灯笼椒，罐头	1 盎司	0.0	0.0	0	0
土豆					
带皮烘烤	1 中份	0.2	0.1	0	4
去皮水煮	1/2 杯	0.1	0.0	0	2
法式炸薯条	1/2 杯	6.8	3.0	10	2
土豆煎饼	1/2 杯	10.9	3.4	23	2
土豆碎加牛奶	1/2 杯	5.0	1.5	5	1
土豆煎饼	1 块	12.6	3.4	93	1
菠菜					
煮熟	1/2 杯	0.2	0.1	0	3
奶油菠菜	1/2 杯	5.1	0.7	1	3
新鲜菠菜	1 杯	0.2	0.0	0	3

项目	食物分量	脂肪总含量（克）	饱和脂肪总含量（克）	胆固醇总含量（毫克）	纤维总含量（克）
菠菜汁	1/2 杯	0.2	0.0	0	3
甘薯					
烘焙	1 中份	0.2	0.0	0	6
蜜饯	1/2 杯	3.4	1.2	8	5
番茄					
水煮	1/2 杯	0.5	0.0	0	1
新鲜	1 中份	0.4	0.0	0	1
炖煮	1/2 杯	0.2	0.0	0	1

各类小食

项目	食物分量	脂肪总含量（克）	饱和脂肪总含量（克）	胆固醇总含量（毫克）	纤维总含量（克）
玉米片					
烧烤味	1 盎司	9.0	0.2	0	1
普通口味	1 盎司	10.0	1.0	0	1
玉米花生糖口味	1 盎司	2.2	0.3	0	2
混合包（谷物和椒盐卷饼）	1 杯	2.5	0.5	0	2
混合包（葡萄干和坚果）	1 杯	25.0	3.5	1.5	4
爆米花					
空气机加热	1 杯	0.3	0.0	0	1
焦糖爆米花	1 杯	4.5	1.2	2	1
微波炉"低盐"口味	1 杯	1.0	0.0	0	1
微波炉加热，原味	1 杯	3.0	0.7	0	1
微波炉加热，加黄油	1 杯	4.5	1.8	1	1
土豆片					
普通口味	1 盎司	11.2	2.9	0	1
乐事烧烤味	1 盎司	1.5	0.0	0	2
烧烤口味	1 盎司	9.5	2.6	0	1
品客少盐薯片	1 盎司	8.0	2.0	0	0
品客一般口味	1 盎司	12.0	2.0	0	0
椒盐脆饼干（硬饼干）	1 盎司	1.5	0.5	0	1
米饼	1	0.0	0.0	0	0

YOU PERSIST YOU SUCCEED

你的坚持，终将美好

——送给正在坚持的你

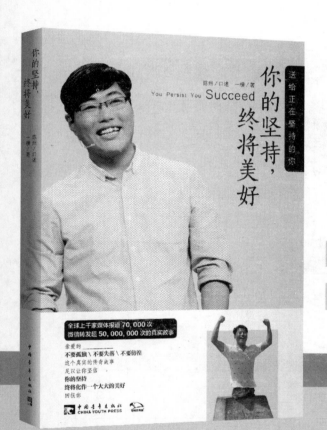

看看他，
你还有什么借口！

"无腿勇士"陈州口述新书

全球上千家媒体报道**70,000**次

微信转发超**50,000,000**次的真实故事

他，是中央电视台《开讲啦》首位平民偶像！

他，是安徽卫视《**超级演说家**》史上最励志演说家！

他，获邀登上全球最大的演讲平台"**TED演讲**"！